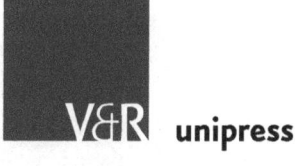

Nils Hansson / Daniela Angetter-Pfeiffer (Hg.)

Laureaten und Verlierer

Der Nobelpreis und die Hochschulmedizin
in Deutschland, Österreich und der Schweiz

Mit Geleitworten von Mikaela Kumlin Granit, Prof. Dr. Hubert Steinke
und Prof. Dr. Heiner Fangerau

Mit 4 Abbildungen

V&R unipress

Vienna University Press

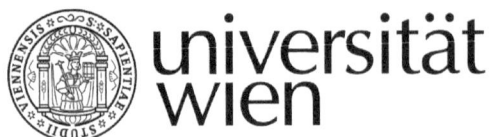

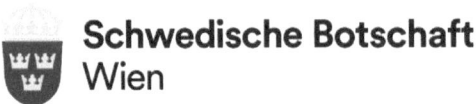

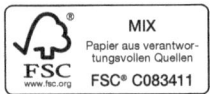

Bibliografische Information der Deutschen Nationalbibliothek
Die Deutsche Nationalbibliothek verzeichnet diese Publikation in der Deutschen
Nationalbibliografie; detaillierte bibliografische Daten sind im Internet über
https://dnb.de abrufbar.

**Veröffentlichungen der Vienna University Press
erscheinen bei V&R unipress.**

Gedruckt mit freundlicher Unterstützung der Schwedischen Botschaft in Österreich.

Umschlagabbildung: Nobelpreisurkunde für Otto Loewi im Jahre 1936 gemeinsam mit Henry Hallett
Dale „für ihre Entdeckungen bei der chemischen Übertragung der Nervenimpulse". Henry Dale:
Nobel prize awarded in 1936. Wellcome Collection. Attribution 4.0 International (CC BY 4.0)
Druck und Bindung: CPI books GmbH, Birkstraße 10, D-25917 Leck
Printed in the EU.

Vandenhoeck & Ruprecht Verlage | www.vandenhoeck-ruprecht-verlage.com

ISBN 978-3-8471-1355-3

Inhalt

III. Über den Nobelpreis hinaus: Kommentare und Ausblicke

Geleitwort von Mikaela Kumlin Granit
(Schwedische Botschafterin in Österreich)

Jedes Jahr blickt die Welt Anfang Oktober fünf Tage lang nach Stockholm und Oslo und erwartet mit Spannung die Bekanntgabe der Preisträgerinnen und -träger des von vielen als renommierteste internationale Auszeichnung betrachteten Nobelpreises. Uns, die wir mit der Aufgabe betraut sind, Schweden in Österreich zu repräsentieren, bietet die Nobelwoche eine ausgezeichnete Gelegenheit, auf die intensive Zusammenarbeit, die zwischen unseren beiden Ländern bereits besteht – nicht zuletzt auch in den innovativen Bereichen Wissenschaft und Forschung – aufmerksam zu machen, aber auch eine Möglichkeit, neue schwedisch-österreichische Kooperationen zu fördern.

Diese Publikation hebt unterschiedliche Aspekte des Nobelpreises hervor, mit besonderem Augenmerk auf Preisträgerinnen und -träger aus Österreich, Deutschland und der Schweiz, welche bei einem Symposium in der schwedischen Botschaft in Wien vorgestellt werden.

Obwohl die meisten Nobelpreisträgerinnen und -träger bisher Männer waren, ist es wichtig die Forschung, die von Frauen betrieben worden ist, zu unterstreichen. Die schwedischen Botschaften weltweit thematisieren durch verschiedenste Initiativen die Geschlechtergleichstellung, auch in Wissenschaft und Forschung, und arbeiten aktiv daran, diese zu verbessern.

Österreich hat eine reiche Geschichte an Nobelpreisträgerinnen und -trägern, aber noch mehr sind nominiert worden, ohne den Preis zu erhalten. Einige dieser prominenten Forscherinnen und Forscher, wie beispielsweise Sigmund Freud, stehen in dieser Publikation im Fokus, andere werden in einer Billrothhaus-Serie namens „Verhinderte Nobelpreisträger" dargestellt.

Auch wenn nicht alle Innovationen zu einem wissenschaftlichen Durchbruch führen und nicht alle wissenschaftlichen Durchbrüche zu einem Nobelpreis, glaube ich, dass schon allein die jährliche Vergabe des Nobelpreises unterstreicht, was die Wissenschaft für die Menschheit tun kann und zugleich junge Forscherinnen und Forscher inspiriert, trotz Rückschlägen an ihren Projekten weiterzuarbeiten.

Ich möchte unseren Partnern, der Österreichischen Akademie der Wissen-
schaften und dem Institut für Geschichte, Theorie und Ethik der Medizin der
Heinrich-Heine-Universität Düsseldorf, für die gute Zusammenarbeit im Rah-
men des Symposiums, aber auch bei der Erstellung dieser Publikation danken.
Sie ist ein konkretes Ergebnis und ein Produkt schwedisch-deutschsprachiger
Zusammenarbeit.

Viel Freude beim Lesen!

Geleitwort von Prof. Dr. Hubert Steinke
(Direktor des Instituts für Medizingeschichte der Universität Bern)

Wie erkennt man eine herausragende Forscherin, einen ausgezeichneten Forscher? Die heutige Biomedizin hat dazu eine einfache Antwort: man misst. Staatliche Förderinstitutionen und akademische Evaluationsgremien zählen die eingeworbenen Fördergelder und die Zahl der Publikationen, um festzulegen, ob der Nachwuchs den Anforderungen genügt, um gefördert zu werden. Von zentraler Bedeutung sind heute Impact-Faktor und der H-Index, welche Auskunft über die Zitationshäufigkeit einer Zeitschrift und die Anzahl oft zitierter Publikationen geben. Man bemüht sich dauernd, dieses System zu verbessern. So verbreitet sich etwa aktuell die sogenannte Relative Citation Ratio (RCR), welche aussagekräftiger sein soll, da sie vergleichend und unabhängiger von einzelnen, dominanten Journals und ihren Netzwerken ist.

Wozu also Preise? Sind es nicht archaische Auszeichnungs-Verfahren aus einer Zeit, bevor wir Leistung messen gelernt haben? Fußen Preise nicht auf der Beurteilung durch ein paar Wenige, während ein H-Index oder RCR Auskunft über das Zitat durch Viele gibt? Entspricht dies noch den Ansprüchen der heutigen Forschungslandschaft? Und falls nicht, wieso gibt es denn immer mehr Preise, obwohl wir immer mehr messen? All diese Fragen verdienen es, genauer untersucht zu werden. Denn sie zeigen unser Bedürfnis – sowohl innerhalb wie außerhalb der Scientific Community – mehr als nur messende Noten zu verteilen. Preise sind nicht Zahlen. Sie werden an einem würdigen Anlass vergeben, in Diplomen abgebildet, in Lebensläufe verwoben, in Zeitungen hervorgehoben. Preise haben und tragen Bedeutung. Damit eignet sich deren Erforschung sehr gut, um mehr darüber zu erfahren, wie unsere Wissenschaft funktioniert – gerade auch unter den sich verändernden Bedingungen der dominanten Kultur des Messens.

Der Fokus auf den Nobelpreis als den Preis schlechthin ist naheliegend. Ebenso naheliegend ist es, Deutschland, Österreich und die Schweiz in den Blick zu nehmen. Bereits Alphonse de Candolle stellte 1873 fest, dass die Schweiz pro Bevölkerung die mit Abstand höchste Anzahl Mitglieder in den großen Akademien Europas habe. Er argumentierte, ein kleiner Staat, umgeben von größeren

Kulturnationen, biete gute Voraussetzungen für innovative Forschung. Auch heute belegt die Schweiz einen Spitzenplatz im Nobelpreis-Ranking pro Einwohner. Ebenso wie das kleine Nachbarland Österreich. Das große Deutschland weist – im Einklang mit de Candolles Analyse – vergleichsweise weniger Preisträger auf. Doch sind einzelne Zentren wie Göttingen und Berlin besonders erfolgreich. Sind also nationale oder lokale Forschungskulturen prägend; oder geht es nur um Netzwerke? Oder – und dies ist wohl die naheliegendste Erklärung – sind die Dinge ineinander verwoben? Auch hier komplexe Fragen, die auf zentrale Praktiken heutigen Forschens hinzielen. Es ist erfreulich, nun einen Band in der Hand zu haben, der erste Sondierungen in diesem Bereich vornimmt.

Geleitwort von Prof. Dr. Heiner Fangerau
(Direktor des Instituts für Geschichte, Theorie und Ethik der Medizin der Heinrich-Heine-Universität Düsseldorf)

Der Begriff der „Exzellenz" hat Konjunktur in der deutschen Wissenschaftspolitik. Seit 2005 verfolgte die „Exzellenzinitiative des Bundes und der Länder zur Förderung von Wissenschaft und Forschung an deutschen Hochschulen" das Ziel, „Spitzenuniversitäten" in Deutschland zu identifizieren, hier gab es die Förderlinie der „Exzellenzcluster", seit 2017 heißt das Förderprogramm „Exzellenzstrategie". Doch was ist wissenschaftliche Exzellenz? Mit dem Begriff soll ausgedrückt werden, dass eine Leistung, eine Person oder eine Einrichtung im Vergleich mit anderen hervorragt oder andere übertrifft (excellere). Der Maßstab der Leistung ist dabei eine wissenschaftliche Qualität.

Diese Qualität allerdings ist nur bedingt messbar und je nach Disziplin anders definiert. Zwar bilden Publikationen als Maß- und Planzahl der Wissenschaft Anhaltspunkte, doch sind die Publikationskulturen verschiedener Fächer (im Hinblick auf Umfang, Quantität und Qualitätsmerkmale) kaum miteinander zu vergleichen. Darüber hinaus werden Qualität und Exzellenz zugesprochen, auch wenn die Exzellenz einräumenden Personen nie einen Blick in die Publikationen eines Wissenschaftlers/einer Wissenschaftlerin geworfen haben. Oft reicht die Aussage von Kolleginnen und/oder Kollegen eines Wissenschaftsfeldes aus, dass eine Person exzellent sei. Dieser Einschätzung wird dann vom jeweiligen Publikum (anderen Wissen Schaffenden oder der Öffentlichkeit) gefolgt. Nicht zuletzt deshalb hat Richard Whitley von der Wissenschaft als Reputationssystem gesprochen. Anerkennung ist eine der Währungen, mit der in wissenschaftlichen Kollektiven intellektuelle Austauschprozesse vergütet werden.

Für und durch das Publikum wird gelegentlich die Anerkennung der Leistung eines Forschers oder einer Forscherin öffentlich zelebriert und in Szene gesetzt. Die Vergabe wissenschaftlicher Preise etwa soll nach innen und nach außen verdeutlichen, dass der/die jeweilige Preisträger/in für seine/ihre wissenschaftliche Arbeit Anerkennung verdient und zugesprochen bekommt. Der begehrteste aller Wissenschaftspreise mit der nachhaltigsten Wirkung ist wohl der Nobelpreis. Dieser Preis, von Alfred Nobel (1833–1896) ins Leben gerufen und gespendet, steht als pars pro toto für die ultimative Exzellenz, die den Träger/die

Trägerin mit einer Autorität in wissenschaftlichen Fragen ausstattet, die nach dem Preis weit über das eigene Fachgebiet hinausragt. Die Anerkennung für die disziplinäre Leistung strahlt so weit aus, dass NobelpreisträgerInnen zugetraut wird, auch in anderen Feldern als dem eigenen über Wissen und Autorität in Wissensfragen zu verfügen. Eine Folge davon wieder ist, dass Institutionen sich mit „ihren" durch den Preis geehrten ehemaligen Mitgliedern schmücken und ihre Exzellenz aus der Geschichte ihrer Laureaten speisen bzw. diese damit anreichern.

Deutsche, österreichische und schweizerische Universitäten und wissenschaftliche Institutionen verfügen über eine lange „Nobelgeschichte". Der erste Medizinnobelpreis wurde 1901 an den deutschen Immunologen Emil von Behring (1854–1917) vergeben. Der vorliegende Band widmet sich analytisch der Geschichte des Nobelpreises und seiner Vergabe an deutschsprachige WissenschaftlerInnen aus den genannten Ländern. Gefragt wird nach dem Zusammenhang zwischen Preis, wissenschaftlicher Exzellenz und ihrer Inszenierung. Ebenso werden Wege der Auswahl von LaureatInnen und die im Auswahlprozess zum Einsatz kommenden Anerkennungsnetzwerke untersucht. Die AutorInnen eröffnen mit ihrem Fokus auf Zentraleuropa den Blick auf eine Gruppe von WissenschaftlerInnen, die sprachlich und geografisch zwar miteinander verbunden, aber alles andere als homogen ist. Die Vielfalt akademischer Kulturen und Kollektive zwischen dem Nobelpreis als einheitlichem internationalen Merkmal der herausragenden wissenschaftlichen Leistung und den Besonderheiten von Institutionen und persönlichen Prägungen, Ideen, Denk- und Entwicklungspfaden bilden die Grundlage, auf der die Beiträge des Bandes Anerkennungsströme und Netzwerke rekonstruieren und die Inszenierung von Exzellenz analysieren.

Eigentlich hätte dem Band eine Tagung in Wien vorausgehen sollen. Die Coronavirus-Pandemie von 2019/2020 hat diese Tagung verhindert. Umso schöner ist es, dass die AutorInnen sich über andere Kanäle ausgetauscht und zu diesem Buch zusammengefunden haben. Ich wünsche ihnen Anerkennung von allen Seiten für ihre Arbeiten und dass diese als exzellent wahrgenommen und als solche auch über die Buchvorstellung hinaus präsentiert werden.

Nils Hansson / Daniela Angetter

Einleitung: Wozu sind wissenschaftliche Preise da?

Der Nervenkrimi dauerte acht Minuten. Als der Burgenländer Hooman Vojdani im Jahr 2018 als Kandidat in der österreichischen Quizsendung die „Millionen-show" auf dem heißen Stuhl saß, trennte ihn nur noch eine richtige Antwort von dem ganz großen Gewinn.[1]

Wem wurde in jener Stadt der Nobelpreis überreicht, die damals noch Kristiania hieß?

A: Max Planck B: Albert Schweitzer C: Bertha von Suttner D: Marie Curie wollte Moderator Armin Assinger wissen.

Vojdani zögerte, er hatte eine Ahnung, aber reichte das, um die Antwort einzuloggen?

Nicht nur bei den AutorInnen deutschsprachiger Quizsendungen ist der Nobelpreis – egal, ob es um Frieden, Literatur, Medizin, Physik oder Chemie geht, allgegenwärtig.[2] Auch unter WissenschaftlerInnen ist er ein internationales Symbol für Exzellenz.[3] Anfang Oktober jeden Jahres erreicht die Sichtbarkeit von Wissenschaft deshalb einen Spitzenwert: Wer erhält ihn dieses Jahr?

Seit nun 120 Jahren wird der Nobelpreis für Physiologie oder Medizin – jene Kategorie ist in diesem Buch zentral – in Stockholm vergeben. Von Alfred Nobel (1833–1896) gestiftet (siehe Testament im Anhang), verdeutlicht er bis heute den wissenschaftlichen Wettbewerb der Nationen. Er verspricht somit Ansehen nicht nur für die einzelnen PreisträgerInnen, sondern auch für deren Herkunftsländer.[4] In populären Foren wie Wikipedia wird die Liste „Number of Nobel lau-

---

1 Vgl. N.N., YouTube: Die Millionenshow 4.6.2018, YouTube, URL: https://www.youtube.com /watch?v=4U-Set1PsJ8 (abgerufen am 21.3.2021).

2 Vgl. Sven Widmalm (Hg.), Special issue: The Nobel Prizes and the Public Image of Science, in: *Public Understanding of Science* 4 (2018), 390–494.

3 Vgl. Robert M. Friedman, *The Politics of Excellence: Behind the Nobel Prize in Science,* New York: Freeman & Times Books 2001. – Nils Hansson/Thorsten Halling/Heiner Fangerau (Hg), *Attributing Excellence in Medicine: The History of the Nobel Prize,* Brill 2019.

4 Vgl. Thorsten Halling/Heiner Fangerau/Nils Hansson (Hg.), Der Nobelpreis. Konstruktion von Exzellenz zu Beginn des 20. Jahrhunderts, in: *Berichte zur Wissenschaftsgeschichte* 41 (2018) 1

reates by country" veröffentlicht. Demzufolge belegen deutsche Wissenschaft-lerInnen und AutorInnen aktuell mit 109 Nobelpreisen nach den Vereinigten Staaten und Großbritannien den dritten Platz. Die Schweiz mit 27 LaureatInnen und Österreich mit 22 nehmen ebenfalls starke Positionen ein. Die Nobel-preisstiftung selbst verzichtet auf Nationalität als Kategorie und führt stattdessen in ihrer Statistik die Institutionen auf, denen die Laureaten zum Zeitpunkt der Preisankündigung angehörten. Auch in jener Übersicht werden wiederholt deutsche, österreichische und schweizerische Forschungseinrichtungen er-wähnt.[5] Die Nobelpreisgeschichte ist somit stark mit der Wissenschaftsge-schichte der sogenannten D-A-CH-Länder[6] verbunden. Wie kam es dazu? Was sagt die Auszeichnung über die Definition(en) von Exzellenz heute aus? Und allgemeiner: Welche Funktionen haben Preise überhaupt – für PreisträgerInnen, Akademien, Universitäten, Nationen, ja gar für die Wissenschaft?

Neben dem Publikationsverzeichnis und der Drittmitteleinwerbung sind For-schungspreise starke Anzeichen für herausragende Leistungen in der Medizin. Nicht ohne Grund fehlt nie die Rubrik „Preise und Auszeichnungen" in Forscher-CVs, denn sie tragen maßgeblich zur Gestaltung und Förderung von Karrieren bei.[7] Trotzdem sind kritische Studien über wissenschaftliche Preise stark un-terbeleuchtet im Vergleich zur Literatur über Forschungsförderung und szien-tometrische Werte wie Impact Factor oder H-Index.[8] Dies ist insofern überra-schend, da bedeutende Preise EmpfängerInnen nicht nur ins Schlaglicht der *scientific community* und der Medien rücken, sondern auch als wirkungsvolle Sprungbretter dienen können.[9] Es ist jedoch eine offene Frage, ob dies noch so bleibt: Die Anzahl der Preise hat in den vergangenen Jahrzehnten so rasch zu-genommen, dass selbst ForscherInnen über eine „Preisinflation" sprechen.[10] Wie Pilze aus dem Boden schießen neue Preise, die auf Leistungen in einzelnen (Sub-)Disziplinen innerhalb eines Landes oder einer Fachgesellschaft in der Medizin

---

(Themenheft). – Mats Urde/Stephen A. Greyser, The Corporate Brand Identity and Repu-tation Matrix–The case of the Nobel Prize, in: *Journal of Brand Management* 23 (2016) 1, 89–117.

5 Vgl. N.N., Nobel Laureates and Research Affiliations, Nobel Media AB, URL: https://www.nobelprize.org/prizes/lists/nobel-laureates-and-research-affiliations/ (abgerufen am 28.3.2021).

6 Es ist ein Akronym für Deutschland, Österreich und die Schweiz.

7 Vgl. Robert Merton, The Matthew Effect in Science, in: *Science* 159 (1968), 56–63.

8 Vgl. Richard Münch, *Die akademische Elite*, Frankfurt (Main): Suhrkamp 2007. – Peter William Walsh/David Lehmann, Academic Celebrity, in: *International Journal of Politics, Culture, and Society* 34 (2021), 21–46.

9 Vgl. Morton Meyers, *Prize Fight: the Race and the Rivalry to be the First in Science*, New York: St. Martin's Press 2012. – James F. English, *The Economy of Prestige: Prizes, Awards, and the Circulation of Cultural Value*, Cambridge (Mass.)–London: Harvard University Press 2005.

10 Vgl. Yifang Ma/Brian Uzzi, Scientific prize network predicts who pushes the boundaries of science, in: *Proceedings of the National Academy of Science* 11 (2018), 12608–12615.

fokussieren. Nur ein Bruchteil davon hat wirklich internationale Ambitionen, wie etwa der mit drei Millionen US-Dollar dotierte Breakthrough-Preis, 2013 erstmals vergeben.

Mit diesem Buch möchten wir am Beispiel von Fallstudien zum Nobelpreis methodische und thematische Zugänge zur interdisziplinären Preisforschung hervorheben. Im Mittelpunkt steht die Geschichte des Nobelpreises in Deutschland, Österreich und der Schweiz.

Zielsetzung der Anthologie ist es einerseits, die Selektion preiswürdiger Ideen aus medizinhistorischer Perspektive zu untersuchen und andererseits, eine Debatte über die Funktionen von wissenschaftlichen Preisen zu fördern. Die Buchbeiträge beleuchten somit sowohl die inneren Preismechanismen als auch die öffentlichen Meinungen über die Konstruktion und Inszenierung wissenschaftlicher Exzellenz. Die Kapitel zeigen, dass viele Faktoren auf das Auswahlprozedere einwirken. Von zentraler Bedeutung war und ist bei Preisen die Lobbyarbeit der KollegInnen der BewerberInnen. Gerade beim Nobelpreis gilt es für PreisaspirantInnen, dass die Gruppe der Nominatoren hartnäckig bleibt und über viele Jahre, ja auch Jahrzehnte, immer wieder aktualisierte Nominierungsbriefe nach Stockholm sendet. Deswegen wird beim Nobelpreis die Forschungsleistung einer Kandidatin oder eines Kandidaten durch umfangreiche Gutachten aus dem entsprechenden Fachgebiet beurteilt, gefolgt von interdisziplinären Diskussionen in der Nobelversammlung, die aus 50 WissenschaftlerInnen am Karolinska Institut besteht. Man will gewährleisten, dass die LaureatInnen wirklich bedeutende Entwicklungen vorweisen können und in ihrem Gebiet als herausragende ForscherInnen anerkannt sind. Diese Absicherung birgt aber gleichzeitig die Gefahr, diejenigen Personen bevorzugt auszuzeichnen, die ein besonders starkes Netzwerk aufgebaut haben.

Viele Aspekte rund um den Nobelpreis sind in der wissenschaftshistorischen Literatur bereits gut beleuchtet: Über die Gründung der Nobelstiftung[11] und die mittlerweile rund 1.000 LaureatInnen liegen unzählige Publikationen vor.[12] Für die Kategorie Physiologie oder Medizin sind darüber hinaus einzelne Forschungsdisziplinen in den Fokus gerückt.[13] Die Idee, die Nobelpreisgeschichte

---

11 Vgl. Tore Frängsmyr, *Alfred Nobel*, Stockholm: Svenska institutet 2004. – Svante Lindqvist, *Alfred Nobel: Inventor, Entrepreneur and Industrialist (1833–1896)*, Stockholm: Ingenjörsvetenskapsakademien 2001.

12 Vgl. Elisabeth Crawford (Hg.), *Historical Studies in the Nobel Archives: The Prizes in Science and Medicine*, Tokyo: Universal Academy Press 2002. – Martha Whitrow, *Julius Wagner-Jauregg (1857–1940)*, London: Smith-Gordon 1993.

13 Vgl. James R. Bartholomew, How to Join the Scientific Mainstream: East Asian Scientists and Nobel Prizes, in: *East Asian Science, Technology and Medicine* 31 (2010), 25–43. – Erling Norrby, *Nobel Prizes and Nature's Surprises*, Singapore: World Scientific 2013.

einzelner Länder zu thematisieren, ist ebenfalls kein Novum.[14] Bereits vor mehr als 40 Jahren veröffentliche Harriet Zuckerman ihre einflussreiche Studie „*Scientific Elite. Nobel Laureates in the United States*", die auf Interviews mit NobelpreisträgerInnen basiert, und in der sowohl die Karrieren amerikanischer Nobelpreisträger rekonstruiert als auch das Image des Nobelpreises in Amerika diskutiert werden.[15] Eine umfangreiche Nobelpreisgeschichte der D-A-CH-Länder, die sowohl LaureatInnen als auch „VerliererInnen" berücksichtigt, steht jedoch noch aus. Hier setzt dieses Buch mit Beiträgen von ForscherInnen aus Deutschland, Österreich, Schweden und der Schweiz an.

In der ersten von drei Buchsektionen stehen Nobelpreislaureaten und Exzellenz im Fokus. Ab wann darf ein Land die ausgezeichneten WissenschaftlerInnen als „ihre NobelpreisträgerInnen" beanspruchen? Die Wissenschaftshistorikerin Daniela Angetter, Wien, erläutert am Beispiel der LaureatInnen Österreichs das „Claim-to-fame"-Problem: Mit wie vielen PreisträgerInnen kann sich Österreich schmücken? Dabei spielen Kriterien wie Geburts-, Wirkungs-/ bzw. Aufenthaltsort, Staatsbürgerschaft, aber auch erzwungene Emigration eine wichtige Rolle.

Im zweiten Beitrag diskutiert der Medizinhistoriker Leander Diener, Zürich, die Nobelpreisvergabe an den Zürcher Neurophysiologen Walter Rudolf Hess 1949, geteilt mit dem Lissaboner Neurologen António Egas Moniz. Diener kontextualisiert die Preisvergabe mit besonderem Fokus auf WR Hess und bespricht, inwiefern sie eine imaginäre „trading zone" (Galison) darstellt.

Der Begriff „Exzellenz" ist in der Hochschulmedizin omnipräsent, aber was bedeutet Exzellenz in diesem Zusammenhang? Die Urologen Friedrich Moll, Köln/Düsseldorf, und Shahrokh Shariat, Wien, gehen in ihrem Artikel auf Exzellenzfaktoren in der Hochschulmedizin, mit besonderem Fokus auf der Professionalisierung der Urologie seit dem Ende des 19. Jahrhunderts in Deutschland und Österreich ein.

Bis heute wurden mehr als 200 WissenschaftlerInnen für ihre Entdeckungen in der medizinischen Grundlagenforschung und der klinischen Wissenschaft ausgezeichnet. Ihnen gegenüber stehen mehrere Tausend nominierter ForscherInnen, die aus den verschiedensten Gründen am Nobelpreiskomitee scheiterten.

---

14 Nobelpreissymposien mit Länderfokus wurden in den vergangenen Jahren an der Charité 2017 Nils Hansson/Thorsten Halling (Hg.), *It's Dynamite – Der Nobelpreis im Wandel der Zeit*, Göttingen: Cuvillier 2017; der Harvard Medical School 2018: „The history, uses, and future of the Nobel Prize" (Nils Hansson/David S. Jones/Scott H. Podolsky), der McGill-Universität 2019: „Beyond the Nobel Prize: Performing Scientific Excellence in North America"(Nils Hansson/Thomas Schlich) und an der Universität Bern 2019: „Braucht die Forschung Preise? Nobelpreise und Auszeichnungen in der Schweiz." (Hubert Steinke/Nils Hansson) durchgeführt.

15 Vgl. Harriet Zuckerman, *Scientific Elite: Nobel Laureates in the United States*, New Brunswick: Transaction 1996 (1977).

Die meisten davon sind in der breiten Öffentlichkeit vergessen, denn es gibt beim Nobelpreis weder offizielle „runners-up" (wie bei den Oscar Academy Awards) noch Silber- und Bronzemedaillen (wie bei den Olympischen Spielen). Die zweite Sektion dreht sich um die „hochbegabten Verlierer".

In dem einleitenden Artikel liefert der Soziologe Jacob Habinek, Linköping, einen Überblick der „Preispopulation" der KandidatInnen aus Deutschland, Österreich und der Schweiz in den Kategorien Physiologie oder Medizin, Physik und Chemie und diskutiert die teils komplexen Beziehungen zwischen nationaler und internationaler „Eliten".

Nach diesem Panoramabild der deutschsprachigen NobelpreisaspirantInnen gehen der Medizinstudent Giacomo Padrini und die Doktoranden Michael Wiling und Marie Drobietz (alle Düsseldorf) genauer auf die deutschen KandidatInnen und NominatorInnen in der ersten Hälfte des 20. Jahrhunderts ein. Von den deutschen Universitäten rühmt sich insbesondere die Georgia Augusta als „Göttinger Nobelpreiswunder" mit angeblich mehr als vierzig Nobelpreisträgern. Welche Universitäten waren sonst tonangebend, und was sagen die vielen KandidatInnen über Forschungstrends aus?

Die Aushandlungen der Preisvergabe gewähren spannende Einblicke in die Kontroversen der zeitgenössischen Medizin. Der Historiker Ragnar Björk, Uppsala, war einer der ersten Historiker überhaupt, der Zugang zum Nobelpreisarchiv in Stockholm erhielt. Das Archiv ermöglicht es ForscherInnen, hinter die Kulissen des Auswahlverfahrens der Nominierten zu blicken. In seinem Beitrag erläutert Björk das Prozedere von der ersten Nominierung bis hin zu den Begutachtungen des Nobelkomitees am Beispiel einiger prominenter Kandidaten, die letztlich leer ausgingen.

Ebenfalls anhand von Originalakten des Archivs des Nobelkomitees für Physiologie oder Medizin rekonstruieren Daniela Angetter, Wien, und Nils Hansson, Düsseldorf, die Nominierungsbegründungen österreichischer Pioniere wie Eugen Steinach, Leopold Freund, Sigmund Freud und Clemens von Pirquet. Die Nominierungen zeigen auf Anerkennungströme in nationalen und internationalen Forscherkreisen hin, etwa die Unterstützernetzwerke und die Rezeptionsgeschichten ihrer Forscherleistungen.

Im darauffolgenden Kapitel erläutert Richard Kühl, Düsseldorf, wie die Kollegen des berühmten Chirurgen Ferdinand Sauerbruch sich koordinierten, um möglichst überzeugende Nominierungsbriefe zu formulieren.

Ein immer wiederkehrender Kritikpunkt am Nobelpreis: Die Statistik zeigt, dass meist ältere, „weiße Männer" ausgezeichnet wurden.[16] Woran liegt das? Susanne Krejsa MacManus und Christian Fiala, Wien, fokussieren in ihrem

---

16 Vgl. Marika Hedin, A Prize for Grumpy Old Men? Reflections on the Lack of Female Nobel Laureate, in: *Gender & History* 26 (2014), 52–63.

Beitrag auf „Frauenthemen" im Nobelpreiskontext. Welche Rolle spielte dabei zum Beispiel Hermann Knaus, Entwickler einer Methode zur natürlichen Geburtenregelung?

Abschließend werden in der dritten Sektion die Erklärungsansätze für die einzigartige Reputation des „Nobelpreises" vor dem Hintergrund wissenschaftstheoretischer Überlegungen von dem Medizinhistoriker Thorsten Halling, Düsseldorf, kommentiert und Forschungsdesiderate umrissen. Der Beitrag betreffend des Marcel Benoist Prize beweist, wie selbst traditionelle historische Preise ihre Verfahren neu erfinden können, um langjährige Probleme im wissenschaftlichen Bewertungsprozess anzugehen. Last not least formuliert der ehemalige Rektor der medizinischen Universität Wolfgang Schütz, Wien, starke Thesen zum internationalen Wettbewerb der Universitäten und erforderlichen politischen Zielsetzungen für einen Pfad zur medizinischen Forschungsexzellenz.

Das Buch wurde im Rahmen eines Symposiums am 5. Oktober 2021 in der Schwedischen Botschaft in Wien präsentiert. Wir bedanken uns bei der Schwedischen Botschaft für die großzügige Unterstützung und bei allen GutachterInnen für den regen Austausch.

Alfred Nobels Testament (Auszug)

Der am 21. Oktober 1833 in Stockholm geborene und spätere Chemiker und Erfinder Alfred Nobel verfügte in seinem Testament, das am 27. November 1895 in Paris unterzeichnet wurde, Folgendes:

> „Ich, der Unterzeichnete, Alfred Bernhard Nobel, erkläre hiermit nach reiflicher Überlegung, daß mein letzter Wille hinsichtlich des Eigentums, das ich bei meinem Tod hinterlassen kann, folgender ist: [...] Über mein übriges, realisierbares Vermögen[17] wird auf folgende Weise verfügt: Das Kapital, [...], soll einen Fonds bilden, dessen jährliche Zinsen als Preise denen zuerteilt werden, die im verflossenen Jahr der Menschheit den größten Nutzen gebracht haben. Die Zinsen werden in fünf gleiche Teile geteilt: ein Teil dem, der die wichtigste chemische Entdeckung oder Verbesserung gemacht hat; ein Teil dem, der die wichtigste Entdeckung auf dem Gebiet der Physiologie oder Medizin gemacht hat; ein Teil dem, der in der Literatur das ausgezeichnetste in idealistischer Richtung hervorgebracht hat; ein Teil dem, der am meisten oder besten für die Verbrüderung der Völker gewirkt hat, für die Abschaffung oder Verminderung der stehenden Heere und die Verbreitung von Friedenskongressen. [...]".[18]

---

17 Dabei handelte es sich um rund 31 Millionen schwedische Kronen.
18 Rolf Wünnenberg, *Alfred Nobel Dynamit und Frieden*, München: Markus 1973, 189–190.

Exkurs: Die Preiskultur und -praxis der Österreichischen Akademie der Wissenschaften

Zu den Kernaufgaben der Österreichischen Akademie der Wissenschaften (ÖAW), der führenden außeruniversitären Institution für Wissenschaft und Forschung des Landes, gehört die nachhaltige Förderung hochqualifizierter WissenschaftlerInnen oder vielversprechender Talente aus den geistes- und naturwissenschaftlichen Bereichen, aber auch im Rahmen von Interdisziplinarität. Hierfür werden nicht nur diverse Stipendienprogramme vergeben, sondern jährlich auch eine Reihe von Preisen verliehen. Durch die Auszeichnung von herausragenden Leistungen sollen ForscherInnen auf ihrem Karriereweg unterstützt werden und gleichzeitig ist es eine Chance für die LaureatInnen, ihre Popularität im In- und Ausland zu erhöhen.[19]

Die ÖAW verfügt über eine Vielfalt an Preisen für wissenschaftliche Leistungen. Derzeit werden in der mathematisch-naturwissenschaftlichen Klasse 15 Preise, in der philosophisch-historischen Klasse zehn und in den interdisziplinären Fächern zwei vergeben. Dazu kommen noch die Auszeichnungen der Gesamtakademie, die Medaille „BeneMerito" und der Werner Welzig-Preis, hinzu.

Diese Preise werden entweder für ein wissenschaftliches Lebenswerk (Erwin Schrödinger Preis, Preis für Paläobiologie, Wilhelm Hartel-Preis) oder eine hervorragende wissenschaftliche Leistung in einzelnen Fachbereichen vergeben, darunter der Erwin Schrödinger Preis für die Fachgebiete Natur- und Biowissenschaften, Medizin, Mathematik und Technische Wissenschaften, der Ignaz L. Lieben-Preis für die Fächer Molekularbiologie, Chemie oder Physik, der Elisabeth Lutz-Preis für grundlagenorientierte und anwendungsoffene Forschung im Bereich der Bio- bzw. Lebenswissenschaften, der Preis für Paläobiologie sowie der Edmund und Rosa Hlawka-Preis für Leistungen auf den Gebieten der Zahlentheorie und der Geometrie.

Auch für den wissenschaftlichen Nachwuchs gibt es eine Reihe von ÖAW-Auszeichnungen: Diplom-/Masterarbeiten oder Dissertationen werden mit dem Erich-Thenius Stipendium (für Paläontologie oder Wirbeltier-Paläontologie) ausgezeichnet, Masterarbeiten auf dem Gebiet der Chemie mit dem Otto Vogl-Preis, Dissertationen auf diesem Gebiet mit dem Karl Schlögl-Preis, aus dem Bereich der Physik mit dem Hans und Walter Thirring-Preis. Der Roland Atefie-Preis prämiert bevorzugt Dissertationen, die bereits publiziert oder in Druck sind, aus den Fachbereichen Philosophie, Theologie oder Indologie, darüber hinaus existiert der für sich selbstsprechende Dissertationspreis für Migrati-

---

19 Vgl. N.N., Mission Statement, URL: https://stipendien.oeaw.ac.at/ueber-uns/mission-state ment (abgerufen am 4.3.2021).

onsforschung. Habilitationsäquivalente Leistungen können beim Gustav Figdor-Preis für Sozial- und Wirtschaftswissenschaften (in geraden Jahren) eingereicht werden.

Für herausragende wissenschaftliche Arbeiten stehen der Walther E. Petrascheck-Preis (Geowissenschaften), der Best Paper Award (für die beste wissenschaftliche Arbeit – Monografie oder Originalartikel an Forschungseinrichtungen der mathematisch-naturwissenschaftlichen Klasse), äquivalent dazu die Auszeichnung der besten Publikation (Monografie oder Originalartikel) auf einem Gebiet der philosophisch-historischen Klasse, der Waldo Tobler GIScience-Preis sowie der Young Researcher Award in GIScience (Geoinformatik oder Geographic Information Science), die Johann Wilhelm Ritter von Mannagetta-Förderpreise (Medizin), der Jubiläumspreis des Böhlau-Verlages Wien (wissenschaftliche Arbeiten auf dem Gebiet der historischen Disziplinen), der Richard G. Plaschka-Preis (außerordentliche Leistungen auf dem Gebiet der Ost-, Ostmittel- und Südosteuropäischen Geschichte), der Gustav Figdor-Preis für Sprach- und Literaturwissenschaften (Literaturwissenschaften in geraden Jahren, Sprachwissenschaften in ungeraden Jahren) sowie der Gustav Figdor-Preis für Rechtswissenschaften (in ungeraden Jahren) zur Verfügung. Herausragende Arbeiten in der medizinischen Forschung können mit dem Johann Wilhelm Ritter von Mannagetta-Preis für Medizin prämiert werden, jene aus der Historie mit dem Johann Wilhelm Ritter von Mannagetta-Preis für die Geschichte der Medizin.

Eingeladen zur Bewerbung für das Moritz Csáky-Stipendium sind WissenschaftlerInnen aus Ost-, Ostmittel- und Südosteuropa (Tschechien, Slowakei, Ungarn, Polen, Rumänien, Bulgarien, Ukraine, Serbien, Bosnien-Herzegowina, Kroatien, Slowenien), die in einem Bereich der Geistes-, Kultur- und Sozialwissenschaften arbeiten und einen Forschungsaufenthalt in Österreich absolvieren wollen.

Die Bader-Preise für Kunstgeschichte bzw. Geschichte der Naturwissenschaften fördern entweder die Ausarbeitung einer Dissertation im jeweiligen Fachgebiet, wobei der Bewerber nicht älter als 32 Jahre sein darf, oder promovierte WissenschaftlerInnen aus Österreich bis 40 Jahre, die sich im Rahmen eines Forschungsprojekts mit Fragen zur Malerei und Zeichnung zwischen 1500 und 1750 befassen bzw. eines Forschungsprojekts, in dessen Team zumindest ein/e NaturwissenschaftlerIn und ein/e HistorikerIn vertreten sein sollten.

Die Medaille „BeneMerito" wird Personen verliehen, die sich um die Förderung der ÖAW durch Akte der Verwaltung, Zuwendung von Spenden oder publizistische Unterstützung und Ähnlichem verdient gemacht haben. Der Werner Welzig-Preis dient der Anerkennung der Leistung von MitarbeiterInnen, die die Einrichtungen der ÖAW unterstützten oder im Rahmen der Öffentlichkeitsarbeit Wirksames geleistet haben.

Zwischen 1978 und 2007 wurden zusätzlich der Erich Schmid-Preis für Arbeiten auf dem Gebiete der experimentellen, technischen oder theoretischen Physik, zwischen 1959 und 2007 der Felix Kuschenitz-Preis für chemische und physikalische Forschung und zwischen 1931 und 2006 der Fritz Pregl-Preis für Arbeiten zur Mikrochemie verliehen.

Im Gegensatz zum Nobelpreis gibt es bei den Preisen der ÖAW einige, bei denen Eigenwerbungen explizit nötig sind (Elisabeth Lutz-Preis, Moritz Csáky-Stipendium) oder erfolgen können (Best Paper Award, beste Publikation der philosophisch-historischen Klasse). Bei anderen Nominierungsanträgen darf absolut keine Eigenbewerbung eingereicht werden (Edmund und Rosa Hlawka-Preis, Hans Walter Thirring-Preis, Waldo Tobler GIScience-Preis).

Über die Zuerkennung des Preises entscheidet im Regelfall die jeweilige Klasse oder die Gesamtsitzung der ÖAW auf Vorschlag einer Vergabekommission und nach einem internationalen peer-review-Verfahren oder die von der ÖAW eingerichtete Vergabekommission. Beim Best Award Paper bestimmt ein Kuratorium für den Jubiläumsfonds der Stadt Wien für die ÖAW auf Vorschlag eines von der mathematisch-naturwissenschaftlichen Klasse eingesetzten Vergabekomitees oder die Kommission GIScience den Preisträger. Das jeweilige Urteil über die Preisvergabe ähnelt in den Grundzügen also dem des Nobelpreises.

Eingeladen je nach Preis als Nominatoren werden die wirklichen Mitglieder, die korrespondierenden Mitglieder, auch jene aus dem Ausland, alle MitarbeiterInnen der ÖAW, in manchen Fällen VertreterInnen von ausländischen Akademien (Ignaz L. Lieben-Preis) oder ProfessorInnen von außer- und universitären Forschungseinrichtungen. Bezüglich Nominierten ist in vielen Fällen ein Alterslimit vorgegeben, dass sich auf 40 Jahre beschränkt, wobei bei nachweislicher Kinderbetreuungspflichten das Limit auf bis zu vier Jahre angehoben werden kann. Bei manchen Preisen ist die österreichische Staatsbürgerschaft Pflicht, bei anderen können internationale Kandidaten (Karl Schlögl-Preis, Waldo Tobler GIScience-Preis, Young Researcher Award in GIScience, Roland Atefie-Preis, Dissertationspreis für Migrationsforschung) nominiert werden. Finanziert werden die meisten Preise durch private Stiftungen, zwei durch das Bundesministerium für Bildung, Wissenschaft und Forschung (Erwin Schrödinger Preis, Wilhelm Hartel-Preis), drei durch die Philanthropies-Stiftung (Ignaz L. Lieben-Preis, Bader-Preis für Kunstgeschichte, Bader-Preis für Naturwissenschaften). Durch die ÖAW selbst oder mitfinanziert werden der Karl Schlögl-Preis, der Hans und Walter Thirring-Preis, der Walther E. Petrascheck-Preis, der Dissertationspreis für Migrationsforschung und der Werner Welzig-Preis, wobei sich die Preissummen zwischen 4.000 € und maximal 15.000 € belaufen, also im Vergleich zum Nobelpreis eine kaum nennenswerte Summe.[20]

---

20 Vgl. N.N., Preise, URL: https://stipendien.oeaw.ac.at/preise/ (abgerufen am 3. 4. 2021).

P.S. Haben Sie die anfänglich gestellte Frage gewusst? Die richtige Antwort lieferte auch Herr Vojdani: Bertha von Suttner, Friedensnobelpreislaureatin 1905. Der Friedensnobelpreis wird in Oslo (früher Kristiania) vergeben.

I. Ehre, wem Ehre gebührt?
Nobelpreislaureaten und Exzellenz

Daniela Angetter

Am I from Austria? Oder über die Kunst ein österreichischer Nobelpreisträger/eine Nobelpreisträgerin zu sein

Abstract

Die Frage nach der Anzahl der österreichischen NobelpreisträgerInnen beschäftigt die heimischen Medien seit längerem. Je nach Ansichtssache könnten es zwischen 9 und 34 sein, abhängig davon, ob man den Geburtsort, die Staatsbürgerschaft oder den jeweiligen Wirkungs- bzw. Aufenthaltsort zum Zeitpunkt der Verleihung als Beurteilungskriterium für die Zugehörigkeit zu einer Nation heranzieht. Der vorliegende Artikel versucht anhand der Biografien der betreffenden Personen und in Hinblick auf die Auswahlkriterien der Aufnahme dieser Personen in das *Österreichische Biographische Lexikon* der Österreichischen Akademie der Wissenschaften eine Zuordnung zu treffen. Dabei sollen aber nicht nur die messbaren Werte wie Geburtsort, Staatsbürgerschaft oder Wirkungsort herangezogen werden, sondern – sofern nachweisbar – auch die Frage der Identität. Diese kommt besonders bei jenen Personen zum Tragen, die aus verschiedensten Gründen in die Emigration gezwungen wurden.

The Austrian media have long been concerned with the question how many Nobel Prize winners came from our country. Depending on the point of view, it could be between 9 and 34. It depends on whether one uses the place of birth, citizenship or the respective place of action or residence at the time of the award as an assessment criterion for belonging to a nation. The present article tries to make an assignment based on the biographies of the persons and regarding to the selection criteria for the inclusion of these persons in the *Austrian Biographical Lexicon* of the Austrian Academy of Sciences. In doing so, not only the measurable values such as place of birth, citizenship or place of activity should be used, but – if verifiable – also the question of identity. This is particularly important for those people who have been forced to emigrate for various reasons.

Keywords
Nobelpreis, Österreich, Geburtsort, Staatsbürgerschaft, Wirkungsort, Identitätsfrage
Nobel Prize, Austria, place of birth, citizenship, place of work, question of identity

Einleitung

Am 10. Dezember 1901 wurden die ersten Nobelpreise verliehen. Bis heute zählen sie im wissenschaftlichen und literarischen Bereich, aber auch in der Friedensarbeit zu den renommiertesten und begehrtesten Auszeichnungen. Der Nobelpreis bringt Ansehen und Weltgeltung nicht nur für ForscherInnen, sondern auch für das jeweilige Land, aus dem der Laureat stammt, und viele wissenschaftliche Einrichtungen, aber auch Universitäten und Gesellschaften rühmen sich, in irgendeiner Verbindung mit den Laureaten zu stehen. Interessanterweise war hier die Österreichische Akademie der Wissenschaften als zentrale außeruniversitäre Forschungseinrichtung zurückhaltend. Nur sechs der Laureaten wurden nach der Verleihung zu Ehrenmitgliedern ernannt,[1] einer[2] war es bereits zuvor, fünf waren vor der Verleihung korrespondierende Mitglieder.[3]

Österreich liegt derzeit nach der Liste der Nobelpreisträger nach Ländern mit 22 Ausgezeichneten[4] (21 Personen und die Internationale Atomenergiebehörde)[5] am guten 10. Platz. Davor rangieren Länder wie die USA, das Vereinigte Königreich, Deutschland, Frankreich, das heutige Russland, Japan oder Kanada.[6] Vergleicht man diese Liste mit jener der österreichischen NobelpreisträgerInnen auf Wikipedia aus 2020, ergeben sich ebenfalls 22 Jubilare.[7] Wertet man verschiedene Print- und Onlinepublikationen[8] zu diesem Thema aus, kommt man

---

1 Julius Wagner-Jauregg (1929), Konrad Lorenz (1974, korrespondierendes Mitglied ab 1951), Eric Kandel (2002), Walter Kohn (2011), Martin Karplus (2015), Richard Kuhn (1952, korrespondierendes Mitglied ab 1940).

2 Karl von Frisch (1938 Mitglied, 1954 Ehrenmitglied).

3 Lorenz, Fritz Pregl (1921), Richard Zsigmondy (1924), Victor Franz Hess (1933, 1940 ausgeschlossen, 1945 reaktiviert), Erwin Schrödinger (1928, 1940 ausgeschlossen, 1945 reaktiviert, 1956 wirkliches Mitglied).

4 Um die Vergleichbarkeit zu erleichtern, werden die Namen jeweils in alphabetischer Reihenfolge angeführt.

5 Robert Bárány, Alfred Hermann Fried, Karl von Frisch, Peter Handke, Friedrich August von Hayek, Hess, Elfriede Jelinek, Kandel, Karplus, Kohn, Kuhn, Karl Landsteiner, Otto Loewi, Konrad Lorenz, Wolfgang Pauli, Max Perutz, Fritz Pregl, Schrödinger, Bertha von Suttner, Wagner-Jauregg, Zsigmondy sowie die Internationale Atombehörde. Vgl. N.N., Liste der Nobelpreisträger nach Ländern, URL: https://de.qaz.wiki/wiki/List_of_Nobel_laureates_by_country#Austria (abgerufen am 4.12.2020).

6 Vgl. N.N., Liste der Nobelpreisträger nach Ländern, URL: https://de.qaz.wiki/wiki/List_of_Nobel_laureates_by_country (abgerufen am 4.12.2020).

7 Diese beinhaltet die in Fußnote 1 angeführten Personen sowie Carl Cori, dafür fehlt die Internationale Atombehörde. Vgl. N.N., Liste der österreichischen Nobelpreisträger, URL: https://de.wikipedia.org/wiki/Liste_der_%C3%B6sterreichischen_Nobelpreistr%C3%A4ger (abgerufen am 3.12.2020).

8 Vgl. Frank Amoneit u.a., *Harenberg Lexikon der Nobelpreisträger. Alle Preisträger von 1901 bis heute. Ihre Leistungen, ihr Leben, ihre Wirkung*, Dortmund: Harenberg 1998. – Bernhard Kupfer, *Lexikon der Nobelpreisträger*, Düsseldorf: Patmos 2001. – Liste der österrei-

auf insgesamt 34 Persönlichkeiten[9], die Österreich für sich – zu Recht oder Unrecht? – beansprucht. Dieser Artikel befasst sich mit der Diskussion, nach welchen Kriterien die Laureaten dem Alpenland zugeordnet werden. Historisch betrachtet sind dabei zwei Ereignisse besonders einschneidend: der Zerfall der Habsburgermonarchie 1918 und der Brain-Drain infolge des „Anschlusses" Österreichs an das Deutsche Reich im März 1938 mit der erzwungenen Emigration zahlreicher WissenschaftlerInnen, die nach den Nürnberger Rassegesetzen als Juden galten.[10]

Insbesondere in den letzten Jahrzehnten des 19. Jahrhunderts hatte die Wissenschaft in der Habsburgermonarchie einen hohen Stellenwert. Damals kamen neue Aufsteiger, darunter vielfach Wissenschaftler aus dem Judentum, empor. Dies löste jedoch gleichzeitig einen wachsenden Antisemitismus aus, der dazu führte, dass spätere NobelpreisträgerInnen bereits in den frühen 1920er-Jahren aus Wien auswanderten.[11] Der Grazer Wissenschaftshistoriker Elmar Schübl bezeichnete den Zusammenbruch des Habsburgerreichs und seine Folgen daher zu Recht als „Verlust eines riesigen Begabungsreservoirs, aus welchem der Staat zuvor schöpfen konnte."[12] Nicht zuletzt verursachte der Erste Weltkrieg einen massiven Einschnitt im universitären Bereich. Wissenschaftler, Professoren und Studenten wurden zum Kriegsdienst eingezogen, unter anderem auch spätere Nobelpreisträger wie Robert Bárány (1876–1936), Erwin Schrödinger (1887–1961), Carl Cori (1896–1984) und George de Hevesy (1885–1966). Hörsäle wurden zu Krankenzimmern umfunktioniert und an der Universität Wien beispielsweise im Kleinen Festsaal Operationen durchgeführt. Die an den Universitäten verbliebenen Professoren und StudentInnen leisteten oft, anstatt sich auf Lehre und Forschung zu konzentrieren, Krankenpflegedienste. Auch wenn da-

---

chischen Nobelpreisträger. – N.N., 23 „österreichische" Nobelpreisträger, URL: https://s ciencev1.orf.at/news/127437.html (abgerufen am 3.12.2020). – N.N., Wie viele Nobelpreisträger hat Österreich?, URL: https://www.wienerzeitung.at/dossiers/nobelpreis/hinte rgrund/578652_Wie-viele-Nobelpreistraeger-hat-Oesterreich.html (abgerufen am 3.12. 2020). – N.N., Schwierige Zählweise. Was macht einen zu einem österreichischen Nobelpreisträger?, URL: https://www.kleinezeitung.at/kultur/5704151/Schwierige-Zaehlweise_ Was-macht-einen-zu-einem-oesterreichischen (abgerufen am 3.12.2020).

9 Zu den unter Fußnote 1 bzw. 3 genannten Personen kommen folgende hinzu: Samuel Agnon, Elias Canetti, Gerty Cori, George de Hevesy, Philipp Lenard, Ernesto Teodoro Moneta, Vladimir Prelog, Isidor Isaac Rabi, Leopold Ružička, Jaroslav Seifert, Albert Szent-Györgyi und Eugene Paul Wigner.

10 Friedrich Stadler (Hg.), *Vertriebene Vernunft. Emigration und Exil österreichischer Wissenschaft*, 2 Bde., 2. Auflage, Münster–Hamburg–Berlin–Wien–London: Lit 2004.

11 Vgl. Sabine Kiekbusch, Cori, Carl Ferdinand und Gerty Theresa (geb. Radnitz), in: Amoneit u.a., *Harenberg Lexikon*, 237–238.

12 Martin Kugler, Nobelpreisträger: Die Wissenschaft begann schon 1914 auszubluten, URL: https://www.diepresse.com/1512995/nobelpreistrager-die-wissenschaft-begann-schon-1914 -auszubluten (abgerufen am 1.12.2020).

mals an einen normalen Alltagsbetrieb an den Universitäten nicht zu denken war, wurden während des Ersten Weltkriegs sowie in der Nachkriegszeit beachtliche wissenschaftliche Leistungen in Österreich erbracht. Rund die Hälfte aller österreichischer NobelpreisträgerInnen wurde zwischen den 1920er- und den 1940er-Jahren ausgezeichnet. Die Basis für ihre Forschungen wurde teilweise bereits in der Monarchie gelegt. Im Nachkriegsösterreich verlor man namhafte ForscherInnen, weil diese plötzlich einem anderen Staat angehörten, durch Inflation sowie prekäre Verhältnisse, aber auch durch Intrigen in ihrem wissenschaftlichen Umfeld gezwungen waren, fortzugehen, oder weil sie die Machtübernahme der Nationalsozialisten in Österreich 1938 in die Emigration trieb.[13] Dieser Brain-Drain bewirkte, dass die hohe Anzahl der nominierten NobelpreisträgerInnen bzw. der tatsächlichen GewinnerInnen nach dem Zweiten Weltkrieg stark zurückging. Zwischen 1945 und 1965 finden sich kaum noch Nominierungen für österreichische WissenschaftlerInnen. Ausnahmen bilden etwa die in Wien geborene Physikerin Marietta Blau (1894–1970), die 1938 aufgrund ihrer jüdischen Abstammung gezwungen wurde, zu emigrieren, und die in den 1950er-Jahren fünfmal vergeblich nominiert wurde, oder der ebenfalls in Wien geborene Physiker und Pazifist Hans Thirring (1888–1976), der während der NS-Zeit an der Universität Wien zwangspensioniert war und bis 1965 zumindest zweimal für den Nobelpreis vorgeschlagen wurde.[14]

Die divergierende Anzahl ergibt sich aber auch aus dem Umstand, dass sich Österreich bis in die späten 1990er-Jahre kaum um jene Nobelpreisträger bemüht hatte, die in der Emigration lebten, wenn es aber um Rankings und Statistiken ging, war man hierzulande nicht zimperlich mit Einbürgerungen dieser Größen der Wissenschaft. Martin Karplus (geb. 1930) musste mit seinen Eltern nach dem „Anschluss" Österreichs aus Wien über die Schweiz in die USA emigrieren, studierte Chemie und machte dort Karriere. Er erhielt die amerikanische Staatsbürgerschaft, verlor jedoch – ohne es zu wissen – nie die österreichische. In einem Interview mit dem Kurier am 17. Oktober 2013 anlässlich der Verleihung des gemeinsam mit Michael Levitt (geb. 1947) und Arieh Warshel (geb. 1940) erhaltenen Nobelpreises für Arbeiten zur Entwicklung universeller Computermodelle für die Voraussage chemischer Prozesse kritisierte er:

> „Ich habe das Gefühl, dass Österreich probiert, ein Drittel meines Nobelpreises für sich zu reklamieren, indem es mich als Österreicher darstellt, obwohl ich mich überhaupt

---

13 Vgl. Kugler, Nobelpreisträger.
14 Vgl. N.N., Die österreichischen Fast-Nobelpreisträger, URL: https://www.derstandard.at/sto ry/2000045186809/die-oesterreichischen-fast-nobelpreistraeger (abgerufen am 1.12.2020).

nicht so fühle. Ich würde auch nicht sagen, ich bin ein Austro-Amerikaner. Ich bin Amerikaner."[15]

Versöhnlicher gestimmt ist Eric Kandel (geb. 1929), der als Zehnjähriger aus Wien in die USA emigrieren musste und 1945 amerikanischer Staatsbürger wurde (mittlerweile aber auch wieder die österreichische Staatsbürgerschaft angenommen hat). Ab 1952 studierte er Medizin an der Universität in New York. Nach seiner Promotion konzentrierte er sich auf die Neurobiologie. 1963 gelang ihm der Nachweis, dass Nervenzellen lernen können und zugleich die Grundlage des Lernens sind. 2000 erhielt er gemeinsam mit Arvid Carlsson (1923–2018) und Paul Greengard (1925–2019) den Nobelpreis für die Entdeckung eines speziellen Proteins, das es ermöglicht, Erinnerungen im Langzeitgedächtnis zu speichern. Anlässlich der Eröffnung des Hauses der Geschichte Österreich 2018 betonte er:

> „Ich komme sehr gern zurück nach Wien, genieße die Kunst, die Schönheit der Stadt und die vielen Freundschaften, die ich hier im Laufe der Jahre geschlossen habe. Meine Gefühle haben sich weiterentwickelt, weg von Bitterkeit, Ärger und Misstrauen hin zu Akzeptanz und Versöhnlichkeit. Ich habe versucht, etwas zur wissenschaftlichen Wiederbelebung Österreichs beizutragen, indem ich mehrere wissenschaftliche Forschungszentren und Institute beraten habe, die mittlerweile zu erstklassigen weltweiten Institutionen herangewachsen sind."[16]

Ein solches Emigrantenschicksal trifft auch auf Walter Kohn (1923–2016) zu. Er wurde 1939 mit dem Kindertransport aus Wien nach England verbracht und kam 1940 nach Kanada, 1957 wurde er US-Amerikaner. 1998 erhielt er gemeinsam mit Sir John Anthony Pople (1925–2004) den Nobelpreis für die Entwicklung quantenchemischer Methoden. Kohn findet sich auf der Wikipedia-Liste der amerikanischen Nobelpreisträger, wird aber in der Literatur stets als österreichischer Laureat bezeichnet. Österreich ehrte ihn zumindest u. a. 1996 mit einem Ehrendoktorat der Technischen Universität Wien, 1999 mit dem Österreichischen Ehrenzeichen für Wissenschaft und Kunst, 2009 mit dem Großen Silbernen Ehrenzeichen mit dem Stern für Verdienste um die Republik Österreich und 2012 mit einem Ehrendoktorat der Universität Wien.[17]

---

15 N.N., Karplus: „Österreich nutzt meinen Nobelpreis aus", URL: https://kurier.at/chronik/welt chronik/martin-karplus-oesterreich-nutzt-meinen-nobelpreis-aus/31.384.032 (abgerufen am 1. 12. 2020).

16 Eric Kandel, Österreich: ein Land ohne Juden. Festrede von Nobelpreisträger Prof. Dr. Eric Kandel zur Eröffnung des Hauses der Geschichte Österreich am 10. November 2018, URL: https://www.hdgoe.at/festrede-kandel (abgerufen am 1. 12. 2020).

17 Vgl. Gernot Frenking, Kohn, Walter, in: Amoneit u. a., *Harenberg Lexikon*, 671–672. – N.N., Walter Kohn wird Ehrenmitglied der Akademie, URL: https://www.derstandard.at/stor y/1304551654568/walter-kohn-wird-ehrenmitglied-der-akademie (abgerufen am 1. 12. 2020).

Wo bin ich her – wo gehöre ich hin?

Bei einer am 30. November und 1. Dezember 2020 von der Autorin dieses Beitrags durchgeführten Umfrage in sozialen Netzwerken, per E-Mail sowie telefonisch im Bekannten- und Verwandtenkreis, welchen Namen man ganz spontan
mit österreichischen NobelpreisträgerInnen verbindet, wurden insgesamt folgende 13, hier in alphabetischer Reihenfolge aufgelistete Persönlichkeiten genannt: Peter Handke (geb. 1942), Friedrich August von Hayek (1899–1992),
Elfriede Jelinek (geb. 1946), Kohn, Karl Landsteiner (1868–1943), Otto Loewi
(1873–1961), Konrad Lorenz (1903–1989), Wolfgang Pauli (1900–1958), Max
Perutz (1914–2002), Fritz Pregl (1869–1930), Schrödinger, Bertha von Suttner
(1843–1914) und Julius Wagner-Jauregg (1857–1940). Die Befragung war bewusst
breit angelegt und inkludierte Personen aus unterschiedlichen sozialen Kreisen
und verschiedensten Altersgruppen. Auch Vertreter der österreichischen Pro-
minenz nahmen an der Befragung teil. Die weitaus meisten Stimmen entfielen
auf Bertha von Suttner mit der Begründung, sie sei eine Frau und ihr Bild prangte
auf der 1000 Schilling-Note.[18] Den zweiten Platz belegten ex aequo Elfriede
Jelinek und Karl Landsteiner. Bei Jelinek wurde argumentiert, das sei noch nicht
so lange her (2004) und Landsteiner wurde mit der Entdeckung der Blutgruppen
in Verbindung gebracht. Dass auch er auf einer 1000 Schilling-Note aus der Serie
1997 abgebildet war, wurde von den befragten Personen nicht erwähnt. An dritter
Stelle im Ranking landeten wieder ex aequo Erwin Schrödinger und Julius
Wagner-Jauregg.[19] Betreffend Nennung dieser Namen wurden keine durchgän-
gigen Begründungen genannt, bezüglich Schrödinger wurde einmal angemerkt,
dass er auf einem Geldschein abgebildet war. Die hintersten Plätze teilten sich
Loewi, Hayek, Kohn, Pauli, Perutz und Pregl. Anhand dieser Auflistung stellt sich
die Frage, auch wenn diese Personen mit Österreich in Verbindung gebracht
werden, sind sie tatsächlich ÖsterreicherInnen?

Das *Harenberg Lexikon der Nobelpreisträger* aus dem Jahr 1998 umfasst alle
PreisträgerInnen von 1901 bis inklusive 1998 und nennt 13 ÖsterreicherInnen.[20]
Bernhard Kupfer erwähnt in seinem 2001 erschienenen *Lexikon der Nobel-*

---

18 Bertha von Suttners Abbild prägte die 1000 Schilling Serie aus 1966. Vgl. N.N., Österreichischer Schilling, URL: https://de.wikipedia.org/wiki/%C3%96sterreichischer_Schilling#Bank
noten_1945%E2%80%932002 (abgerufen am 2.12.2020).
19 Julius Wagner-Jauregg war auf der 500 Schilling-Note aus der Serie 1950 abgebildet, Erwin
Schrödinger auf der 1000 Schilling-Note aus der Serie 1983. Vgl. Österreichischer Schilling.
20 Bárány, Elias Canetti, Alfred Hermann Fried, Karl von Frisch, Hayek, Landsteiner, Lorenz,
Pauli, Pregl, Schrödinger, Suttner, Wagner-Jauregg und Richard Zsigmondy. Vgl. Amoneit
u.a., *Harenberg Lexikon.*

preisträger, das die LaureatInnen bis 2000 umfasst, Österreich an 10. Stelle im Ländervergleich liegend mit 14 Preisen[21], führt dann aber nur 13 Namen[22] an.

Durchforscht man hingegen das Internet nach österreichischen Nobelpreis-trägerInnen, so finden sich neben der bereits erwähnten Liste aus Wikipedia sowie der Länderliste noch drei weitere interessante Artikel. ORF on Science nannte im August 2009 23 NobelpreisträgerInnen und zwar jene aus der Wi-kipedialiste, naturgemäß ohne Karplus und Handke, dafür ergänzt durch Elias Canetti (1905–1994), Isaac Isidor Rabi (1898–1988) und Leopold Ružička (1887–1976).[23] Nach der Wiener Zeitung vom Oktober 2013 konnte damals Öster-reich im weitesten Sinne bereits auf 29 NobelpreisträgerInnen stolz sein, wobei Canetti und Philipp Lenard (1862–1947) als „Grenzfälle" bezeichnet wurden. Diese Aufzählung deckt sich in Grundzügen mit jener aus ORF on Science.[24] Diesem Ergebnis schloss sich auch die Kleine Zeitung vom 10. Oktober 2019 an und kam mit Karplus und Handke eingerechnet auf insgesamt 31 Ausgezeich-nete.[25]

Betreffend die angeführten Grenzfälle wird Canetti in diesem Beitrag noch ausführlicher diskutiert. Der in Preßburg geborene Philipp Lenard erhielt 1905 als Altösterreicher den Nobelpreis für Physik aufgrund von Arbeiten über die Kathodenstrahlen und die Entwicklung der Elektronentherapie. Ab 1883 vor-rangig in Heidelberg tätig, übernahm er 1907 das Institut für Physik und Ra-diologie an der dortigen Ruprecht-Karls Universität. Er wird als deutscher No-belpreisträger geführt.[26] Da sich Lenard gegen Fortschritte in der Physik wie etwa die Quanten- oder die Relativitätstheorie aussprach und als Antisemit und Nationalsozialist den wissenschaftlichen Erkenntnissen beispielsweise von Al-bert Einstein (1879–1955) die reine deutsche experimentell ausgerichtete Physik gegenüberstellte, sieht das heutige Österreich wenig Grund, seinen Nobelpreis für sich zu beanspruchen.[27]

Auf der Homepage der Nobelstiftung findet man unter den LaureatInnen, die nach ihren Geburtsorten Österreich-Ungarn bzw. der Republik Österreich zugeordnet sind, insgesamt 29 Personen sowie die Internationale Atomener-giebehörde. 18 der genannten PreisträgerInnen sind im Gebiet des heutigen

---

21 Vgl. Kupfer, *Lexikon*, 14.

22 Die Namen gleichen jenen aus dem Harenberg Lexikon. Vgl. ebd., 16–31.

23 Vgl. 23 „österreichische" Nobelpreisträger.

24 Es fehlten zwar Canetti und Loewi, dafür kamen Samuel Agnon, Gerty Cori, Hevesy, Ernesto Teodoro Moneta, Vladimir Prelog, Jaroslav Seifert, Albert Szent-Györgyi und Eugen Paul Wigner hinzu. Vgl. Wie viele Nobelpreisträger hat Österreich?

25 Vgl. Schwierige Zählweise.

26 Vgl. N.N., Liste der deutschen Nobelpreisträger, URL: https://de.wikipedia.org/wiki/Liste_de r_deutschen_Nobelpreistr%C3%A4ger (abgerufen am 30.12.2020).

27 Vgl. Peter Glatz, Lenard, Philipp Eduard von, in: Amoneit u.a., *Harenberg Lexikon*, 44.

Österreichs geboren.[28] Allerdings sind hier diverse Unschärfen zu bemerken, einerseits betreffend geografische Angaben, andererseits betreffend die Frage nach der Bedeutung der Staatsbürgerschaft der Geehrten. So werden nämlich beispielsweise die aus Budapest stammenden Albert Szent-Györgyi (1893–1986) und Eugen Paul Wigner (1902–1995) bei den Geburtsländern sehr wohl Österreich-Ungarn zugerechnet, während die praktisch gleichaltrigen Budapester Georg von Békésy (1899–1972) und Dennis Gábor (1900–1979) laut nobelprize.org Ungarn zugeordnet sind. Der mehrmals in Publikationen als österreichischer Nobelpreisträger erwähnte Canetti erhielt der Nobelstiftung zufolge die Auszeichnung für das Vereinigte Königreich. Er hatte zum Zeitpunkt der Verleihung die britische Staatsbürgerschaft, wäre aber dem Geburtsort nach Bulgare. Dazu kommt noch, dass er die literarischen Werke, für die er den Nobelpreis erhielt, in deutscher Sprache in Wien verfasst hatte.[29]

Anhand ihrer Biografien kann sofort festgestellt werden, dass Agnon Samuel (1888–1970), Hevesy, Ernesto Teodoro Moneta (1833–1918), Vladimir Prelog (1906–1998), Rabi, Ružička, Jaroslav Seifert (1901–1986), Szent-Györgyi und Wigner nur laut Geburtsurkunde Altösterreicher sind. Ružička und Prelog erhielten den Nobelpreis als Schweizer, Rabi und Wigner als Amerikaner, Szent-Györgyi und Hevesy als ungarische Staatsbürger, Seifert als Tscheche, Agnon für Israel und Moneta für Italien.

Diese unterschiedlichen Angaben ergeben sich aus der Frage, welche Kriterien erfüllt sein müssen, um als österreichischer Nobelpreisträger/österreichische Nobelpreisträgerin zu gelten: Ist es, so wie es Wikipedia sieht[30], der Geburtsort, die Staatsbürgerschaft oder der berufliche Aufenthaltsort zum Zeitpunkt der Verleihung oder müsste man sich die Fragen stellen, wieviel hat das Land Österreich zum Gewinn des Preises beigetragen bzw. welcher Nation fühlt sich der Laureat zugehörig? Das Nobelpreiskomitee ordnete auf seiner Homepage eine Zeitlang den jeweiligen Preisträger dem Land zum Zeitpunkt der Geburt zu[31] – für Österreich ergab dies jedoch auch keine eindeutige Lösung und inzwischen wurde diese Aufstellung auch wieder vom Netz genommen. Mittlerweile erfolgt die Zuteilung zum Aufenthaltsort zum Zeitpunkt der Verleihung.[32] Damit waren

---

28 Bárány, Fried, Frisch, Handke, Hayek, Hess, Jelinek, Kandel, Karplus, Kohn, Kuhn, Landsteiner, Lorenz, Pauli, Perutz, Schrödinger, Wagner-Jauregg sowie Zsigmondy, 11 in Nachfolgestaaten der Habsburgermonarchie: Agnon, Carl und Gerty Cori, Pregl, Prelog, Rabi, Ružička, Seifert, Suttner, Szent-György und Wigner.
29 Vgl. N.N., The Nobel Prize, URL: https://www.nobelprize.org/prizes/ (abgerufen am 1.12. 2020).
30 Vgl. Liste der österreichischen Nobelpreisträger.
31 Vgl. Wie viele Nobelpreisträger hat Österreich?
32 Vgl. N.N., Nomination Archive, URL: https://www.nobelprize.org/nomination/archive/search.php?prize=1&startyear=1965&endyear=2020&cname=&ccity=&cuniversity=&ccountr

es für Österreich laut nobelprize.org ohne Friedens- und Literaturnobelpreis nur noch sechs.[33]

Fest steht allerdings, dass von den 18 im Gebiet des heutigen Österreichs geborenen NobelpreisträgerInnen nur insgesamt neun zum Zeitpunkt der Verleihung an österreichischen Universitäten bzw. Forschungseinrichtungen, wie der Österreichischen Akademie der Wissenschaften, beschäftigt oder zumindest in Österreich wohnhaft waren.

Der Begriff „Österreicher" im Österreichischen Biographischen Lexikon

Das *Österreichische Biographische Lexikon* (ÖBL) ab 1815, herausgegeben von der Österreichischen Akademie der Wissenschaften, umfasst Personen, die im jeweiligen österreichischen Staat (und somit auch in den ehemaligen Kronländern der Habsburgermonarchie) geboren wurden, lebten oder in irgendeinem Bereich durch außergewöhnliche Leistungen hervorgetreten sind. Redaktionsintern gelten als Aufnahmekriterien, sofern die Lebensdaten nicht einen eindeutigen Hinweis auf die Zugehörigkeit zu Österreich geben, zwei wichtige Regeln. Entweder muss der oder die Betreffende die Schulausbildung bzw. ein Studium oder eine weiterführende Ausbildung zumindest großteils in Österreich absolviert oder mindestens zwölf Jahre in Österreich entscheidend gewirkt haben. Die erste Regel inkludiert, dass die in das Lexikon aufgenommene Person durch die Ausbildung für ihren weiteren Lebens- und Karriereweg in Österreich geprägt wurde. Die zwölfjährige Aufenthaltsdauer ist kritisch zu hinterfragen und resultiert noch aus früheren Richtlinien, wird aber derzeit redaktionsintern diskutiert.

Anhand einiger kurzer biografischer Beispiele soll nun die Schwierigkeit in der Beurteilung „wer ist Österreicher" aufgezeigt werden. Die ausgewählten NobelpreisträgerInnen stammen angesichts des Hauptthemas dieser Anthologie *Der Nobelpreis für Physiologie oder Medizin* vorrangig aus dem medizinischen Bereich, insbesondere weil die „österreichischen" Medizinnobelpreisträger die angeführten Fragestellungen beispielhaft abdecken.[34] Bárány und Landsteiner wurden gezwungen zu emigrieren, zwar nicht aus politischen Gründen, sondern

y=14&cgender=A&nname=&ncity=&nuniversity=&ncountry=0&ngender=A (abgerufen am 4.12.2020).

33 Bárány, Hess, Loewi, Lorenz, Pregl, Wagner-Jauregg, Vgl. N.N., Nobel Laureates and research affiliations, URL: https://www.nobelprize.org/prizes/facts/lists/affiliations.php (abgerufen am 30.12.2020).

34 Vgl. N.N., Österreichisches Biographisches Lexikon, URL: http://www.biographien.ac.at/oebl ?frames=yes (abgerufen am 1.12.2020).

weil ihre Karrieren in Österreich behindert wurden. Konrad Lorenz arbeitete lange in Deutschland und Karl von Frisch (1886-1982) wird überhaupt oft als Auslandsösterreicher bezeichnet, denn seine Karriere erfolgte praktisch gänzlich im Nachbarland.[35] Die Emigrationen des Ehepaars Cori und von Eric Kandel wurden bereits angesprochen. Einzig Wagner-Jauregg blieb in Österreich, galt aber neben Lorenz als umstrittener Preisträger.

Vorab werden drei weitere interessante Personen beleuchtet, die ebenfalls exemplarisch Anlass zur Diskussion um ihre Nationalität geben. Betont werden muss, dass es sich hier um keine vollständigen Lebensläufe handelt, sondern jene Lebensabschnitte herangezogen werden, die eine Rechtfertigung für die Bezeichnung österreichische NobelpreisträgerInnen zulassen oder eben eine Revidierung der gängigen Literatur nötig machen.

Mit fremden Federn schmücken – oder doch Österreicher?

Die erste Nobelpreisträgerin, die „Österreich" hervorgebracht hat und die in der Literatur durchgängig Österreich zugeordnet wird, aber auch die von der Autorin durchgeführte Umfrage fulminant anführte, ist die 1843 in Prag als Bertha Gräfin Kinsky von Wchinitz und Tettau geborene Bertha von Suttner, bekannt als Schriftstellerin, Journalistin und Friedensaktivistin. Sie wuchs in Brünn und später in Wien und Klosterneuburg auf. 1873 lernte sie als Gouvernante im Haus Karl Gundaccars Freiherr von Suttner (1819–1898) in Wien dessen Sohn Arthur (1850–1902) kennen, heiratete ihn 1876 gegen den Willen seiner Familie und zog mit ihm für fast neun Jahre in den Kaukasus. 1885 kehrten die beiden ins niederösterreichische Harmannsdorf zurück. Zunächst journalistisch aktiv, trat mehr und mehr Suttners schriftstellerische Leistung in den Vordergrund. Ihr berühmtestes Werk *Die Waffen nieder* (1889), das in Form einer Autobiographie einer Gräfin schonungslos das durch Krieg hervorgerufene menschliche Leid aufzeigt und die Verherrlichung des Kriegs verurteilt, wurde zwar kontrovers diskutiert, brachte sie aber mit führenden Pazifisten aus aller Welt zusammen, wodurch sie zu einer der Gallionsfiguren im Kampf um die Etablierung der Friedensbewegung in Europa im ausgehenden 19. Jahrhundert wurde, unterstützt von Alfred Nobel (1833–1896) und Alfred Hermann Fried (1864–1921), dem Friedensnobelpreisträger aus 1911. 1905 erhielt sie nach 101 Nominierungen endlich den heiß ersehnten Friedensnobelpreis, doch die politischen Spannungen und die nationalen Bestrebungen am Vorabend des Ersten Weltkriegs waren unüberbrückbar. Die Idee eines Vereinten Europas, für die Suttner ge-

---

35 Vgl. Daniela Angetter, *Die österreichischen Medizinnobelpreisträger* (= Österreichisches Biographisches Lexikon – Schriftenreihe 8), Wien: Berger 2003, 3–4.

kämpft hatte, durfte sie nicht erleben.[36] Suttner ist laut Geburtsort heute Tschechin, ihr geografischer Lebensmittelpunkt rechtfertigt sie jedoch eindeutig als österreichische Nobelpreisträgerin.

Würde man nach dem ersten Blick Elias Canetti nicht in die Reihe der österreichischen Nobelpreisträger aufnehmen, lässt ein zweiter wohl eine Überlegung in diese Richtung zu. Der 1905 in Rustschuk (Russe), im damaligen Fürstentum Bulgarien, geborene Canetti hatte – nach den Kriterien des ÖBL – zumindest eine ausreichend lange Zeit in Österreich gewirkt. Er stammte aus einer jüdisch-spanischen Familie, zog 1911 nach Manchester und kam zwei Jahre später mit seiner Mutter nach Wien. Zwischen 1916 und 1924 lebte er zunächst in Zürich und anschließend in Frankfurt/Main. Von 1924 bis 1929 studierte er Chemie in Wien. Daneben besuchte er Vorlesungen von Karl Kraus (1874–1918) und lernte unter anderem Bertold Brecht (1898–1956) kennen. Vom Brand des Justizpalasts in Wien 1927 geprägt, befasste er sich später mit dem Phänomen der Masse und mit dem Kampf gegen die Mächtigen und gegen Gewalt. 1934 heiratete er in Wien die dort geborene Schriftstellerin Veza Taubner-Calderon (1897–1963). Nach dem „Anschluss" Österreichs emigrierte das Ehepaar über Paris nach London. Ab 1952 britischer Staatsbürger, erhielt Canetti 1981 den Nobelpreis für Literatur insbesondere aufgrund seiner auf Deutsch verfassten Werke, die in seiner Zeit in Wien entstanden waren.[37] Dies erklärt die mehrmalige Auflistung seines Namens als österreichischer Nobelpreisträger in Lexikonartikel und Onlinepublikationen, aber auch die Archivierung seines Namens in der Datenbank des ÖBL. Insgesamt ehrten ihn nach der Nobelpreisverleihung sieben Staaten, nämlich Bulgarien, Deutschland, England, Österreich, Israel, Spanien und die Schweiz.

Wolfgang Pauli wurde 1900 in Wien als Medizinersohn geboren und galt schon in seiner Jugendzeit als mathematisches Wunderkind. Ab 1918 studierte er an der Universität München, wo er bereits 1921 promoviert wurde. Beeinflusst von Niels Bohr (1885–1962) und Max Born (1882–1970), einem späteren Nobelpreisträger aus Breslau, waren danach Hamburg und die Eidgenössische Technische Hochschule Zürich wichtige Stationen in seiner Karriere, ehe er von 1940 bis 1945 in den USA arbeitete. Nach dem „Anschluss" Österreichs wurde er deutscher Staatsbürger, 1946 amerikanischer. In diesem Jahr kehrte er nach Zürich zurück. 1925 formulierte er das später nach ihm benannte Pauli-Prinzip zur quantentheoretischen Erklärung des Atomaufbaus, das aber auch weitreichende Bedeutung für größere Strukturen hat. 1945 bekam er hierfür den No-

---

36 Vgl. J. G. Lughofer, Suttner, Bertha (Sophia Felicita) Freifrau von, in: Österreichische Akademie der Wissenschaften, [ÖAW] (Hg.), *Österreichisches Biographisches Lexikon 1815–1950* (Band 14), Wien: Verlag der ÖAW 2015, 64–65. – Brigitte Hamann, *Bertha von Suttner – Ein Leben für den Frieden*, München: Piper 2002. – Christian Götz, *Die Rebellin Bertha von Suttner – Botschaften für unsere Zeit*, Dortmund: Klein & Blechinger 1996.
37 Vgl. Brigitte Beier, Canetti, Elias, in: Amoneit u. a., *Harenberg Lexikon*, 515–516.

belpreis für Physik.[38] Er scheint interessanterweise in der Literatur ausschließlich als österreichischer Nobelpreisträger auf, obwohl er weder in Österreich studierte noch seine Karriere hier erfolgte, und er zum Zeitpunkt der Verleihung deutscher Staatsbürger war.

Der erste in der Reihe der österreichischen Medizinnobelpreisträger ist Robert Bárány. Geboren 1876 in Wien als Sohn eines aus Ungarn stammenden jüdischen Holzfachmanns, studierte er hier Medizin und wurde 1900 promoviert. Danach vertiefte er seine Ausbildung in Deutschland, kehrte 1902 jedoch nach Wien zurück und war ab 1903 in verschiedenen Funktionen an der Universitätsklinik für Ohrenheilkunde tätig. 1909 erfolgte seine Habilitation. Bárány arbeitete auf fast allen Gebieten der Hals-, Nasen- und Ohrenheilkunde, befasste sich zudem mit chirurgischen Fragen und entwickelte neue Operationsmethoden, beispielsweise bei der Behandlung der chronischen Mittelohreiterung. Bahnbrechend waren seine Forschungen über das Labyrinth des menschlichen Ohrs. Nach Veröffentlichung seiner Studien zur Gesetzmäßigkeit des kalorischen Nystagmus sowie über die bei der Vestibularreizung auftretenden Gleichgewichtsstörungen und Reaktionsbewegungen eskalierte aber ein bereits langwährender Streit zwischen Bárány und Gustav Alexander (1872–1932), seinem einstigen Förderer. Alexander kritisierte Báránys Forschungen in der *Österreichischen Ärztezeitung* massivst, weil Bárány ihn nicht entsprechend zitiert hätte. Ein hinzugezogener Sachverständiger urteilte in seinem Gutachten, dass Bárány zwar Alexander hätte zitieren müssen, Alexander die „Grenzen der Notwehr" aber bei weitem überschritten hätte. Zu Beginn des Ersten Weltkriegs meldete sich Bárány freiwillig an die Front. Für ihn völlig überraschend erhielt er 1914 nach nur sieben Nominierungen den Nobelpreis für Physiologie oder Medizin für seine Arbeiten zur Physiologie und Pathologie des Gleichgewichtsorgans im Ohr. Bárány selbst erfuhr davon während seiner Kriegsgefangenschaft in Turkestan. Als der damalige schwedische Thronfolger den Austausch von in Gefangenschaft geratenen hervorragenden Persönlichkeiten vorschlug und man so eine Chance für Bárány sah, in seine Heimat zurückkehren zu dürfen, musste der international angesehene Arzt zur Kenntnis nehmen, dass er nicht auf der österreichischen Wunschliste stand, und so verliefen die Bemühungen um die Freilassung zunächst vergeblich. Letztlich gelang es den Schweden und Russen im Rahmen eines Invalidenaustauschs Báránys Freilassung im Juli 1916 zu erwirken, sodass er auf der Heimreise in Stockholm den Nobelpreis übernehmen konnte.

Nachdem er nach Wien zurückgekehrt war, ging der Prioritätsstreit weiter, der in einem Disziplinarverfahren gipfelte. Báránys explosives Temperament half ihm seine Gegner zu mehren und 1917 wurde er bei der Besetzung einer Klinik

---

38 Vgl. Peter Glatz, Pauli, Wolfgang, ebd., 225.

übergangen. Julius Tandler (1869–1936) formulierte auch noch, dass es für keinen Österreicher mehr einen Anreiz bietet, sondern im Gegenteil fast als Schande zu verstehen ist, den Nobelpreis zu bekommen, nachdem ihn Bárány erhalten hat.

Mitten in diesen Auseinandersetzungen kamen ihm noch einmal die Schweden zu Hilfe und holten ihn auf den neu errichteten otologischen Lehrstuhl nach Uppsala, wo Bárány 1926 zum ordentlichen Professor für Ohren-Nasen-Hals-Heilkunde ernannt wurde und aus der Ohrenklinik ein wissenschaftlich anerkanntes Zentrum machte.[39] Die österreichischen Zeitungen übten massive Kritik am akademischen Senat, der Bárány aus seinem Heimatland vertrieb. In einer Wiener Zeitung beispielsweise erschien eine Karikatur von Bárány mit der Nobelpreisurkunde im Hintergrund und der Unterschrift „Alle Ohrenleiden habe ich ergründet – nur die Taubheit der Wiener Fakultät nicht."[40] Auch wenn Bárány aus Österreich vertrieben wurde, blieb er bis zuletzt mit seinem Heimatland intellektuell verbunden.

1927 erhielt Julius Wagner-Jauregg als erster Psychiater den Nobelpreis für die Entdeckung des therapeutischen Werts einer künstlich herbeigeführten Malariainfektion zur Behandlung der sogenannten progressiven Paralyse. Wagner-Jauregg wurde 1857 in Wels geboren, studierte Medizin in Wien und wurde 1880 promoviert. 1883 begann er seine Karriere an der Psychiatrischen Klinik bei Maximilian von Leidesdorf (1816–1889) und habilitierte sich im selben Jahr für Neurologie, 1888 für Psychiatrie. 1893 übernahm er nach einigen Jahren in Graz die Leitung der Psychiatrischen Klinik in Wien. Bedeutende Arbeiten widmete er dem Kretinismus und der Kropfforschung. In Österreich initiierte er die Vorbeugung gegen Kropf durch die Salz- und Trinkwasserjodierung. Während des Ersten Weltkriegs behandelte er Kriegsneurosen. In der Öffentlichkeit stand er deshalb unter Anklage. Man warf ihm vor, seine Patienten unter Druck der Kriegsereignisse zu Versuchen gezwungen und die bereits damals umstrittenen Elektroschocks als Therapie angewendet zu haben.

Bereits im Jahre 1925 wurde Wagner-Jauregg für den Nobelpreis vorgeschlagen, doch dem Stockholmer Kollegium, das über die Vergabe der Nobelpreise entschied, gehörte der Psychiater Bror Gadelius (1862–1938) an, der der Ansicht war, es wäre nicht zu vertreten, jemanden den Nobelpreis zu überreichen, der Menschen, die schon mit einer Paralyse geschädigt seien, auch noch künstlich eine Malaria zufüge. Erst nachdem Gadelius in den Ruhestand getreten war, erhielt Wagner-Jauregg nach insgesamt 17 Nominierungen die Auszeichnung. In den 1990er-Jahren geriet Wagner-Jauregg erneut in öffentliche Kritik, da er mit

---

39 Vgl. Angetter, *Medizinnobelpreisträger*, 8–26. – Herman Diamant, The Nobel Prize Award to Robert Bárány – A Controversial Decision?, in: *Acta Oto-Laryngologica* 96 (1983) 404, 1–4.

40 N.N., Karikatur der Woche, *Der Morgen. Wiener Montagblatt*, 25.9.1916, 5.

dem Nationalsozialistischen System sympathisiert hatte und unter anderem dafür eintrat, die Tradition der Wiener medizinischen Schule in judenreiner Form weiterzuführen.[41]

1868 erblickte in Baden bei Wien Karl Landsteiner als Journalistensohn das Licht der Welt. Sein Name ist untrennbar mit der Entdeckung der menschlichen Blutgruppen, für die er 1930 den Nobelpreis erhielt, und des Rhesusfaktors verbunden. Landsteiner studierte ab 1885 Medizin an der Universität Wien und erhielt 1891 sein Doktorat. Anschließend vertiefte auch er, ähnlich wie Bárány, seine Ausbildung in Deutschland, ehe er sich im Alter von 27 Jahren von der praktischen Medizin abwandte, weil er jede Berührung mit PatientInnen scheute und seine Laufbahn als „Theoretiker" begann. 1903 habilitierte er sich für pathologische Anatomie, 1908 übernahm er die Leitung der Prosektur des Wilhelminenspitals. Seiner Tätigkeit in Österreich wurde 1919 jedoch ein jähes Ende gesetzt. Die finanzielle Not und das soziale Elend nach dem Zusammenbruch der Habsburgermonarchie veranlassten Landsteiner Österreich zu verlassen, da er angesichts der wirtschaftlichen Lage keine Chance sah, seine Forschungen weiter betreiben zu können. Zunächst erhielt er eine Stelle in Den Haag, 1923 wechselte er an das Rockefeller-Institute for Medical Research in New York City, wo er in den Bereichen Immunchemie, Serologie und Genetik forschte. Seinen Lieblingsgebieten der Bakteriologie und Virologie konnte er nur bedingt nachgehen, da diese Gebiete von anderen Forschern bearbeitet wurden. 1927 entdeckte er gemeinsam mit seinem Mitarbeiter Philip Levine (1900–1987) die erblichen Blutfaktoren, die er mit den Buchstaben „M", „N" und „P" bezeichnete, und die sowohl für den Nachweis der Vaterschaft als auch bei gerichtsmedizinischen Untersuchungen zur Identifizierung potentieller Täter von Bedeutung sind. Außerdem konnte er 36 Typen des menschlichen Bluts nachweisen. Gemeinsam mit Alexander Salomon Wiener (1907–1976) entdeckte er in seinen letzten Lebensjahren den Rhesusfaktor, der unter bestimmten Umständen die Blutzerfallskrankheit bei Neugeborenen auslöste. Landsteiner wurden zahlreiche internationale Auszeichnungen zuteil, aber obwohl der Grundstein seiner Arbeiten in Wien gelegt wurde, blieb ihm zum Beispiel ein Ehrendoktorat einer österreichischen Universität versagt. Auch von seinem Tod am 26. Juni 1943 nahm Österreich erst nach dem Ende des Zweiten Weltkriegs Notiz.[42]

1973 wurde der Medizinnobelpreis dreigeteilt, und zwar zwischen Konrad Lorenz, Karl von Frisch und dem Niederländer Nikolaas Tinbergen (1907–1988). Konrad Lorenz kam 1903 als Sohn des bekannten Orthopäden Adolf Lorenz

---

41 Vgl. Angetter, *Medizinnobelpreisträger*, 27–43. – Oliver Rathkolb u. a., *Forschungsprojektendbericht Straßennamen Wiens seit 1860 als „Politische Erinnerungsorte"*, Wien: 2013, 232–235.

42 Vgl. Angetter, *Medizinnobelpreisträger*, 44–57.

(1854–1946) in Wien zur Welt und wuchs in Altenberg bei Greifenstein in ländlicher Umgebung auf. Ab 1922 studierte er Medizin in New York und in seiner Heimatstadt. 1928 wurde er zum Dr. med. und 1933 zum Dr. phil. im Fach Zoologie mit einer Arbeit über den Vogelflug promoviert. 1936 habilitierte er sich für Zoologie mit besonderer Berücksichtigung der vergleichenden Anatomie und Tierpsychologie. In den 1930er-Jahren legte er mit seinen Forschungen den Grundstein für die klassische Ethologie. Damals befasste er sich mit einem speziellen Lernprozess, der sogenannten Prägung. Er war der Erste, der die Bedeutung dieses Verhaltens erkannte und Theorie und Praxis verband. Während dieser Zeit hatte Lorenz keine akademische Anstellung, so dass seine Ehefrau für das Einkommen der Familie sorgte. Dies erregte im ländlichen Bereich entsprechend Anstoß und man warf Lorenz vor, dass er sich von seiner Ehefrau erhalten ließ. 1940 wurde Lorenz auf Intervention des Reichserziehungsministers ordentlicher Professor und Leiter des Instituts für Vergleichende Psychologie der Universität Königsberg in Ostpreußen, wo er die Grundlagen für die Evolutionäre Erkenntnistheorie erarbeitete. Somit stand er in der Nachfolge Immanuel Kants (1724–1804), dessen philosophische Grundlagen ihn ähnlich wie Charles Darwins (1809–1882) Evolutionstheorie sein Leben lang inspirierten. 1941 einberufen, diente er als Militärarzt in der psychiatrisch-neurologischen Abteilung des Lazaretts Posen. 1944 geriet er in russische Kriegsgefangenschaft und wurde fortan als Lagerarzt verwendet.1948 konnte er nach Österreich zurückkehren, im Jahr darauf gründete er die Station für Vergleichende Verhaltensforschung unter dem Protektorat der Österreichischen Akademie der Wissenschaften. Bereits 1950 folgte er einem Ruf nach Bristol, 1951 übernahm er die Leitung der Forschungsstelle für Verhaltensphysiologie in Schloss Buldern im Münsterland. 1953 ernannte man ihn zum Honorarprofessor an der Universität Münster. Als 1954 das Max-Planck-Institut für Verhaltenspsychologie mit zwei Abteilungen gegründet wurde, erhielt Lorenz eine davon. 1956 übersiedelte er mit der Abteilung nach Seewiesen in Oberbayern, 1957 wurde er Honorarprofessor an der Universität München. Ein Jahr später erfolgte die offizielle Einweihung des Instituts für Verhaltensphysiologie in Seewiesen, als dessen Direktor Lorenz von 1961 bis zu seiner Emeritierung 1973 fungierte. Danach kehrte er nach Österreich zurück. Sein Name ist bis heute untrennbar mit dem 1981 gegründeten Konrad-Lorenz-Institut der Österreichischen Akademie der Wissenschaften sowie 1984 mit der Anti-Atombewegung betreffend die Errichtung eines Nationalparks anstatt eines Kraftwerks bei Hainburg und mit dem damaligen sogenannten Konrad-Lorenz-Volksbegehren verbunden. Trotz aller Erfolge sollte ihn seine nationalsozialistische Vergangenheit einholen. Lorenz war bekennender Nationalsozialist, besaß das Parteibuch der NSDAP und äußerte sich offiziell positiv zu eugenischen Maßnahmen. Auch seine damaligen Publikationen enthielten Aussagen, die völlig dem Programm und der Rhetorik der Nationalsozialisten entsprachen, wie zum Beispiel „Das immer von neuem mögliche Auftreten von Menschen mit Ausfällen im arteigenen sozialen Verhalten bildet eine Schädigung für Volk und Rasse" […].[43] Anlässlich der Verleihung des Nobelpreises gab es daher Diskussionen, ob er würdig sei, die Auszeichnung zu erhalten. Explizit wurde er aufgefordert, sich von seinen Schriften, die er während der NS-Zeit publiziert hatte, zu distanzieren, was Lorenz aber nie in angemessener Form tat. Dennoch erhielt er den Preis für grundlegende Erkenntnisse in der vergleichenden Verhaltensforschung, insbesondere anhand des Familien- und Liebeslebens der Graugänse.[44] Trotz seiner Zeit in Deutschland ist Lorenz eindeutig als Österreicher zu bewerten.

Karl von Frisch, der 1886 als Sohn eines Universitätsprofessors in Wien geboren wurde, interessierte sich bereits in seiner Jugend fast ausschließlich für Tiere. Während seiner Gymnasialzeit beherbergte er neun Arten von Säugetieren, 16 Vogelarten, 26 verschiedene Kriechtiere und Lurche, 27 Fischarten und 45 Arten von wirbellosen Tieren in der elterlichen Wohnung. Bereits während der letzten Jahre der Gymnasialzeit entstand durch Frischs Sammelleidenschaft das „Brunnwinkler Museum", das Tiere und Objekte aus der dortigen Umgebung beherbergte. Ab 1905 studierte Frisch Medizin an der Universität Wien, wechselte aber nach wenigen Semestern zur Zoologie und wurde 1910 in Wien promoviert. Im selben Jahr ging er als Assistent nach München. Untersuchungen über die Farbanpassung und den Farbensinn der Fische fasste er als Habilitationsschrift zusammen und wurde im März 1912 zum Privatdozenten für Zoologie und vergleichende Anatomie an der Universität München ernannt. 1921 wurde er Ordinarius für Zoologie und Direktor des Zoologischen Instituts in Rostock und damit – ohne es zu wissen – automatisch deutscher Staatsbürger. Erst 1935 beantragte er eine Doppelstaatsbürgerschaft. 1923 erhielt er einen Ruf nach Breslau, ab 1925 war er erneut in München tätig, das er 1927 zu seinem endgültigen Wohnsitz machte. Jahre später konnte das dortige Zoologische Institut auf seine Initiative adaptiert und vergrößert werden. Die Freude über das neue Institut wurde alsbald durch die politischen Umwälzungen in Deutschland getrübt. Im Institut wurde Frisch die freie Wahl der Mitarbeiter untersagt und „es fehlte die Einsicht, daß die Wissenschaft eine internationale Angelegenheit ist, die hinter Schranken nicht gedeihen kann."[45]

Da Frisch auch seine Abstammung seitens seiner Großmutter nicht eindeutig klären konnte und als Mischling Zweiten Grades galt, wurde er zunächst pensioniert. Eine heimtückische Bienenkrankheit zwang die Machthaber aber, den

---

43 Benedikt Föger, Von „Lebenstüchtigen" und „Rassenpflege": Über zwei Nobelpreisträger aus Österreich, *Die Presse, Spectrum*, 5. 12. 1998, XIII.
44 Vgl. Angetter, *Medizinnobelpreisträger*, 58–70.
45 Zitiert nach ebd., 82.

Wissenschaftler in sein Institut zurückzuholen, denn die Bekämpfung der Seu-
che war angesichts der schlechten Ernährungslage von höchster Bedeutung.
Während des Kriegs wurde das Institut von einem Bombentreffer zerstört, so
dass Frisch seine Arbeitsstätte samt einem Teil der Belegschaft ins Salzkam-
mergut verlegte. 1946 wurde ihm der Lehrstuhl für Zoologie an der Universität
Graz angeboten. Angesichts der trostlosen Lage in München nahm er ihn an.
1950 kehrte er jedoch in das wieder errichtete Münchner Institut zurück, wo er
1958 emeritiert wurde, dann aber noch bis 1960 als Honorarprofessor an der
Universität Graz lehrte. Den Nobelpreis erhielt er für seine Leistungen auf den
Gebieten der vergleichenden Physiologie und der Verhaltensforschung, insbesondere anhand der Sinnesphysiologie der Honigbiene.[46] In einer ersten Reaktion sagte er dazu „Ich freue mich über die Auszeichnung, auch für meine Heimat
Österreich!"[47] Frisch gilt nach den Kriterien des ÖBL – prägende Ausbildung in
Österreich – wohl zu Recht auch als österreichischer Laureat, zumal er Doppel-
staatsbürger war.

Der deutsche Pharmakologe Otto Loewi hat ebenso Berechtigung zu den
österreichischen Preisträgern gezählt zu werden. Geboren 1873 in Frankfurt am
Main als Sohn eines jüdischen Weinhändlers studierte er in München und
Straßburg, wo er 1896 promoviert wurde. Zunächst in Frankfurt und in Marburg
tätig, wo er sich 1900 habilitierte, kam er 1904 nach Wien. Von 1905 bis 1909
fungierte er als Assistenzprofessor am hiesigen pharmakologischen Institut.
Damals nahm er die österreichische Staatsbürgerschaft an, behielt aber auch die
deutsche. 1909 erhielt er einen Lehrstuhl für Pharmakologie an der Universität
Graz. Während seiner Zeit in der steirischen Landeshauptstadt wurde er 1936
gemeinsam mit Sir Henry Hallett Dale (1875–1968) mit dem Medizinnobelpreis
für Arbeiten im Zusammenhang mit der chemischen Übertragung von Nerven-
impulsen ausgezeichnet. Nach dem „Anschluss" wurde er inhaftiert, durfte je-
doch unter der Bedingung, dass er zugunsten des Deutschen Reichs auf den
Nobelpreis verzichtete, emigrieren. Er kam über Belgien und Großbritannien in
die USA, wo er letztlich 1940 eine Professur für Pharmakologie am College of
Medicine der Universität in New York erhielt. 1946 nahm er die amerikanische
Staatsbürgerschaft an. Aus der Sicht des ÖBL wirkte er ausreichend lange in
Österreich und leistete hier vor allem den Großteil seiner wissenschaftlichen
Arbeiten, die zum Nobelpreis führten. Ebenso hatte er zum Zeitpunkt der Ver-
leihung die österreichische Staatsbürgerschaft.[48]

---

46 Vgl. ebd., 71–88.
47 Leopold Lukschanderl, in: Nobelpreis für zwei Österreicher. Mit K. Lorenz u. K. v. Frisch
    erhöht sich die Zahl der ausgezeichneten Alpenrepublikaner auf 15, in: *Informationsdienst
    für Bildungspolitik und Forschung* (1973) 194, 2.
48 Vgl. Sabine Kiekbusch, Loewi, Otto, in: Amoneit u. a., *Harenberg Lexikon*, 190.

Weniger eindeutig ist die Zurechnung von Carl Ferdinand und Gerty Cori (1896–1957) zu den österreichischen MedizinnobelpreisträgerInnen. Geboren im Gebiet der Habsburgermonarchie, nämlich beide 1896 in Prag, war Carl Ferdinand Cori, der von 1904 bis 1914 das Gymnasium in Triest besuchte und ab 1915 an der Universität Prag studierte, nach seiner Promotion zum Doktor der Medizin 1920 zunächst in Wien und dann in Graz tätig. Gerty Cori erhielt ihre Schulausbildung in ihrer Heimatstadt und studierte dort von 1914 bis 1920 an der Deutschen Universität. Sie arbeitete ab 1920 als Assistenzärztin am Karolinen-Kinderspital in Wien. Das Ehepaar wanderte aufgrund der prekären Ernährungslage und dem zunehmenden Antisemitismus in Wien 1922 in die USA aus, arbeitete in St. Louis und Boston und nahm 1928 die amerikanische Staatsbürgerschaft an. 1947 erhielten sie gemeinsam mit dem Argentinier Bernardo Alberto Houssay (1887–1971) den Nobelpreis für ihre Beschreibung der katalytischen Umwandlung des Zuckerspiegels Glykogen im Gewebe, der später auch als Cori-Zyklus bezeichnet wurde. Das Ehepaar Cori hatte also 26 Jahre in „Österreich" verbracht, wenn auch nur zwei im Gebiet des heutigen Landes, aber hier die prägende Ausbildung genossen.[49] Dass auf der Liste der österreichischen Nobelpreisträger nur Carl Cori, nicht aber seine Ehefrau angeführt wurde, ist bezeichnend dafür, dass viele ihrer wissenschaftlichen Leistungen ihrem Mann zugesprochen wurden und sie erst in den letzten Jahren als eigenständige Wissenschaftlerin Anerkennung fand. Auf der Wikipedia-Liste der amerikanischen NobelpreisträgerInnen finden sich beide Namen.

Geboren in Österreich – und dann?

Die folgenden Nobelpreisträger sind im heutigen Österreich geboren. Dies klassifiziert sie in den bereits in diesem Beitrag genannten Publikationen als österreichische Laureaten. Beschäftigt man sich jedoch genauer mit ihren Biografien, so ist ein ausreichender Österreichbezug bisweilen nicht gegeben, wobei ein Fortgang ins Ausland oft nicht freiwillig erfolgte.

Richard Adolf Zsigmondy (1865–1929) wurde 1865 in Wien geboren, studierte hier an der Technischen Hochschule, ging aber zur Abfassung seiner Dissertation nach Deutschland, wo die berufliche Karriere begann. Von 1893 bis 1897 hatte er einen Assistenzposten an der Technischen Hochschule in Graz, währenddessen er sich habilitierte. Seine Arbeiten über die heterogene Natur von kolloiden (gelförmigen) Lösungen wie zum Beispiel Eiweiß, Gelatine oder Stärke, für die er 1925 den Nobelpreis erhielt, gelten als Geburtsstunde der Molekularbiologie als

---

49 Vgl. Kiekbusch, Cori, ebd., 237–238.

experimentelle Wissenschaft.[50] Er scheint in der Wikipedia-Liste der deutschen Nobelpreisträger ebenso auf wie in der österreichischen. Auf diesen beiden Listen findet sich auch der 1900 in Wien geborene Richard Kuhn (1900–1967). Der spätere glühende Nationalsozialist studierte mehrheitlich in München und arbeitete in Zürich und Heidelberg. 1938 erhielt er den Nobelpreis für seine experimentellen Untersuchungen über Carotinoide sowie über einige Vitamine, durfte diesen jedoch auf Befehl Adolf Hitlers (1889–1945) nicht annehmen und erhielt Medaille und Urkunde erst 1939 überreicht. Ab 1945 lehrte er in den USA, 1953 kehrte er nach Deutschland zurück und übernahm den Direktorsposten des Max-Planck-Instituts für medizinische Forschung. Er entließ bereits 1933 jüdische Mitarbeiter an der Chemie-Abteilung des Kaiser-Wilhelm-Instituts für medizinische Forschung und denunzierte Kollegen. 1938 ernannte man ihn zum „Führer" der Deutschen Chemischen Gesellschaft, 1940 wurde er Fachsparten-leiter für organische Chemie innerhalb der Deutschen Forschungsgemeinschaft, ab 1943 war er an der Nervengasforschung beteiligt und war Miterfinder des Giftgas Soman.[51]

Österreich und Großbritannien teilen sich laut Wikipedia Max Perutz und Friedrich Hayek. Der 1914 in Wien geborene Perutz erhielt 1962 mit John Kendrew (1917–1997) den Nobelpreis für Chemie für seine Studien zur Struktur der sogenannten globularen Proteine. Perutz ging nach Abschluss seines Chemie-Studiums in Wien 1936 an das Cavendish-Laboratorium der Cambrigde-University in London. Nach dem „Anschluss" Österreichs wurde er nach Kanada abgeschoben. 1947 ernannte man ihn zum Direktor des medizinischen Forschungsrats für Molekularbiologie an der Cambridge-University.[52] Der 1899 in Wien geborene Friedrich August von Hayek wurde 1974 gemeinsam mit Gunnar Myrdal (1898–1987) für die Pionierforschung zur Geldtheorie und zu wirtschaftlichen Schwankungen sowie für ihre genaue Analyse der Wechselbeziehungen von ökonomischen, sozialen und institutionalen Phänomenen mit dem Nobelpreis für Wirtschaftswissenschaften ausgezeichnet. Er studierte in Wien und verblieb bis 1927 als Jurist im österreichischen Staatsdienst, danach bis 1931 als Direktor des Instituts für Konjunkturforschung, ehe er an der London School of Economics lehrte. 1938 erhielt er die britische Staatsbürgerschaft, von 1950 bis 1962 wirkte er als Professor für soziale und moralische Wissenschaften an der Universität Chicago. Zuletzt war er Professor für Volkswirtschaftslehre in Freiburg im Breisgau.[53]

---

50 Vgl. Frenking, Zsigmondy, Richard, ebd., 127–128.
51 Vgl. Frenking, Kuhn, Richard, ebd., 199–200. – Rathkolb u. a., *Forschungsprojektendbericht*, 101–105.
52 Vgl. Johannes Beck, Perutz, Max Ferdinand, in: Amoneit u. a., *Harenberg Lexikon*, 334–335.
53 Vgl. Alexander Merseburg, Hayek, Friedrich August von, ebd., 447.

Der 1883 im Schloss Waldstein bei Peggau geborene Victor Franz Hess (1903–
1999) verblieb immerhin bis 1938 in Wien, Graz und Innsbruck. Danach emigrierte er in die USA. Berühmt wurden seine Ballonflüge zur Entdeckung der
Kosmischen Strahlung 1912, für die er 1936 gemeinsam mit Carl David Anderson
(1905–1991) den Nobelpreis erhielt.[54] Erwin Schrödinger, 1887 in Wien geboren,
folgte nach seinem Studium und der Habilitation in seiner Geburtsstadt 1921
einem Ruf an die Universität Zürich, wo seine Arbeiten zur Wellenmechanik
entstanden. 1927 trat er die Nachfolge von Max Planck (1858–1947) an der
Friedrich-Wilhelm-Universität in Berlin an, 1933 ging er nach Oxford, 1936 nach
Graz. 1938 flüchtete er nach Irland, 1956 kehrte er wieder nach Österreich zurück. 1933 erhielt er gemeinsam mit Paul Dirac (1902–1984) den Nobelpreis für
Physik für die Entdeckung neuer produktiver Formen der Atomtheorie.[55] Die
beiden letztgenannten Persönlichkeiten finden sich nur unter den österreichischen Nobelpreisträgern.

Résumé

Aufgrund der hier skizzierten Biografien zeigt sich, dass – historisch bedingt –
eine eindeutige Zuordnung aufgrund der auch zum Teil sehr bewegten Lebensläufe nicht immer einwandfrei möglich und vermutlich auch nicht sinnvoll ist.
Orientiert man sich jedoch an den Aufnahmekriterien des ÖBL so kristallisieren
sich folgende Personen als österreichische NobelpreisträgerInnen heraus: Bárány, Fried, Frisch, Handke, Hayek, Hess, Jelinek, Landsteiner, Loewi, Lorenz,
Perutz, Pregl, Schrödinger, Suttner, Wagner-Jauregg sowie Zsigmondy.
     Für die Beurteilung wesentlich erscheint zudem die Frage der Identität, wie sie
beispielsweise bei Kohn deutlich wird. Bedingt könnten nämlich Canetti, Carl
und Gerty Cori, Agnon und Hevesy zu „Österreichern", gezählt werden, weil sie
genügend lange in Österreich lebten bzw. ihre Ausbildung hier erhielten. Agnon
und Hevesy identifizierten sich aber von ihrer Einstellung her nicht mit dem
heutigen Österreich und auch beim Ehepaar Cori liegt die Vermutung sehr nahe,
dass sie sich mehr als Amerikaner sahen. Ein eklatantes Beispiel ist diesbezüglich
Elias Canetti, da er bereits als Kind mehrmals das Land und auch die Sprache
wechselte.
     Aus vielen der Biografien geht bedauerlicherweise hervor, dass Österreich
seine wissenschaftliche Elite oft geringgeschätzt und direkt oder indirekt des
Landes verwiesen hat. Daher fiel auch die Unterstützung von wissenschaftlichen
Leistungen, die zum Nobelpreis geführt hatten, seitens Österreich bisweilen

---

54 Vgl. Horst Kant, Hess, Victor Franz, ebd., 191–192.
55 Vgl. Peter Glatz, Schrödinger, Erwin, ebd., 175.

minimal aus. Besonders kritisch muss jedoch angemerkt werden, dass Österreich gerade mit jenen Personen, die aufgrund des NS-Regimes emigrieren mussten, lange Zeit taktlos umging und deren Schicksale erst ab Ende der 1990er-Jahre aufgearbeitet wurden und werden und durch diese Forschung die Frage nach der Zugehörigkeit zu einer Nation stärker ins Bewusstsein gerückt ist.

daniela.angetter@oeaw.ac.at

Leander Diener

Gold für eine imaginäre *trading zone*. Die doppelte Vergabe des Nobelpreises für Physiologie oder Medizin 1949

Abstract

Der Nobelpreis für Physiologie oder Medizin wurde im Jahr 1949 an zwei verschiedene Personen und Forschungsarbeiten vergeben: an den Lissaboner Neurologen und Chirurgen António Egas Moniz (1874–1955) sowie an den Zürcher Neurophysiologen Walter Rudolf Hess (1881–1973). Weder zeitgenössische Kommentare noch die historische Literatur liefern eine Antwort auf die Frage, wie es zu dieser doppelten Preisvergabe kam. Dieser Beitrag nimmt sich der besonderen Konstellation von 1949 an und schlägt vor, die doppelte Preisvergabe als Auszeichnung einer durch den Nobelpreis konstruierten imaginären *trading zone* zwischen biologischer Psychiatrie und Neurophysiologie zu verstehen.

The Nobel Prize in Physiology or Medicine was awarded to two different persons and research projects in 1949: to neurologist and surgeon António Egas Moniz and to neurophysiologist Walter Rudolf Hess. Neither contemporary accounts nor the historiography provide an answer to the question how this double award presentation came about. This contribution examines the special constellation of 1949 and suggests conceiving the double award presentation as the celebration of an imaginary ‚trading zone' of biological psychiatry and neurophysiology constructed by the Nobel prize awarding.

Keywords
Hirnforschung, Neurophysiologie, Neurochirurgie, Netzwerke, trading zone
brain research, neurophysiology, neurosurgery, networks, trading zone

Verkündung des Nobelpreises

Donnerstag, 27. Oktober 1949. Am Physiologischen Institut der Universität in Zürich hatte der Tag wie jeder andere begonnen und die Forschungsgruppe rund um Walter Rudolf Hess war mit ihrer Arbeit beschäftigt, als plötzlich zahlreiche Reporter und Fotografen eintrafen. Die Spannung stieg „nach und nach auf eine ziemlich hohe Voltzahl",[1] doch ohne offizielle Nachricht wollte man keine Feierlaune verbreiten und sich auch nicht auf den Medienrummel einlassen. „Ganz überraschend kam es uns nicht mehr", berichtete der Freiburger Neurologe Richard Jung (1911–1986), ein ehemaliger Schüler von Hess, „nachdem sich die Anfragen von verschiedenen Seiten in den letzten Wochen gehäuft hatten".[2] Am Donnerstagmorgen hatte Jung zudem vom schwedischen Neurologen Yngve Zotterman (1898–1982) per Telegramm die Anweisung erhalten, um 11:30 Uhr Radio Stockholm einzuschalten: In der Sendung wurde die Entscheidung des Karolinska-Instituts hinsichtlich der Vergabe des Nobelpreises in Physiologie oder Medizin verkündet. Es hiess, dass in diesem Jahr der Preis an zwei Personen gehen sollte: an den Lissaboner Neurologen und Chirurgen António Egas Moniz für seine Arbeiten zur präfrontalen Leukotomie[3] und an den Zürcher Physiologen Walter Rudolf Hess für seine Erforschung der Organisation des Zwischenhirns.[4] Hess hatte von der Verkündung nichts mitbekommen und wurde erst am Abend durch ein Telegramm von Hilding Bergstrand (1886–1967), Leiter des Karolinska-Instituts, informiert, welches ihm die Gesandtschaft in Bern übermittelte.[5]

Als in der Zeitschrift *The Lancet* über den Nobelpreis berichtet wurde, kam die „vermutlich nicht unintendierte" doppelte Vergabe zur Sprache: Abgesehen davon, dass beide Forschungsprojekte wichtige Emotionszentren im Gehirn betreffen, könne wohl

---

1 Walter Rudolf Hess [im Folgenden WRH] an Richard Jung, 17. November 1949. Archiv für Medizingeschichte, Universität Zürich [im Folgenden MHIZ] MHIZ 66 [2].

2 Richard Jung an WRH, Freiburg i.Br., 27. Okt. 49. MHIZ 7b ‚Nobel Gratulat.'.

3 Bei der Leukotomie wurden Faserverbindungen im präfrontalen Cortex durchtrennt, die diese Hirnareale mit anderen und teilweise tieferliegenden Arealen verbanden. Egas Moniz betonte, dass es sich nicht um einen Eingriff in die Zellgruppen des Cortex handelte, sondern um die Durchtrennung von Fasern der weißen Substanz im Gehirn. Zum Einsatz kam die psychochirurgische Technik vor allem bei Erkrankungen an Schizophrenie, aber auch andere psychische Erkrankungen wurden auf diese Weise therapiert.

4 WRH beschäftigte sich mit dem vegetativen Nervensystem (Vegetativum), das im Wesentlichen für die unwillkürlichen physiologischen Vorgänge im Körper (Blutkreislauf, Verdauung, Körpertemperatur etc.) zuständig ist. Den Nobelpreis erhielt er für die Erforschung und Konzeptualisierung der höheren Zentren des Vegetativums bei Katzen (im Wortlaut des Nobel-Komitees: für die „funktionale Organisation des Zwischenhirns für die Koordination der Tätigkeit von inneren Organen").

5 Vgl. Telegramm, Stockholm 27.10.1949. MHIZ 7a, ‚Dossiers betr. Nobelpreis'. WRH erinnerte sich bereits im November an eine andere Abfolge der Ereignisse: Er sei von Göran Liljestrand (1886–1968) um 20:00 Uhr telefonisch benachrichtigt worden. WRH an Richard Jung, 17. November 1939. MHIZ 66 [2]. Liljestrand war langjähriger Sekretär des Nobelkomitees für Physiologie oder Medizin.

„die gemeinsame Preisvergabe als Anerkennung der gegenwärtigen großangelegten Suche in Psychiatrie und Neurophysiologie nach der physischen Basis mentaler Funktionen und Dysfunktionen verstanden werden".[6]

Hess und Egas Moniz wiesen „eine gewisse Verbindung" auf, so erklärte Carl Skottsberg (1880–1963), Präsident der königlichen schwedischen Wissenschaftsakademie, während der Preisverleihung, „jedoch ist diese Verbindung in keiner Weise gekennzeichnet von einer gegenseitigen oder andersartigen Beeinflussung".[7] Beide hatten sich scheinbar nie über ihre Arbeit ausgetauscht oder sonst Kontakt gepflegt, bei der Bankettrede anlässlich der Preisvergabe erwähnten sie sich gegenseitig mit keinem Wort, zudem fiel der gemeinsame Nobelpreis in den Spätherbst ihrer jeweiligen akademischen Karriere.[8] Bedauerlicherweise gab Skottsberg keine weitere Erklärung zu dieser ‚Verbindung' ab. Es war zwar nicht das erste Mal in der fünfzigjährigen Geschichte des Nobelpreises, dass der Preis an zwei verschiedene Projekte vergeben wurde, geschweige denn an mehr als an eine Person. Dennoch war eine Vergabe an zwei unterschiedliche Projekte eher die Ausnahme und fand entsprechend Erwähnung.[9]

---

6 The Nobel Prizemen, in: *The Lancet* 254 (1949), 849. – MHIZ 7b ‚Nobel Gratulat.' Andere Zeitschriften versuchten sich erst gar nicht an einer Erklärung für die doppelte Vergabe und stellten die Projekte gesondert dar: News and Views. Nobel Prize for Physiology and Medicine for 1949, in: *Nature* (December 3, 1949), 947.

7 Arne Holmberg (Hg.), *Les Prix Nobel en 1949*, Stockholm: Nobel Foundation 1950. Sämtliche Übersetzungen ins Deutsche stammen vom Autor.

8 Egas Moniz war bereits 1944 in den Ruhestand getreten, WRH sollte zwei Jahre später emeritiert werden. In Stockholm ließ sich Egas Moniz durch einen Herrn Patricio, portugiesischer chargé d'affaires, vertreten. Die Frage des eigenartigen Verschweigens des jeweils anderen Preisträgers werfen ebenfalls Madalena Esperança Pina und Manuel Correia auf. Dies., Egas Moniz (1874–1955): cultura e ciência, in: *História, Ciências, Saúde – Manguinhos* 19 (2012), 445.

9 Im Jahr 1911 wurde der Nobelpreis für Chemie an Victor Grignard (1871–1935) für die Grignard'sche Reagenz und an Paul Sabatier (1854–1941) für eine Methode der Hydration vergeben. 1937 erhielten Walter Norman Haworth (1883–1950) für Untersuchungen von Kohlenhydraten und Vitamin C sowie Paul Karrer (1889–1971) für Forschungen zu Carotinoiden, Flavinen, und Vitamin A und B2 den Preis. Im Jahr 1946 wurde James Batcheller Sumner (1887–1955) für die Kristallisierbarkeit von Enzymen einerseits, John Howard Northrop (1891–1987) und Wendell Meredith Staley (1904–1971) andererseits für die Darstellung von Enzymen und Virus-Proteinen ausgezeichnet. Der Nobelpreis für Physik wurde im Jahr 1927 an Arthur Holly Compton (1892–1962) für den Compton-Effekt und gleichzeitig an Charles Thomson Rees Wilson (1869–1959) für die Entwicklung der Wilsonschen Nebelkammer vergeben. Der Nobelpreis für Physiologie oder Medizin wurde im Jahr 1922 an Archibald Vivian Hill (1886–1977) für Arbeiten zur Wärmeerzeugung im Muskel und an Otto Meyerhof (1884–1951) für Arbeiten zum Verhältnis von Sauerstoffverbrauch und Milchsäurereproduktion im Muskel ausgezeichnet. Andere Preise gingen an mehrere Forschende im selben Projekt oder mit eng verwandten Forschungsfragen.

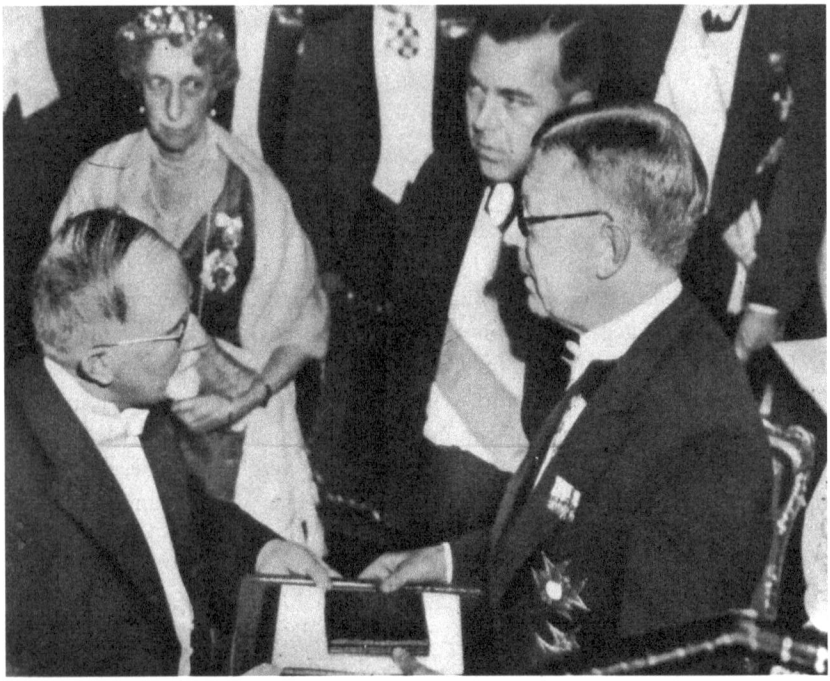

Abb. 1: Überreichung der Nobelpreise in Stockholm. Der schwedische Kronprinz (rechts) überreicht Walter Rudolf Hess (links) die Nobelpreis-Medaille.

Erklärungen für die doppelte Preisvergabe

Die spärlichen Erklärungen für die doppelte Preisvergabe sind alles andere als zufriedenstellend, Skottbergs Kommentar beispielsweise beschrieb nichts Geringeres als die Grundzüge der modernen Psychiatrie und Neurophysiologie seit dem späten 19. Jahrhundert, im Grunde genommen der modernen Hirnforschung seit dem späten 18. Jahrhundert.[10] Die physische Grundlage mentaler Funktionen und Dysfunktionen bildete eine wichtige Basis zentraler Konzepte der Hirnforschung wie der Lokalisations- und der Neuronentheorie, und die Erforschung dieses materiellen Korrelats war mit Egas Moniz und Hess keineswegs zu einem Höhepunkt gelangt. Sowohl Psychiatrie als auch Neurophysiologie wiesen eine überaus wechselhafte Geschichte zwischen somatischen und psychischen Theorien und Modellen der Diagnose und Therapie auf. Dazu

---

10 Vgl. Über die Anfänge der „Suche nach der physischen Basis mentaler Funktionen und Dysfunktionen" Michael Hagner, *Homo cerebralis. Der Wandel vom Seelenorgan zum Gehirn*, Frankfurt am Main: Suhrkamp Verlag 2008.

kamen geografisch spezifische Konjunkturen der Disziplinen, etwa die Integration psychoanalytischer Ansätze in die US-amerikanische Psychiatrie im frühen 20. Jahrhundert.[11] Die präfrontale Leukotomie repräsentierte im Kontext der 1930er- und 1940er-Jahre neben anderen ‚heroischen Therapien' wie Elektrokrampf- und Insulintherapie eine vielversprechende, aber keinesfalls unkritisch rezipierte therapeutische Intervention,[12] die in psychobiologischen Untersuchungen von Emotionen und Verhalten ihr konzeptuelles Gegenstück fand. Andererseits war auch das experimentelle und gleichzeitig ziemlich theorielastige Werk von Hess nicht unwidersprochen, und die Anwendung seiner Ergebnisse in der klinischen Praxis blieb eine zwar überaus hoffnungsvolle, nichtsdestotrotz aber weiterhin offene Frage.

Spätere Darstellungen von Egas Moniz oder Hess fokussierten auf eines der beiden Projekte und stellten es als besondere Leistung in einem spezifischen Gebiet dar: die präfrontale Leukotomie als Errungenschaft der biologischen Psychiatrie und die Forschungen zum Vegetativum als grundlegende Restrukturierung körperlicher Organisation in der Physiologie. Das jeweils andere Projekt fand lediglich eine kurze Erwähnung ohne weitere Erklärung.[13] Diese Art

---

11 Vgl. Mical Raz, Between the Ego and the Icepick: Psychosurgery, Psychoanalysis, and Psychiatric Discourse, in: *Bulletin of the History of Medicine* 82 (2008), 387–420. – Anne Harrington, *Mind Fixers. Psychiatry's Troubled Search for the Biology of Mental Illness*, New York: Norton 2019.

12 Vgl. Zur spezifisch deutschsprachigen Rezeption Marietta Meier, *Spannungsherde. Psychochirurgie nach dem Zweiten Weltkrieg*, Göttingen: Wallstein Verlag 2015. – Hans-Walter Schmuhl/Volker Roelcke (Hg.), *„Heroische Therapien". Die deutsche Psychiatrie im internationalen Vergleich 1918–1945*, Göttingen: Wallstein Verlag 2013. – Zum US-amerikanischen Kontext siehe: Elliot S. Valenstein, *Great and Desperate Cures. The Rise and Decline of Psychosurgery and Other Radical Treatments for Mental Illness*, New York: Basic Books 1986. – Raz, *Ego*. – Harrington, *Mind Fixers*.

13 Vgl. Für Egas Moniz beispielsweise Jack D. Pressman, *Last Resort: Psychosurgery and the Limits of Medicine*, Cambridge: Cambridge University Press 1998, 476. – B. Lee Ligon, The Mystery of Angiography and the „Unawarded" Nobel Prize: Egas Moniz and Hans Christian Jacobaeus, in: *Neurosurgery* 43 (1998), 602. – Carl-Magnus Stolt, Moniz, lobotomy, and the 1949 Nobel Prize, in: Elisabeth T. Crawford (Hg.), *Historical Studies in the Nobel Archives. The Prizes in Science and Medicine*, Tokyo: Universal Academy Press 2002, 86–87. – Rainer Fortner/Dominik Gross, Egas Moniz und die Leukotomie-Debatte unter besonderer Berücksichtigung des portugiesischen Schrifttums, in: *Sudhoffs Archiv* 86 (2002), 146. – Rainer Fortner, *Egas Moniz (1874–1955) – Leben und Werk unter besonderer Berücksichtigung der Leukotomie und ihrer ethischen Implikationen*, med. Diss., Würzburg 2003, 118. – Jack El-Hai, *The Lobotomist. A Maverick Medical Genius and His Tragic Quest to Rid the World of Mental Illness*, Hoboken: John Wiley and Sons 2005, 227. – Zbigniew Kotowicz, Gottlieb Burckhardt and Egas Moniz – Two Beginnings of Psychosurgery, in: *Gesnerus* 62 (2005), 78. – Zu WRH existiert grundsätzlich nur wenig historische Literatur. Darüber hinaus verweisen die wenigsten Texte auf Egas Moniz, beispielsweise Gustavo Martínez-Mier/Luis Horacio Toledo-Pereyra, Walter Rudolf Hess. Cirujano, fisiólogo y premio Nobel, in: *Cirugía y Cirujanos* 68 (2000), 136–137. – Christian W. Hess, Walter R. Hess (17.3.1881–12.8.1973), in: *Schweizer Archiv für Neurologie und Psychiatrie* 159 (2008), 257.

der historischen Darstellung von Preisen und der Auszeichnung wissenschaftlicher Exzellenz folgt einem etablierten Narrativ, das von zwei Annahmen aus-
geht: Identität und Spezifität. Diese beiden Eigenschaften waren bekanntlich
bereits im Testament von Alfred Nobel (1833–1896) festgelegt: Ausgezeichnet
wird die Person, die die wichtigste Entdeckung in Physiologie oder Medizin als
‚greatest benefit to humankind‘ geleistet hat. Die Entdeckungen ihrerseits können gemäß der Medizinhistorikerin Jacalyn Duffin in zwei Gruppen geteilt
werden; auf der einen Seite die Physiologie und die medizinische Diagnostik, d. h.
grundlegende Arbeiten ohne unmittelbaren therapeutischen Nutzen, auf der
anderen Seite fertige medizinische Heilmittel, zum Beispiel ‚magic bullets‘ wie
Penicillin.[14] Im Zentrum der Darstellungen stehen also eine oder mehrere
identifizierbare Personen, die über eine bestimmte (Forschungs-)Biografie verfügen und die so den narrativen Rahmen abstecken. Außerdem ist es wichtig,
dass die Erzählungen über einen klar definierbaren Gegenstand verfügen, mit
dem sich die identifizierten Hauptpersonen wissenschaftlich klassifizieren lassen.

Hinsichtlich des Nobelpreises von 1949 wird Wesentliches verschenkt, wenn er
im Rahmen des herkömmlichen Narrativs erzählt wird, d. h. wenn eine der beiden Personen und eines der Projekte in den Vordergrund gerückt wird. Die
zeitgenössischen und späteren Erklärungen der doppelten Verleihung können
nur Teilantworten für die Psychochirurgie respektive für die Neurophysiologie
liefern, solange die Preisvergabe nicht im gesamten historischen Kontext betrachtet wird. Wie aber kann eine alternative Erzählung aussehen? Bei der ge-
meinsamen Betrachtung stellt sich heraus, dass im Jahr 1949 nicht einfach ein
therapeutic fix für psychiatrische Erkrankungen und auch nicht einfach ein
bahnbrechendes physiologisches Modell ausgezeichnet wurden. Vielmehr stand
die Konstellation von biologischer Psychiatrie und Neurophysiologie im Mittelpunkt, eine durch den Preis hergestellte Aushandlungszone (*trading zone*)
zwischen mehreren Disziplinen, von der man sich viel erhoffte. Zum ersten Mal
standen in Stockholm zudem zwei Projekte im Fokus, die unmittelbar das physische Substrat des Denkens untersuchten.[15] Anhand von Briefwechseln, wissenschaftlichen Publikationen und mithilfe des digitalen Nominierungsarchivs

---

14 Vgl. Jacalyn Duffin, Commemorating Excellence. The Nobel Prize and the Secular Religion of
    Science, in: Nils Hansson/Thorsten Halling/Heiner Fangerau, *Attributing Excellence in Me-*
    dicine: The History of the Nobel Prize, Leiden–Boston: Brill 2019, 17–38.
15 Diesbezüglich ähnlich gelagert war der ebenfalls geteilte Preis von 1981 (Roger Sperry (1913–
    1994) für Arbeiten zu den Gehirnhemisphären, David H. Hubel (1926–2013) und Torsten N.
    Wiesel (geb. 1924) zur Informationsverarbeitung im Sehwahrnehmungssystem) und der Preis
    von 2014 (John O'Keefe (geb. 1939), May-Britt Moser (geb. 1963) und Edvard Moser
    (geb. 1962) für die Untersuchung von Zellen verantwortlich für das Positionierungssystem im
    Gehirn).

der Nobelstiftung wird im Folgenden die Aushandlungszone der Preisvergabe von 1949 mit einem besonderen Fokus auf den Physiologen Walter Rudolf Hess betrachtet.[16]

Zwei inkompatible Forschungsprojekte in den 1940er-Jahren

Herbert Olivecrona (1891–1980), Neurochirurg am Karolinska-Institut und Mitglied des dreiköpfigen Komitees für den Nobelpreis für Physiologie oder Medizin,[17] war als zentrale Figur daran beteiligt, dass der Preis an „die Gebiete der Neurophysiologie und ihre klinische Anwendung, die Neurologie" fallen sollte.[18] „Beide Entdeckungen", so erklärte Olivecrona, „berühren die Verbindung zwischen Funktion und Lokalisation im Gehirn". Natürlich war die Kenntnis exakter Funktionsgebiete und vegetativer Zentren im Gehirn, für die Hess ausgezeichnet wurde, beispielsweise für die Entfernung von Gehirntumoren von großer Bedeutung. Gerade für tieferliegende subkortikale Areale, wo lebenswichtige Funktionen lokalisiert wurden, waren die Hess'schen Befunde ausserordentlich wertvoll. Es hätte also argumentiert werden können, dass die lokalisatorische Arbeit aus dem Zürcher Labor tatsächlich zu den ‚greatest benefits to humankind' gehörte, insofern nämlich, als sie gewissermaßen zum wissenschaftlichen

---

16 Im Gegensatz zu Egas Moniz ist das Werk von WRH historisch kaum bearbeitet und steht hier deshalb im Vordergrund. Die Aushandlungszone ist keineswegs auf die unter Ausschluss der Öffentlichkeit stattfindenden Verhandlungen in Stockholm beschränkt. Im Gegenteil muss zunächst geklärt werden, welcher Erklärungswert den internen Begutachtungsprozessen für die wissenschaftshistorische Bedeutung einer Preisvergabe überhaupt zukommt, wenn diese nicht wahrgenommen werden und sie keine direkte diskursive Wirkung entfalten. Heuristisch ist also zwischen esoterischen und exoterischen Begründungszusammenhängen und Interpretationen zu unterscheiden. Im Folgenden wird Letzteres untersucht und Material aus dem Nobelarchiv weitgehend ausgeklammert. Erst im Anschluss wäre zu fragen, in welchem Verhältnis die esoterischen und exoterischen Begründungszusammenhänge stehen, oder in anderen Worten: was ein Blick „hinter die Kulissen des Auswahlverfahrens" (Nils Hansson, Anmerkungen zur wissenschaftshistorischen Nobelpreisforschung, in: *Berichte zur Wissenschaftsgeschichte* 41 (2018), 10), was die Untersuchung der „reziproken Reputationsökonomie" zwischen Preisvergabe und Fachöffentlichkeit (Hans-Georg Hofer, In Netzwerken von Laureaten. Beobachtungen und Überlegungen zur historischen Nobelpreisforschung, in: *Berichte zur Wissenschaftsgeschichte* 41 (2018), 98) zu leisten vermag. Vgl. dazu durchaus kritisch: Hofer, *Beobachtungen*.

17 Ein kleines Nobelkomitee begutachtete jeweils die Nominierungen und schlug der Nobel Assembly geeignete KandidatInnen vor. Diese Assembly bestand aus den ProfessorInnen am Karolinska-Institut.

18 Vgl. Herbert Olivecrona, Award ceremony speech, Nobel Foundation (Hg.), in: *Nobel Lectures. Physiology of Medicine 1942–1962*, Amsterdam–London–New York: Elsevier Publishing Company 1964.

Fundament der präfrontalen Leukotomie beitrug.[19] Dieses Argument wurde allerdings nicht gemacht, zumal es keine Forschung über den Zusammenhang zwischen dieser psychochirurgischen Praxis und dem neurophysiologischen Konzept von Hess gab.[20] Außerdem hatte sich Hess den funktionalen Seiten des Nervensystems gewidmet, was in einem kategorischen Widerspruch zum strukturell-morphologischen Eingriff der Leukotomie stand.[21] Als er sich kurz darauf im Rahmen seiner Experimente für das Stirnhirn zu interessieren begann, stellte er sicherheitshalber klar:

> „Die durch *Egas Moniz* inaugurierte Stirnhirnausschaltung spielte, wie man sieht, bei unserer Planung direkt keine Rolle. Wenn seine therapeutischen und unsere analytischen Interessen sich heute begegnen, so erhalten die Ergebnisse immerhin eine praktische Aktualität".[22]

Abgesehen vom parallelen Interesse am Stirnhirn aber war mit Egas Moniz' Befunden gemäß Hess nichts anzufangen. Hinsichtlich der „durch *E. Moniz* zur Linderung schwerer psychischer Leiden eingeführten Amputationen bzw. Durchschneidungen im Bereiche des Stirnhirnes" sei hinsichtlich seiner eigenen Arbeit Zurückhaltung zu üben,[23] die „tiefergreifenden Veränderungen des seelischen Geschehens" verlangten eine andere Art der Theoretisierung und Experimentalisierung.

Die chirurgische Praktik von Egas Moniz war von einigen Seiten auch bereits in den 1940er-Jahren kritisch bewertet worden, nicht zuletzt wegen der fehlenden Evidenz seiner klinischen Ergebnisse.[24] Eine Untersuchung von Zeitungs-

---

19 Nils Hansson, David S. Jones und Thomas Schlich argumentieren, dass WRH als Chirurg ausgebildet wurde. Vgl. Nils Hansson/David S. Jones/Thomas Schlich, Defining ‚Cutting-edge' Excellence: Awarding Nobel Prizes (or not) to Surgeons, in: Dies., *Attributing Excellence*, 123. Tatsächlich verbrachte WRH ein Jahr bei Conrad Brunners (1859–1927) als Assistent in einem Spital in Münsterlingen, wo er hauptsächlich in der Chirurgie assistierte. WRH absolvierte seine Assistenzzeit aber auch beim Ophthalmologen Otto Haab (1850–1931) und praktizierte zudem in Paris Neurologie, Venerologie und innere Medizin.

20 In Zürich hatten WRH und der Psychiater Manfred Bleuler (1903–1991) zwar ein diesbezügliches Projekt angedacht, allerdings ohne es umzusetzen. Vgl. Marietta Meier, *Spannungsherde*, 259–260.

21 ‚Funktional' hiess bei WRH, dass er neurophysiologische Verschaltungen und Reaktionsmuster untersuchte, die immer auf ein bestimmtes Funktionsziel ausgerichtet waren. Dabei distanzierte er sich von älteren Vorstellungen der Spezifität eines Funktionssubstrats. Vgl. Leander Diener, Lokalisationstheorie (Hirnforschung), in: M. Krajewski/A. von Schöning/M. Wimmer (Hg.), *Enzyklopädie der Genauigkeit*, Konstanz: Konstanz University Press 2021, 268–277.

22 WRH, Beitrag zur experimentellen Analyse des Stirnhirnes, in: *Bulletin der Schweizerischen Akademie der Medizinischen Wissenschaften* 7 (1951), 296.

23 WRH, Beziehungen zwischen psychischen Vorgängen und Organisation des Gehirns, in: *Studium Generale* 9 (1956), 475.

24 Vgl. Fortner/Gross, *Leukotomie-Debatte*. – Kotowicz, *Burckhardt and Egas Moniz*. – Ann Jane Tierney, Egas Moniz and the Origins of Psychosurgery. A Review Commemorating the 50th

berichten über die Leukotomie im Zeitraum von 1935 bis 1960 ergab, dass ab 1945 zunehmend kritisch berichtet wurde. Insbesondere die Auswirkungen des operativen Eingriffs auf Intelligenz und Persönlichkeit erschienen in einem negativen Licht.[25] Allerdings wurden die Kontroversen in der Berichterstattung über die Nobelpreisvergabe nicht mehr erwähnt. Dazu kam, dass sich der US-amerikanische Arzt und Psychiater Walter Freeman (1895–1972) mit einem neuen chirurgischen Verfahren von Egas Moniz' Technik abgrenzte.[26] Mit seiner eleganten Technik betrieb er gewissermaßen Augenwischerei, was die Invasivität des Eingriffs anbelangte. Privat äusserten sich jedenfalls Kollegen aus der Physiologie Hess gegenüber sehr abwertend. Der deutsche Physiologe Albrecht Bethe (1872–1954) schrieb in einem Brief an Hess, dass er es bevorzugt hätte, wenn der Preis ausschließlich an Hess gegangen wäre. Der Preis an Egas Moniz bedeute nämlich eine Auszeichnung für die „Kastration der Individualität".[27] Bethe fuhr fort, dass in den US-amerikanischen Sanatorien Geld gespart würde, dass aber eigentlich nichts anderes als Hitlers Plan zur Sterilisierung der geistig Kranken ausgeführt würde, was aber anders als bei Hitler nicht zu einer Verurteilung durch die öffentliche Meinung der halben Welt geführt habe.

In den Einwänden, die von Bethe und anderen gegen die Leukotomie vorgebracht wurden, spielte mit, dass gerade in der deutschen Neurologie in den 1930er-Jahren die Bedeutung neuronaler Plastizität für die Lokalisationslehre diskutiert wurde. Es schien nicht mehr ausgemacht zu sein, dass Funktion und Struktur im Gehirn eine unproblematische Beziehung aufwiesen. Zudem, und dafür fand Bethe in seinem Brief an Hess eine deutliche Sprache, wurde die vor allem von der älteren Generation vorgebrachte Ablehnung der Leukotomie in Deutschland durch einen diffusen Hinweis auf die Unantastbarkeit der Individualität der PatientInnen begründet. Tatsächlich war die Leukotomie im nationalsozialistischen Deutschland nur vereinzelt zum Einsatz gekommen, und nach Kriegsende propagierte vor allem das medizinische Personal der Besatzungsmächte das Verfahren.[28] Der Verweis auf die hochzuhaltende Individualität ging

---

Anniversary of Moniz's Nobel Prize, in: *Journal of the History of the Neurosciences* 9 (2000), 22–36. – El-Hai, *The Lobotomist.*

25 Vgl. Gretchen J. Diefenbach/Donald Diefenbach/Alan Baumeister/Mark West, Potrayal of Lobotomy in the Popular Press: 1935–1960, in: *Journal of the History of the Neurosciences* 8 (1999), 66.

26 Vgl. ebd. Während Egaz Moniz mittels zwei Löcher auf der Stirn einen Zugang zum Gehirn legte, verwendete Freeman einen spitzen Gegenstand (‚Eispickel'), den er oberhalb des Auges ansetzte und ‚transorbital' (benannt nach dem Orbitalboden) einführte.

27 A. Bethe an WRH, 1.11.1949. MHIZ 7b ‚Nobel Gratulat.'.

28 Vgl. Lara Rzesnitzek, The Introduction of leucotomy in Germany: National Socialism, émigrés, a divided Germany and the development of neurosurgery, in: *History of Psychiatry* 30 (2019), 325–335. Sterilisation als Präventionsmaßnahme soll andere ‚heroische' Heilmittel ersetzt haben. Rzesnitzek argumentiert, dass die Leukotomie in der BRD weniger als neue

zurück auf ein ganzheitliches Verständnis der erkrankten Person, das geprägt
war von der spezifisch deutschen Holismusdebatte der Weimarer Republik,
neurophysiologischen und psychiatrischen Studien zur Integration des Individ-
duums und von medizinphilosophischen Arbeiten zur Subjektivität und Individualität der Kranken von Kurt Goldstein (1878–1965), Viktor von Weizsäcker
(1886–1957) oder Alexander Mitscherlich (1908–1982).[29]

In diesem Zusammenhang war Hess für die Nominierenden aus dem deutschsprachigen Raum unproblematisch, nicht zuletzt, weil er mit seinen Katzenex-
perimenten relativ weit entfernt von einer klinischen Anwendung seiner Resul-
tate war. Von der präfrontalen Leukotomie war man jedoch nicht restlos überzeugt, wie Erik Essen-Möller, Mitglied des Nobel-Komitees, in einem Gutachten
zu Egas Moniz von 1944 feststellte: In dessen Werk fehlten schlüssige theoreti-
sche Betrachtungen, Langzeitbeobachtungen und eine angemessene Behandlung
der möglichen Nebenfolgen. Zudem gab es gemäss Essen-Möller keinen Grund,
die präfrontale Leukotomie auszuzeichnen, wenn die Insulintherapie und andere
‚heroische Methoden‘ auch nicht für preiswürdig befunden worden seien.[30] Als
1949 Olivecrona mit dem Gutachten für das Nobel-Komitee beauftragt wurde,
hatte sich die Lage hinsichtlich der theoretischen Fundierung kaum geändert,
allerdings existierten einheitlichere und überzeugendere Beobachtungsergeb-
nisse. Ganz anders tönte es aus Nordamerika, wo man sich den Preis ausschließlich für Egas Moniz gewünscht hätte.[31] Die US-amerikanische Psychiatrie
konnte viel mit dem psychoanalytischen Fundament der Leukotomie anfangen.
Insbesondere Walter Freeman lobte die Leukotomie, wandte sie an unzähligen
eigenen PatientInnen selbst an und propagierte sie auf Kongressen in den USA
und in Europa. Freeman nominierte Egas Moniz schließlich im Jahr 1944 persönlich für den Nobelpreis.[32] Auch John F. Fulton (1899–1960), einflussreicher

Therapie eingeführt wurde, sondern eher dazu diente, an die „modernste Arbeits- und
Forschungsrichtung in der Psychiatrie" anzuknüpfen. Interessanterweise waren es mit Lothar
Kalinowsky (1899–1992) und Paul Hoch (1902–1964) zwei Emigranten, die an der 1. Tagung
deutscher Neurochirurgen 1948 die Leukotomie als Maßnahme befürworteten. Zur deutschen Debatte vgl. Fortner/Gross, *Leukotomie-Debatte*, 156–158.

29 Vgl. Anne Harrington, *Reenchanted Science. Holism in German Culture from Wilhelm II to
Hitler*, Princeton: Princeton University Press 1996. – Stefanos Geroulanos/Todd Meyer, *The
Human Body in the Age of Catastrophe: Brittleness, Integration, Science, and the Great War*,
Chicago–London: University of Chicago Press 2018. – Carsten Timmermann, *Weimar Me-
dical Culture: Doctors, Healers, and the Crisis of Medicine in Interwar Germany, 1918–1933*,
phil. Diss., Manchester 1999.

30 Vgl. Stolt, *Moniz*, 83–85.

31 Vgl. MHIZ 6. ‚Nobel Unterlagen Hess für Anlass.‘ Document ‚Stockholm 10. Dez. 49.‘ Vermutlich von Louise Hess, der Frau von WRH.

32 Vgl. N.N., URL: https://www.nobelprize.org/nomination/archive/ (abgerufen am 1.1.2020).
Siehe auch Anne Harrington, Lobotomy, in: dies., *Mind Fixers*, 68–73. In der historischen
Literatur wird oft auf den zweiten internationalen Kongress für Neurologie 1935 in London

Physiologe und Medizinhistoriker an der Yale University, sprach sich nur für den Portugiesen aus. Bei Fulton spielten sicherlich noch weitere und persönliche Animositäten eine Rolle, die Hess zwar als solche erkennen, aber nicht weiter benennen konnte.[33] Überdies hatte sich in den 1930er-Jahren ein anderer namhafter US-amerikanischer Physiologe, Stephen Walter Ranson (1880–1942) und seine Forschungsgruppe an der Northwestern University, Evanston, nicht mit Kritik am Hess'schen Experimentalsystem zurückgehalten, was gemäß Hess auf eine unsaubere Rezeption der tatsächlichen Experimente aus Zürich zurückzuführen war.[34]

Angesichts dieser verschiedenen Rezeptionsgeschichten erstaunt es nicht, dass beide unabhängig voneinander schon lange zum Kreis der nobelpreiswürdigen Exzellenz zählten. Zum ersten Mal erhielt Hess eine Nominierung vom Grazer Psychiater und Neurologen Fritz Hartmann (1871–1937) im Jahr 1933, 16 Jahre später gab eine Gruppe von Zürcher Professoren den Ausschlag für seine Wahl.[35] Moniz hatte insgesamt 18 Nominierungen erhalten, während sich bei Hess die Anzahl auf 30 Nominierungen belief. Die präfrontale Leukotomie war zudem bereits das zweite größere Projekt des Portugiesen, der für Verfahren in der Angiographie bereits 1928 zum ersten Mal eine Nominierung erhalten hatte.[36]

---

verwiesen, an dem Egas Moniz Experimente von John Fulton und Carlyle Jacobsen verfolgte und sich die Interessen von Egas Moniz, Fulton und Freeman zu verknüpfen begannen. Typischerweise wird in diesen Darstellungen immer vergessen, dass auch Hess am Kongress teilgenommen und zur Physiologie des Hypothalamus referiert hatte.

33 Zwischen Fulton und WRH gab es Unstimmigkeiten, zumindest von Seiten Fultons. So gewährte er dem Schaffen von WRH in einem Textbuch von 1948 nicht genügend Präsenz, was in Europa mit Unmut wahrgenommen wurde. Die Angriffe Fultons intensivierten sich gar nach 1949 und kulminierten in einem Artikel, der in der *Annual Review of Physiology* im Jahr 1953 publiziert wurde. Vgl. Akert an WRH, 2. Dez 1953. MHIZ 53 ‚Akert'.

34 Vgl. Stephen Walter Ranson/Horace Winchell Magoun, The Hypothalamus, in: *Ergebnisse der Physiologie* 41 (1939), 56–163.

35 Vgl. N.N., URL: https://www.nobelprize.org/nomination/archive/show_people.php?id=4129 (abgerufen am 1.1.2020). Die Informationen des Internetarchivs weisen relative viele Fehler aus und müssen mit Vorsicht verwendet werden. Für das Jahr 1949 erhielt WRH gemäss dem Internetarchiv sechs Nominierungen, allerdings war die Nominierung von Alfred Gysi („Forschung zum Schutz von Zähnen") mit grosser Wahrscheinlichkeit nicht für WRH gedacht. Insgesamt erhielt WRH wohl 30 (abzüglich Gysi) Nominierungen. Allerdings berichtete Oscar A.M. Wyss (1903–1992), Professor für Physiologie an der Universität Genf von 1941 bis 1951, in einem späteren Brief an den Zürcher Physiologen Konrad Akert (1919–2015), dass er für den Nobelpreis von 1949 ebenfalls ein Gutachten eingereicht hatte. Wyss taucht allerdings im Nominationsarchiv nicht auf. Vgl. Wyss an Akert, Zollikon, 25.2.81. Universitätsarchiv Zürich, Akert PA.053.008.

36 1928 wurde Egas Moniz zum ersten Mal für seine Arbeiten an Verfahren in der Angiographie nominiert.

Nebenbei: ein politischer Preis

In Europa wurde die Verleihung des Preises an Hess eindeutig politisch verstanden. In den Gratulationsschreiben, die Hess erhielt, erklärten beispielsweise
nicht nur Exponenten der deutschsprachigen Physiologie, die durch den Nationalsozialismus auf dem internationalen Parkett isoliert dagestanden hatten,
ihre Befriedigung darüber, dass Hess den Preis „zurück ins alte Europa" gebracht
hatte.[37] Die deutschsprachige Forschung war insbesondere betroffen, weil deutsche ProfessorInnen aus politischen Gründen in den 1930er-Jahren nicht mehr
für Nominierungen angefragt wurden und Hitler als Reaktion darauf die Annahme des Preises untersagte.[38] Der Rückgang an deutschen Nominierungen
und KandidatInnen fand außerdem zeitgleich mit einer enormen Steigerung an
Nominierungen für US-amerikanische Forschende statt. Die 1940er-Jahre mar-
kierten das erste Jahrzehnt, in dem fast die Hälfte aller PreisträgerInnen aus der
neuen Welt kamen. Hess selber schrieb an Richard Jung:

> „Dass meine Untersuchungen in Deutschland gute Resonanz haben ist auch für mich
> ein besonderer Grund der Genugtuung. Als deutschsprachig waren wir ja im ganzen
> doch ins Hintertreffen geraten, da der Engländer und noch weniger der Amerikaner
> deutsche Arbeiten lasen, geschweige denn studierten."[39]

Nationalistische Interessen wurden dadurch verwischt, dass Hess in den Augen
vieler als Schweizer die Ideale einer wertfreien, neutralen und internationalen
Wissenschaft verkörperte. Diese Rolle hatte er als führende Figur in der frühen
Geschichte der Hochalpinen Forschungsstation Jungfraujoch (Eröffnung im Jahr
1931) und insbesondere als Präsident der internationalen Stiftung (Gründung im
Jahr 1930) als Trägerin der Forschungsstation übernommen. Die verbindende
Kraft vermeintlich unpolitischer Wissenschaft setzte Hess später als Präsident
des 16. internationalen Physiologenkongresses 1938 in Zürich in Szene, als er
in der Eröffnungs-Ansprache die existierenden politischen Spannungen nicht
direkt ansprach, sondern von der „Pflege internationaler Beziehungen" und von

---

37 Vgl. K. Wezler an WRH, Frankfurt a.M., 28.10.49. PN 62.02.02 MHIZ 7a ‚Dossiers Nobelpreis'.
38 Vgl. Fortner/Gross, *Leukotomie-Debatte,* 153. Die Verleihung des Nobelpreises an den
    Deutschen Gerhard Domagk (1895–1964) im Jahr 1939 war ein politischer Akt gegen die
    ausdrückliche Ablehnung des Kulturministeriums in Berlin von Nobelpreisen an Deutsche
    als „komplett ungewollt". Als Domagk den Preis akzeptierte, wurde er für eine Woche in-
    haftiert und dazu gezwungen, eine Verzichtserklärung an das Karolinska-Institut zu schi-
    cken. Erst im Jahr 1947 konnte er rückwirkend den Preis in Stockholm entgegennehmen.
    Abgesehen von diesen erschwerten Bedingungen war natürlich eine bedeutende Zahl an
    möglichen Kandidaten aus Deutschland emigriert.
39 WRH an Richard Jung, 17. November 1939. MHIZ 66 [2]. Tatsächlich trug kriegsbedingt die
    erschwerte Kommunikation über den Atlantik dazu bei, dass sich die physiologischen For-
    schungsgemeinschaften in Amerika und Europa unfreiwillig voneinander distanzierten.

der „völkerverbindenden Idee der Wissenschaft" sprach.[40] Der „Anschluss" Österreichs wenige Monate vor dem Kongress verstärkte das Bestreben der Kongressorganisatoren, einen „politikfreien Kongress"[41] zu veranstalten. Das offenkundige Fehlen von bestimmten deutschen Forschenden, die von der Leitung der deutschen Delegation abgelehnt worden waren, machte dies zu einem heiklen Unterfangen.[42] Einer der Kritiker im Hintergrund, Nobelpreisträger und Pharmakologe Henry Hallet Dale (1875–1968), formulierte in seiner Begrüßungsrede immerhin die Hoffnung, dass an der Konferenz ein „Geist der Freundschaft und hilfreicher Kooperation unter Physiologen ohne Einfluss von Nationalität, Rasse oder Sprache" herrsche.[43]

Preiswürdige Forschung zum Vegetativum in Zürich und Boston

In der Zwischenkriegszeit intensivierten sich die Forschungsbemühungen, die dem Zwischenhirn die Rolle einer Schaltzentrale zwischen dem vegetativen Nervensystem, den inneren Organen und höheren Hirnfunktionen und Emotionen zusprachen. Hess hatte seine Ideen über die vegetative Regulation bereits in drei frühen Publikationen, die 1924 und 1925 in Constantin von Monakows (1853–1930) *Hausblatt* erschienen waren, diskutiert.[44] In diesen Artikeln wurde die Organisation zwischen dem animalen (zerebrospinalen, höheren) und dem vegetativen (niederen) System entworfen: Beide waren aufeinander bezogen und

---

40 WRH, Eröffnungs-Ansprache des Kongress-Präsidenten, in: *Kongressbericht III des XVI. Internationalen Physiologenkongresses, 14.–19. August 1938 Zürich*, 97–98. Ursprünglich war am 14. Kongress in Rom im Jahr 1932 bestimmt worden, dass Deutschland als Austragungsort fungieren sollte. Am 15. Kongress 1935 in Moskau bemühte sich Kongresssekretär A.V. Hill jedoch darum, die Schweiz als Kompromiss eines neutralen deutschsprachigen Landes einzusetzen. Vgl. Caroline Meyer, *Der 16. Internationale Physiologenkongress 1938 in Zürich: Ein internationales Netzwerk im Spannungsfeld von Politik und Wirtschaft*, Lizentiatsarbeit, Zürich 2002, 49–55. Es ging vor allem darum zu verhindern, dass sich die deutsche Regierung in die Kongressorganisation einmischte und als Anlass zur Propaganda verwendete. Während des Kongresses bemühte sich WRH weiter aktiv, die Politik aus den wissenschaftlichen Diskussionen herauszuhalten. Im Anschluss an diesen Kongress war WRH während zwölf Jahren ein Mitglied im permanenten Komitee der internationalen Physiologenkongresse. Vgl. Wallace O. Fenn, *History of the International Congresses of Physiological Sciences 1889–1968*, Baltimore: Waverly Press 1968, 79.
41 Meyer, *Physiologenkongress*, 75.
42 Die Kongressorganisation verzichtete darauf, deutsche Teilnehmende ohne offizielle Reisegenehmigung zu akzeptieren und fragte in gewissen Fällen gar bei der Deutschen Physiologischen Gesellschaft nach, ob die Teilnahme bestimmter Personen genehm sei. Vgl. Meyer, *Physiologenkongress*, 92.
43 Address by Sir Henry Dale, London, in: *Kongressbericht III 1938*, 107.
44 Vgl. WRH, Über die Wechselbeziehungen zwischen psychischen und vegetativen Funktionen, in: *Schweizer Archiv für Neurologie und Psychiatrie* 15 (1924/25).

je nach Zielvorgabe hatte das eine System die Oberhand. Schlaf, eines der späteren Steckenpferde von Hess, diente als Beispiel einer Konstellation, in der sich das nicht bewusste Vegetativum in die Sphäre des bewussten, nach außen gerichteten animalen Handelns einschaltete, um durch eine Dämpfung der Aktivität eigene Arbeiten (z. B. metabolische Funktionen) auszurichten. Dieser Aspekt der Forschungen aus Zürich wurde allerdings vorerst kaum ernst genommen. Wesentlich mehr Aufmerksamkeit wurde den lokalisatorischen Befunden zuteil, mit denen Hess seine Theorien des Organismus untermauerte. Während mehrerer Jahrzehnte wurden nämlich subkortikale Hirnareale von Katzen mittels ausgeklügelter Stimulationsexperimente abgetastet und in die Gesamtkonzeption des Vegetativums eingefügt. Die dabei identifizierten Zentren im Zwischenhirn, höhere Zentren der Regulation zentraler physiologischer Funktionen (z. B. Blutdruck, Blutzucker, Temperaturhaushalt) ließen sich bestens mit den Projekten anderer zeitgenössischer Forschender kombinieren. Ab 1933 standen diese Arbeiten zur Lokalisation von Funktionen im Hirnstamm im Zentrum der Nominierungen von Hess, zuletzt im Jahr 1947, als fünf Professoren der Universität Genf für die „Lokalisation von verschiedenen Funktionszentren im Gehirn" votierten. Vor 1947 hatten vier Professoren der Universität Lausanne gemeinsam mit Nobelpreisträger Corneille J. Heymans (1892–1968) der Universität Gent Hess 1945 für die „Arbeit zur funktionalen Organisation des Zwischenhirns" nominiert, aber erst die erwähnte koordinierte Aktion von fünf Professoren der Universität Zürich brachte 1949 den Erfolg.[45]

Derartige koordinierte Aktionen – der Neurologe Jung bezeichnete diese kollaborativen Nobelpreisnominierungen auch als „erhebliche synaptische Integration und Koordination"[46] – waren in der Geschichte des Nobelpreises keine Ausnahme. Bereits der erste Preisträger für Physiologie oder Medizin, Emil von Behring (1854–1917), erhielt für das Jahr 1901 13 Nominierungen, davon neun Nominierungen von der Universität Leiden, Niederlande.[47] In den folgenden Jahren wiederholte sich dieses Muster immer wieder. Nicht selten sprachen sich die Nominierenden untereinander ab oder fragten gar direkt bei der betreffenden Person nach konkreten Formulierungen für die Nominierung. Im Jahr 1945 beispielsweise war Hess vom Zürcher Toxikologen und Gerichtsme-

---

45 Vier Professoren nominierten WRH mit einer wörtlich gleichlautenden Begründung (‚Wichtigkeit des Zwischenhirns für die Regulation des vegetativen Nervensystems'), der emeritierte Pädiater Emil Feer (1864–1955) gab als fünfter Nominator die lokalisatorischen Arbeiten als Grund an.

46 Jung verwendet auch die Bezeichnung „koordinierte Aktion". Richard Jung an WRH, 30. Oktober 1952. MHIZ 66 [2].

47 Das Internetarchiv erlaubt es, die Nominierungen nach Ländern zu untersuchen. Vgl. N.N., URL: https://www.nobelprize.org/nomination/map2/ (abgerufen am 1.1.2020). Bei Egas Moniz kamen 1949 fünf von neun Nominierungen aus Lissabon.

diziner Heinrich Zangger (1874–1957) nach einer Vorlage für ein Gutachten angefragt worden, das Zangger nach Stockholm schicken sollte.[48] Zangger, der Hess 1944 noch für seine lokalisatorischen Befunde nominiert hatte, rückte nun in seinem Gutachten auf Hess' Anraten hin die zentrale „Frage der Organisation lebenswichtiger Regulationen" in den Mittelpunkt.[49] Angesichts dieser Absprachen überrascht es nicht, dass ebendiese Frage der Organisation wie erwähnt 1945 neu zum Kernpunkt der Nominierungen für Hess geworden war. In gleicher Weise schrieb der Zürcher Pädiater Emil Feer am 2. Jänner 1949, in einem „streng vertraulichen" Brief an Hess, dass er ihn für „würdig für diese grosse Ehrung" halte, aber dass er nicht genau wisse, wie er Hess' „massgebende Entdeckung ins rechte Licht setzen soll".[50] Hess versorgte ihn daraufhin mit einer Skizze seiner Ergebnisse und mit Sonderdrucken. Drei weitere Nominatoren von 1949 (Hugo Krayenbühl (1902–1985), Manfred Bleuler (1903–1994), Mieczyslaw Minkowski (1884–1972)) waren zudem mit Hess seit Jahren eng in einer „Arbeitsgemeinschaft für Hirnforschung" verbunden. Neben derartigen Absprachen konnte es im Zuge einer koordinierten Aktion auch passieren, dass Kontakte aus dem Nobelpreis-Komitee angefragt wurden, um sich über den Grund erfolgloser Nominierungen zu erkundigen.[51] Gewiss ging es bei all diesen Bemühungen vordergründig um preiswürdige Forschungserkenntnisse, aber die Aktivitäten im Halbschatten erzählen auch von disziplinären Grabenkämpfen und universitären, regionalen, nationalen oder gar kontinentalen Konkurrenzverhältnissen.

---

48 Zangger hatte die Aufgabe, ein Gutachten für das Nobel-Institut zu verfassen, vom kürzlich verstorbenen Zürcher Neurologen Otto Veraguth (1870–1944) übernommen. Zangger an Folke Henschen, 12. Juli 1945. MHIZ 25 ‚Varia 2'. Offenbar hatte bereits Veraguth für sein Gutachten von Hess bei Hess nach Formulierungen angefragt.

49 WRH an Zangger, 5. Juli 1945. MHIZ 59 ‚Zangger, H. Ger.Med.Zch'. In seinem Gutachten präsentierte Zangger eine Genealogie namhafter Forscher von Eduard Hitzig (1838–1907), Constantin von Monakow (1853–1930), Charles S. Sherrington (1857–1952), Rudolf Magnus (1873–1927) und anderen bis hin zu Hess. Zangger betonte zudem ebenfalls auf Anraten von Hess in seinem Gutachten von 1945, dass die Arbeiten von Hess noch nicht abgeschlossen seien. Vier Jahre später konnte Hess seine Forschung dank zweier Buchpublikationen als eine frisch abgeschlossene Arbeit präsentieren: WRH, *Die funktionelle Organisation des vegetativen Nervensystems*, Benno Schwabe & Co: Basel 1948. – WRH, *Das Zwischenhirn. Syndrome, Lokalisationen, Funktionen*, Basel: Benno Schwabe & Co 1949.

50 Emil Feer an WRH, 2. Januar 1949. MHIZ 71.

51 Jung versuchte mit grossem Aufwand, dem Freiburger Physiologen Paul Hoffmann zu einem Nobelpreis zu verhelfen. Dafür spielte er verschiedene Kombinationen durch, etwa eine mögliche doppelte Preisvergabe mit John C. Eccles (1903–1997). Ebenfalls wollte er Hess dazu anstiften, bei Göran Liljestrand persönlich nach der vorjährigen Nominierung von Hoffmann zu fragen. Vgl. Richard Jung an WRH, 30. Oktober 1952. MHIZ 66 [2]. Hess kannte Liljestrand und auch andere Mitglieder des Komitees von seiner Tätigkeit als Mitglied im Permanent Committee for the International Congresses of Physiological Sciences, dem er von 1938 bis 1950 angehörte.

In den USA repräsentierte kein anderer Forscher das Problem des Vegetativums besser als der Harvard-Physiologe Walter Bradford Cannon (1871–1945). Ebenfalls mit basalen Regulationsvorgängen beschäftigt, entwarf Cannon mit dem Begriff der ‚Homöostase‘ ein mächtiges Konzept, das überaus anschlussfähig und flexibel war. Mit diesem Konzept hielt Cannon an einer Grundfeste der modernen Hirnforschung fest, die mehr oder weniger explizit allen Konzeptionen neuronalen Funktionierens innewohnte: Es handelte sich dabei um eine Hierarchisierung in niedere und höhere neuronale (Hirn-)Funktionen. Cannon vertrat eine strikte Hierarchie, die sich auch auf die Reziprozität des inneren und äußeren Milieus bezog. Anders als bei Hess, dessen Einsetzung des Vegetativums als handlungsfähige Entität regelrecht skandalös erschien, war bei Cannon die neurophysiologische Welt noch in Ordnung. Die Homöostase diente lediglich dazu, die Handlungsfähigkeit der bewussten höheren Funktionen aufrechtzuerhalten. Cannon war ebenfalls mehrfach für seine Arbeit am Konzept der ‚Homöostase‘ und über die stabilisierenden Mechanismen des Körpers für den Nobelpreis nominiert worden,[52] aber als der Preis im Jahr 1941 mit fünf Nominierungen für die „Sekretion von Adrenalin und dessen Beziehung zum sympathischen Nervensystem" in Reichweite kam, wurde unglücklicherweise kein Preis vergeben. Die letzte Nominierung für Cannon im Jahr 1945 erreichte Stockholm gleichzeitig mit den Nominierungen für die Forschungsgruppe, die Penicillin entwickelt hatte.[53] Ein Jahr nach der erfolgreichen Markteinführung des Medikaments in den USA war der Fall klar: Penicillin hatte genug Leben gerettet, um jedes noch so zentrale physiologische Prinzip zu übertrumpfen. Die Publizität von Cannons Forschungsobjekt, das Vegetativum, jedoch erwies sich als Gatekeeper für die Hess'schen Ideen über die Organisation der vegetativen Funktionen.[54] Einen solchen Gatekeeper hatte Hess tatsächlich nötig, zumal er sich mit seiner komplizierten Organismuskonzeption ideologisch in einem delikaten Gebiet bewegte. Seine Forschung rührte an die moderne Subjektivität, indem sie die Idee eines bürgerlichen autonomen Subjekts, das auf einer klaren

---

52 Andere Projekte zu Verdauungsfunktionen und Visualisierungstechniken waren ab 1921 in Nominierungen zur Sprache gekommen.

53 Cannon starb mit 73 Jahren im Jahr 1945. Seine zentrale Position in der US-amerikanischen Physiologie und in der US-amerikanischen Wissenschaftspolitik in China, in der Sowjetunion und in Südamerika hätten ihn zu einem geeigneten Kandidaten für den Preis gemacht. Vgl. Donald Fleming, Walter B. Cannon and Homeostasis, in: *Social Research* 51 (1984), 633. – Elin L. Wolfe/A. Clifford Barger/Saul Benison, *Walter B. Cannon. Science and Society*, Cambridge-London Harvard University Press 2000, 328–329.

54 W. B. Cannon, Stanley Cobb (1887–1968) and Horace W. Magoun (1907–1991) waren die zentralen Protagonisten in den USA hinsichtlich der physiologischen Experimentalisierung des Vegetativums. Alle drei hatten eine hohe Meinung von den Arbeiten von WRH, was vor allem in persönlichen Gesprächen zum Ausdruck kam, nicht aber in Gestalt von Zitationen in Publikationen.

Hierarchie von Funktionen beruhte,[55] nach der psychoanalytischen Kränkung nun auch noch von neurophysiologischer Seite für unhaltbar erklärte.

Die Nobelpreisverleihung als imaginäre *trading zone*

Die Zeit schien also aus mehreren Gründen reif für eine Prämierung von Arbeiten zum Vegetativum zu sein. Erstens war das vegetative System seit einigen Jahrzehnten zur festen Bezugsgröße in der physiologischen Forschung geworden (vor allem auch durch Cannons Konzept der ‚Homöostase‘) und in den vorhergehenden Jahren wiederholt in Nominierungen aufgetaucht. Zudem erschien das Vegetativum bereits seit einiger Zeit prominent in medizinischen Disziplinen wie der inneren Medizin, der Psychiatrie, der Pädiatrie, der Gynäkologie und allgemein der sogenannten psychosomatischen Medizin als physiologischer Indikator einer neuen Ära, „in der niemand mehr die Funktionen von Körper und Geist zu separieren wagte".[56] Neben wissenschaftlichen Argumenten spielten unleugbar auch nationalistische Interessen und unterschiedlich gelagerte Konzeptionen von hierarchisierten Körpern und PatientInnen mit. Auch für die Psychochirurgie gab es seit den 1930er-Jahren zunehmend Zuspruch. Aber erst die Kombination von Egas Moniz und Hess stellte einen tragfähigen Kompromiss zwischen US-amerikanischen und kontinentaleuropäischen Interessen dar. Die Hess'sche Arbeit an den regulativen Zentren im Zwischenhirn hing auf den ersten Blick zwar anatomisch mit der Durchtrennung der Faserverbindung zwischen kortikalen und subkortikalen, thalamischen Hirnarealen zusammen. Die Auswirkungen der Leukotomie auf das vegetative Nervensystem waren aber zu dieser Zeit noch kaum untersucht worden, und die Theorie von Egas Moniz, die von verfestigten und pathologischen synaptischen Verbindungen handelte, die es chirurgisch aufzulösen gelte, sprach der funktionellen Organisation des Vegetativums und den assoziierten Hirnarealen keinen zentralen Platz zu. John F. Fulton berichtete 1950 in einer Vorlesung von jüngsten Lobotomie-Experimenten an Katzen, Hunden und Primaten in den USA und propagierte die kontrollierte Anwendung der Lobotomie am Menschen.[57] In dieser Vorlesung

---

55　Vgl. Anson Rabinbach, *The Human Motor. Energy, Fatigue, and the Origins of Modernity*, Berkeley/Los Angeles: University of California Press 1990. – Philipp Sarasin, *Reizbare Maschinen. Eine Geschichte des Körpers 1765–1914*, Frankfurt am Main: Suhrkamp Verlag 2001.

56　C. C. Burlingame, Editorial and other comment, in: *Digest of Neurology and Psychiatry*, 17 (December 1949), The Institute of Living, Hartford Connecticut. PN 62.02.02 MHIZ 7b ‚Nobel Gratulat.‘.

57　Vgl. John F. Fulton, *Frontal Lobotomy and Affective Behavior: A Neurophysiological Analysis*, Norton: New York 1951. WRH wurde in diesem Buch nur an einer Stelle nebenbei erwähnt. Offenbar gab es Stimmen, die in Fulton einen geeigneteren Kandidaten als WRH gesehen haben, um mit Egas Moniz einen Preis zu teilen. Dies dürften allerdings vor allem US-

wurde gewissermaßen rückwirkend eine Brücke zwischen dem psychochirurgischen Verfahren und der „neuen funktionalen Anatomie des zerebralen Cortex"
zu schlagen versucht, eine Verbindung, die weder in zeitgenössischen Kom-
mentaren noch von Hess oder Egas Moniz erwähnt worden war.

Als Hess 1965 über die Beziehungen zwischen Physiologie und Psychiatrie
reflektierte, stellte er trotz der Ereignisse um 1949 und trotz der Publikation von
Fulton fest, dass es immer noch „eher spärliche Kontakte zwischen den Vertre-
tern der zwei Interessensgebiete" gebe.[58] Dies sei zu bedauern, zumal „zwei
verschiedene Aspekte derselben Sache anvisiert und verschiedene Sprachen gesprochen werden". Man müsse sich bemühen, mit der anderen Seite eine Weise
der Kommunikation zu finden, obwohl sie über unterschiedliche „Begriffswel-
ten" und „Vokabular" verfügten. In der Mitte zwischen den relativ getrennt
voneinander existierenden Gebieten der experimentellen Physiologie und der
Psychiatrie galt es also, über Zugänge zum Gehirn und zum Denken zu ver-
handeln, bzw. angesichts der möglicherweise nicht zu überbrückenden Kluft
zwischen zwei Kulturen über Korrelationen nachzudenken.[59] Peter Galison
schlug mit dem Konzept der *trading zones* vor, die Kommunikation zwischen
wissenschaftlichen Subkulturen analog zu anthropologischen Beschreibungen
von Handelsbeziehungen zwischen Kulturen mit „weitgehend unterschiedlichen
symbolischen und kulturellen Systemen" zu verstehen, „die über vollkommen
inkompatible Wertvorstellungen und Vorstellungen von den Tauschobjekten
verfügen".[60] Diese *trading zone*,[61] folgt man der retrospektiven Diagnose von

---

amerikanische Kommentatoren gewesen sein. Vgl. Pressman, *Last Resort*, 48. – Zur Ge-
schichte der ‚schonenden' Leukotomie nach 1950 vgl. Lara Rzesnitzek, Rolf Hassler: von der
Leukotomie zur Stereotaxie, in: *Der Nervenarzt* (Online publiziert am 16.6.2020). – Lara
Rzesnitzek/Marwan Hariz/Joachim K. Krauss, Psychosurgery in the History of Stereotactic
Functional Neurosurgery, in: *Stereotactic and Funcional Neurosurgery* 98 (2020), 241–247.

58 WRH, Von Beziehungen zwischen Physiologie und Psychiatrie, in: *Schweizerische Medizinische Monatsschrift* 95 (1965), 319. Ein Faktor für diese zeitliche Verzögerung war die Ab-
lösung einer psychobiologischen Psychiatrie durch eine ‚Neo-Freudianische' Psychiatrie
nach dem Zweiten Weltkrieg in den USA (Harrington, *Mind Fixers*, 74–107), im deutschsprachigen Raum das Erstarken einer ‚anthropologischen Psychiatrie' (Felicitas Söhner/
Thomas Becker/Heiner Fangerau, Die Rolle der anthropologischen Psychiatrie in der Vor-
bereitungszeit der Psychiatrie-Enquete und Psychiatriereform in der Bundesrepublik
Deutschland, in: *Psychiatrische Praxis* 44 (2017), 252–257).

59 Vgl. Richard Jung, Neurophysiologie und Psychiatrie, in: H.W. Gruhle et al. (Hg.), *Psychiatrie
der Gegenwart. Forschung und Praxis,* Band I/1 (Grundlagenforschung zur Psychiatrie Teil A),
Berlin– Heidelberg–New York: Springer Verlag 1967, 325–928.

60 Peter Galison, Trading Zone. Coordinating Action and Belief, in: Mario Biagioli (Hg.), *The
Science Studies Reader*, New York–London: Routledge 1999, 146.

61 Vgl. ebd., 157. In Galisons Beispiel aus der Physik „tauschen TheoretikerInnen experimentelle Voraussagen gegen Ergebnisse von ExperimentatorInnen". Im Falle tatsächlicher *trading zones* geschieht dies mittels einer Auseinandersetzung über ein Medium, das symbolisch
(*pidgin*-Sprache) oder gegenständlich sein kann. Die Auseinandersetzung ist allerdings keine

Hess, hätten sich bislang fehlgeleitet „nach morphologischen Gesichtspunkten orientiert", d. h. an der „organischen Ursache bei Abweichungen von sinnvollen Bewußtseinsinhalten und Verhaltensweisen". Damit waren natürlich Eingriffe wie die präfrontale Leukotomie gemeint. Die „vielen negativen Ergebnisse" dieser physischen Vorgehensweise hätten jedoch seine eigene Betonung der funktionalen Organisation bestärkt, dergemäß biochemisch und pharmakologisch auf die gestörte Funktionalität „cerebraler Erregungsträger" eingewirkt werden sollte. Jahre nach der Nobelpreisverleihung formulierte Hess also eine Vermutung darüber, was bei der doppelten Preisverleihung auf dem Spiel gestanden hatte: die Auszeichnung einer noch weitgehend inexistenten, im Prozess der Feier konstruierten imaginären *trading zone* zwischen Psychiatrie und Physiologie, die sich tatsächlich wenig später wie von Hess beschrieben in Form von ‚neurochemical selves',[62] aber auch in zusätzlicher, gewissermaßen verspätet nachgelieferter Forschung zur Leukotomie und schließlich in der sogenannten „biologischen Revolution in der Psychiatrie" zu materialisieren begann.[63]

Abbildungsnachweis

Abb. 1: Überreichung der Nobelpreise in Stockholm, in: Zeitschrift unbekannt, MHIZ 5 ‚Zeitungs-Art.'

leander.diener@uzh.ch

„globale Übersetzung der jeweiligen Kultur" und es gibt auch keine „universelle Protokollsprache". Statt der Übersetzung geht es um eine „Koordination zwischen Handlungen und Glaubenssätzen". Im Zentrum steht dabei nicht ein bestimmter Gegenstand, weshalb die *trading zone* in unserer Sache auch weiterführender ist als das *boundary object*. Vgl. Susan Leigh Star/James R. Griesemer, Institutional Exology, „Translations" and Boundary Objects: Amateurs and Professionals in Berkeley's Museum of Vertebrate Zoology, 1907–39, in: *Social Studies of Science* 19 (1989), 387–420.

62 Vgl. Nikolas Rose, Neurochemical selves, in: *Society* (November/December 2003), 46–59.

63 Vgl. Nancy Andreasen, *The Broken Brain: The Biological Revolution in Psychiatry*, Harper & Row: New York 1984. – Zum Narrativ dieser biologischen Revolution: Harrington, *Mind Fixers*.

Friedrich Moll / Shahrokh Shariat

Über Exzellenz und Reputation in Medizin und Urologie

Abstract

Die Entwicklung von wissenschaftlichen Fächern ist gerade im Hochschulbereich eng mit den Fragen von Exzellenz und Reputation verbunden. Weiterhin werden hierbei Fragen zur Wissenschaftsentwicklung angesprochen, die in Zeiten von Mittelverknappung und Ökonomisierung sowie massiver Zunahme wirtschaftlicher Interessen auf ein grundsätzliches Interesse stoßen. In diesem Beitrag werden Exzellenzfaktoren in der Urologie in Österreich und Deutschland ab dem Ende des 19. Jahrhunderts beleuchtet, darunter Habilitationen, Berufungen von Ordinarien und Klinikvorständen sowie Chef- und Primarärzten. Auch die Rolle der Fachgesellschaften und Erinnerungskulturen werden hierbei berücksichtigt.

The development of specialties in medicine is intertwined with topics of excellence and reputation as well as science management over the time. These are interconnected with science management, specifically in times of new economic paradigms. This paper discusses „markers of excellence" in the field of urology since the end of the 19th century in Germany and Austria, such as „Habilitationen", hiring processes of university professors and the role of academic societies.

Keywords

Exzellenz in den Wissenschaften, Reputation, Geschichte der Urologie, Wissenschaftsgeschichte
Excellence, reputation, history of urology, history of science, history of medicine

Einleitung

Kaum eine Idee ist in der akademischen Wissenschaft heute so virulent wie jene der „Exzellenz". So schrieb die österreichische Tageszeitung *Der Standard* am 12. April 2017 unter der Überschrift:

> „Was wissenschaftliche ‚Exzellenz' eigentlich bedeutet. Behauptung, Versprechen, Rechtfertigung: Kaum eine Idee ist in der akademischen Wissenschaft heute so virulent wie jene der ‚Exzellenz'"

im Text „Exzellent soll Forschung sein, und auch Lehre. Die Träger der Exzellenz[1] sind demnach die individuellen Wissenschaftlerinnen und Wissenschaftler [...]".[2]

Exzellenzinitiativen sind seit einigen Jahren in aller Munde. Die Exzellenz-
initiative/-strategie des deutschen Bundesministeriums für Forschung zielte ab
dem Jahr 2005 bzw. wiederum ab dem Jahr 2017 darauf ab,

> „gleichermaßen Spitzenforschung und die Anhebung der Qualität des Hochschul- und
> Wissenschaftsstandorts Deutschland in der Breite zu fördern und damit den Wissen-
> schaftsstandort Deutschland nachhaltig zu stärken, seine internationale Wettbe-
> werbsfähigkeit zu verbessern"

und Spitzenforschung als hervorragende Leistungen im Universitäts- und Wis-
senschaftsbereich vermehrt sichtbar zu machen.[3] Für Österreich legt ein Positi-
onspapier vom 10. Dezember 2018 *eXiN-Exzellenzinitiative für Österreich* der
Österreichischen Universitätenkonferenz aktuell den Rahmen fest.[4]

Kritiker an den jüngeren Initiativen zur Exzellenz in den Wissenschaften,
die beispielsweise Exzellenzcluster fördern oder strategische Unterstützung
herausragender Universitätsstandorte verbessern sollen, sehen in der Diskussion
und in dem Diskurs um Exzellenz einen Versuch, die Autonomie der Wissenschaften und Hochschulen im Kampf um Impact-Faktoren, eingeworbene
Drittmittel und Universitätsrankings zu erhalten.[5]

Reputation

Eng verknüpft mit dem Begriff der Exzellenz ist der Begriff der Reputation, (la-
teinisch reputatio „Erwägung", „Betrachtung" von reputare „berechnen", „betrachten", „erwägen"). Der Soziologe und Gesellschaftstheoretiker Niklas Luhmann (1927–1998) spricht in diesem Zusammenhang von einem Nebencode des
Wahrheitsmediums und damit des Wissenschaftssystems.[6] Nach Auffassung des

---

1 Der Begriff stammt vom lateinischen excellere „hervorragen" bzw. excellentia „Vortrefflich-
   keit", „Herrlichkeit", metonymisch „höhere Stellung" ab.
2 Thomas König, Politik Macht Wissenschaft Was wissenschaftliche "Exzellenz" eigentlich bedeutet, Der Standard, URL: https://www.derstandard.de/story/2000055744883/was-wissensch
   aftliche-exzellenz-eigentlich-bedeutet (abgerufen am 4.1.2021).
3 Vgl. N.N., Exzellenzinitiative des Bundes und der Länder (2005–2017/19), Deutsche Forschungsgemeinschaft, URL: https://www.dfg.de/foerderung/programme/exzellenzinitiative/
   (abgerufen am 24.2.2021).
4 Vgl. Verena Kienast, Das Rätsel der Exzellenz. Scheitern am Versuch der begrifflichen Fass-
   barkeit, in: *Wiener klinisches Magazin* 21 (2018), 183.
5 Vgl. ebd.
6 Vgl. Niklas Luhmann, *Die Wissenschaft der Gesellschaft*, Frankfurt am Main: Suhrkamp 1990,
   247.

französischen Soziologen Pierre Bourdieu (1930–2002) kennzeichnet das wissenschaftliche Feld „a competitive struggle, in which the specific issue at stake is the monopoly of scientific authority."[7]

WissenschaftlerInnen ringen um wissenschaftliche Anerkennung. Diese Anerkennung hat in den Wissenschaften einen ähnlichen Charakter wie Geld in der Wirtschaft. Eine über den Status, die soziale Position abgesicherte Anerkennung ist innerhalb der Wissenschaft ein ebenso starker Motor wie die wissenschaftliche Neugier. Die Reputation kann somit als ein symbolisches Kapital verstanden werden, welches auf kollektiver Anerkennung des ökonomischen, kulturellen und sozialen Kapitals des Reputationsträgers fußt. Die „THE [Times Higher Education] World Reputation Rankings" bewerten nicht unumstritten seit 2011 Universitäten auf der ganzen Welt anhand ihres internationalen Rufs in Forschung und Lehre.

Nach Niklas Luhmann entsteht Reputation neben der „Häufigkeit der Publikationen" durch die „Anwesenheit an renommierten Plätzen", was neben dem unbestreitbaren intellektuellen Reiz und dem touristischen Aspekt ebenfalls den Wunsch, bestimmte Hochschulen aufzusuchen, unterstreicht.[8] Reputation dient nicht nur dazu, den „akademischen Meinungsmarkt" mit dem „System für offizielle Verteilungschancen" zum Beispiel für Lebenszeitstellen, Projektförderungen, Wissenschaftspreise oder Berufungen zu verbinden, sondern Reputation steuert generell die Aufmerksamkeit in der Wissenschaft, nicht nur bei der Lektüre von Fachartikeln oder beim Erscheinen in den Massenmedien.

Da sich wissenschaftliche Disziplinen in vielerlei Hinsicht unterscheiden, sind die jeweiligen fachlichen Differenzierungen von inner- und fremdfachlichen Unterschieden geprägt, die in mannigfacher Gewichtung an den jeweiligen Prozessen Teilhabe besitzen. Häufig liegt den Untersuchungen zur Wissenschaftsdifferenzierung das wissenschaftshistorische Phasenmodell nach Guntau und Laitko[9] zugrunde, das für die Gesamtzeitdauer einer Disziplingenese 25 bis 30 Jahre und damit ungefähr eine Generation von WissenschaftlerInnen ansetzt. Für die Urologie[10] wie auch die Pharmazie dauerte diese Entwicklung länger.[11] Die Ursachen lassen sich analysieren, wenn nicht lediglich die verschiedenen

---

7 Pierre Bourdieu, The specificity of the scientific field and the social conditions of the progress of reason, in: *Social Science Information* 14 (1975), 19–47, 19.

8 Vgl. Niklas Luhmann (Hg.), *Soziologische Aufklärung 1. Aufsätze zur Theorie sozialer Systeme*, Wiesbaden: VS Verlag für Sozialwissenschaften 2005.

9 Vgl. Martin Guntau/Hubert Laitko (Hg.), *Der Ursprung der modernen Wissenschaften. Studien zur Entstehung wissenschaftlicher Disziplinen*, Berlin: Akademieverlag 1987, 43.

10 Vgl. Friedrich H. Moll, *Geschichte der Urologie. Eine Einführung für Urologen und Interessierte*, Wiesbaden: Springer Nature essentials 2021.

11 Vgl. Christine Hartig, Reputation als Motor fachlicher Differenzierung an Universitäten, in: Volker Müller-Benedict (Hg.), *Der Prozess der fachlichen Differenzierung an Hochschulen*, Wiesbaden: Springer Fachmedien 2015, 21–85.

Phasen der Institutionalisierung, wie Etablierung des Lehrfachs, Einrichtungen von Professuren oder Instituten untersucht werden, sondern auch nach dem mit diesen Schritten verbundenen sukzessiven Reputationserwerb gefragt wird.

Die Reputation eines Fachs an den Hochschulen und die eines Wissenschaftlers an der jeweiligen Hochschule waren ein wichtiger Faktor der wissenschaftlichen Spezialisierung im 19. Jahrhundert, aus der sich auch die medizinische Disziplin der Urologie neben anderer operativer und konservativer Fächer wie Chirurgie, Dermatologie oder Gynäkologie entwickelte.

Hierbei war der „Ruf" von Urologie, Venerodermatologie und Sexualmedizin sowohl im Deutschen Reich wie im Kaisertum Österreich häufig negativ aufgrund der gesellschaftlichen Prüderie eingeordnet.[12]

Wissenschaftliche Reputationssysteme

Richard P. Whitley (geb. 1944) beschrieb die soziale und intellektuelle Organisation von Wissenschaften als „Reputationssystem".[13] Diese Reputation ergibt sich in erster Linie aus seinen Publikationen. Die Anzahl der Publikationen und die Zitationshäufigkeit dieser Beiträge gelten als ein wesentlicher Indikator für das Verhältnis zwischen individueller Forscherleistung und Repräsentation dieser Leistung in der wissenschaftlichen Gemeinschaft.[14]

In der österreichischen und Wiener operativen Medizin kann solch ein System im „Erbe Billroths", wie dies die Wiener Medizinhistorikerin Erna Lesky (1911–1986) bezeichnet hatte[15], gesehen werden. Der Chirurg Theodor Billroth (1829–1898) konnte während seines Wirkens als Ordinarius für Chirurgie an der Wiener Universität und am Allgemeinen Krankenhaus ungefähr 80 Schüler ausbilden. Seine „Schule" bzw. sein „Erbe" trat in Wien Anton Freiherr von Eiselsberg (1860–1939) an, der auch publizistisch eine besondere Erinnerungskultur an Theodor Billroth pflegte. Aus Eiselsbergs Klinik gingen insgesamt über

---

12 Vgl. Henry Richter-Hallgarten, *Die Beteiligung jüdischer Ärzte an der Entwicklung der Dermatologie zu einem eigenständigen Fach in Frankfurt am Main*, med. Diss., München 2013, 37–44.
13 Vgl. Richard Whitley, The establishment and structure of sciences as reputional organizations, in: Norbert Elias/Herminio Martins/Richard Whitley (Hg.), *Scientific establishment and hierarchies, Sociology of Sciences Yearbook*, Dordrecht: Reidel 1982, 313–358.
14 Vgl. Derek J. de Solla Price, *Little Science, Big Science. Von der Studierstube zur Großforschung*, Frankfurt am Main: Suhrkamp 1974.
15 Vgl. Erna Lesky, *Die Wiener medizinische Schule im 19. Jahrhundert* (Studien zur Geschichte der Universität Wien 6), Wien: Böhlau 1965, 449.

50 Chefärzte und 14 Ordinarien hervor, was zu einer erheblichen „Fernwirkung" bis in die aktuelle Chirurgie führte.[16]

Wir möchten der Frage nachgehen, wie im letzten Viertel des 19. Jahrhunderts für die Urologie in Wien und Österreich diese Reputation entstand und was zu dieser Zeit als Reputationsfaktoren bzw. Indikatoren für die jeweiligen Wissenschaftler herausgearbeitet werden kann. Weiterhin fragen wir, welche Netzwerke hier sichtbar werden und was diese Reputation für die Erinnerungskultur des Fachs und der Wiener Medizin bedeutet. Wir wollen diese Forschungsfrage verknüpfen mit Thesen zu Exzellenz und Reputation in der Urologie heute.

Ausbildung

Da sich ab der Mitte des 19. Jahrhunderts zunehmend das medizinische Wissen und Denken veränderte (lokalpathologische Idee, naturwissenschaftliche Ausrichtung), was mit einem enormen Wissenszuwachs verbunden war, leistete dies einer Spezialisierung in allen Bereichen Vorschub, die früh von den Zeitgenossen beklagt wurde. Noch auf dem deutschen Chirurgenkongress 1932 sprach Friedrich Voelcker (1872–1955), der den überwiegenden Teil seiner operativen Tätigkeit der „Uro-Chirurgie" widmete, sich aber als Ordinarius der chirurgischen Universitätsklinik zu Halle in der Tradition der Allgemeinchirurgie stehend verstand, abwertend von spezialisierten „Bindestrich-Chirurgen"[17], zu denen er auch die Urologen rechnete. Das Fach Urologie war lange nicht in universitären und staatlichen Prüfungsordnungen verankert und verteilte sich auf die Gebiete Chirurgie, Innere Medizin, Dermatologie, Gynäkologie und Neurologie. In der Approbationsordnung von 1970 tauchte in der Bundesrepublik Deutschland erstmalig der Nachweis eines „Praktikum[s] der Urologie" auf. Als Prüfungsgegenstand werden darüber hinaus im „nichtoperativen Stoffgebiet" „nichtvenerische Genitalerkrankungen" und „Fertilitätsstörungen" sowie „Funktionsstörungen und Mißbildungen, Erkrankungen und Verletzungen von Nieren, ableitenden Harnwegen, äußeren und inneren Genitalorganen und urologische Notfälle" genannt. Schon im Jahre 1918 war das Gebiet der Haut- und Geschlechtskrankheiten sowie die Kinderheilkunde und im Jahre 1919 die HNO-Heilkunde zur Medizinerausbildung prüfungsrelevant hinzugekommen. Dass die Urologie hier nicht berücksichtigt wurde, lag u. a. am integralistischen

---

16 Vgl. Paul Clairmont, Die Wiener chirurgischen Schulen und ihre Auswirkungen in 150 Jahren, in: *Wiener Klinische Wochenschrift* 48 (1935) 29, 935–940, 30, 961–971.

17 Vgl. Friedrich Moll/Thorsten Halling, Etablierung urologischer Lehrstühle und Herausbildung urologischer Krankenabteilungen in Westdeutschland 1945–1980, in: Thorsten Halling/ Friedrich Moll//Heiner Fangerau (Hg.), *Urologie 1945–1990. Entwicklung und Vernetzung der Medizin in beiden deutschen Staaten,* Heidelberg: Springer 2015, 102–126.

Standpunkt der Chirurgen im ganzen deutschsprachigen Hochschulbereich, die eine Fachzersplitterung mit Aufwertung eines untergeordneten Teilgebiets sowie eine damit verbundene Abwanderung zahlungskräftiger PatientInnen befürchteten. Für Österreich lässt sich eine analoge Entwicklung feststellen.[18] Hier wird heute die verpflichtende Facharztprüfung zum „Sonderfach Urologie" (ab 2002, ab 31.3.1990 freiwillig) zum Teil wie auch in der Schweiz mit dem Europäischen European Board of Urology-Examen abgelegt.

Die Ausbildung eines Spezialfachs ging und geht daher in besonderem Maße mit der Ausbildung einer eigenen Fachkultur einher, in die neben dem Fachwissen und den Methoden auch das in der Praxis kollektiv angeeignete Erfahrungswissen einfließt.[19]

Bis zur „Bremer Richtlinie" von 1924[20] war die Ausbildung von Urologen nach medizinischem Staatsexamen und Erteilung der Approbation in Deutschland wenig geregelt. Es wurde meist nur eine zeitlich nicht festgelegte Weiterbildung (sechs Wochen bis drei Monate) bei einem in der Regel namhaften, spezialisierten Kollegen (eine Bedingung, die die Urologen aus dem Großstadtbereich erfüllten) gefordert.

Aufgrund der Reputation einzelner Kollegen, die zumeist auf publizistischer Präsenz und Entwicklung neuer Techniken beruhte und die in der Regel in den Metropolen Berlin, Wien, Paris, London oder New York angesiedelt waren, wurden diese zunehmend ab der Mitte des 19. Jahrhunderts zur persönlichen Fortbildung aufgesucht. Für einen jungen Mediziner war dies notwendig, wenn er ins Auge gefasst hatte, in diesem Bereich ein „Spezialarzt"/Facharzt zu werden. Aufgrund der massiven Wissenszunahme und dem neuen lokalistischen Krankheitsdenken setzte in der Medizin zu dieser Zeit ein besonderer Spezialisierungsschub ein. Die Spezialärzte hatten gegenüber den Allgemeinpraktikern den Vorteil, dass sie in ihrem Fachgebiet durch vermehrten Patientenzustrom eine größere Berufsroutine entwickeln konnten. Die Anschaffung kostspieliger Instrumente war ökonomischer, da diese häufiger eingesetzt werden konnten. Weiterhin bedeutete die Spezialisierung auch eine Wissenseingrenzung, da der Fokus der ärztlichen Fortbildung nunmehr im Spezialbereich lag. Entsprechend bewirkte der Druck der bessergestellten Bevölkerung zu optimierter Behandlung eine rasche Verbreitung der Spezialärzte. Besonders im Großstadtbereich war mit dem Status eines Spezialisten in der Regel eine höhere finanzielle Einnahme

---

18 Vgl. Sigm(und) Exner, Ueber medicinische Studien und Prüfungen, in: *Wiener Klinische Wochenschrift* 13 (1900) 3, 61–66.
19 Vgl. Paul Windolf, Fachkultur und Studienfachwahl. Ergebnisse einer Befragung von Studienanfängern, in: *Kölner Zeitschrift für Soziologie und Sozialpsychologie* 44 (1992), 76–79.
20 Vgl. Jörg-Dietrich Hoppe, 1947/1997 – Bundesärztekammer im Wandel (XII): Die Weiterbildungsordnung – Von der Schilderordnung zum integralen Bestandteil der Bildung im Arztberuf, in: *Deutsches Ärzteblatt* 94 (1997), A2483–A2491.

verbunden. Somit war nach Erhalt der primären ärztlichen Berufszulassung ein „Wanderjahr", welches nicht genau definiert war, nicht unüblich.

Ab der Mitte des 19. Jahrhunderts hatten die großen städtischen Krankenanstalten in Österreich (Wien) und Deutschland (Berlin) den französischen Spitälern den Rang an Reputation in vielen Bereichen abgelaufen, was wiederum zu höheren Zahlen an ausländischen Besuchern bei den einzelnen Kliniken und Fortbildungseinrichtungen führte.

Ab dem Ende des 19. Jahrhunderts waren niedergelassene Urologen an die universitäre Lehre mit Lehraufträgen angebunden. Eine besonders enge Verbindung zur Medizinischen Fakultät der Wiener Universität bestand bei habilitierten Urologen, die als Privatdozenten lehrten und PatientInnen aus ihrer eigenen Praxis in der Stadt an der Universität bei ihren Vorlesungen vorstellten. Häufig war ihnen die Führung eigener Betten an der Hochschule zur Lehre verwehrt. Für Wien können hier die Kurse von Robert Ultzmann (1842–1889) an der Allgemeinen Poliklinik hervorgehoben werden oder später diejenigen von Rudolf Paschkis (1879–1964) in der urologischen Ambulanz der Klinik Hochenegg oder die Kurse von Viktor Blum (1877–1953 Chicago) im Sophienhospital. Diese wurden für Wien in allgemeinen medizinischen Zeitschriften wie der *Wiener Medizinischen Wochenschrift* mit Kostenangaben annonciert.[21] Das erhalten gebliebene Hörerverzeichnis Ultzmanns spiegelt einen internationalen Hörerkreis wider, was auf eine hohe Reputation des Wissenschaftlers und der Wiener Urologie schließen lässt. Leopold Casper (1859–1959) beispielsweise besuchte Paris, London und Wien und übersetzte nach einem Besuch bei Sir Henry Thompson (1820–1904) in London dessen Handbuch zu Harnröhrenstrikturen.[22] Der New Yorker Edwin Beer (1876–1938), der sogar zum Nobelpreis vorgeschlagen worden war, besuchte während seiner „Wanderjahre" neben Berlin in Wien Otto Zuckerkandl (1861–1921), der ab 1902 Primararzt des Wiener Rothschild-Spitals war und selbst eine bekannte Operationslehre sowie das erste Handbuch zur Urologie herausgegeben hatte. Gottfried Thelen (1871–1941), Köln, der im Rheinland erstmals akademisch die Urologie mit einem „Lehrauftrag für Cystoskopie" vertreten sollte, hatte in Wien bei Anton Ritter von Frisch (1849–1917) an der Allgemeinen Poliklinik sowie ebenfalls bei Otto Zuckerkandl hospitiert und sich fortgebildet.

---

21 Vgl. N.N., Programm der Ärztekurse 11. Urologie, in: *Wiener Medizinische Wochenschrift* 71 (1921) 13, 620.
22 Vgl. Leopold Casper, *Die Strukturen und Fisteln der Harnröhre von Sir Henry Thompson*, München: Finsterlin 1888.

Wien als neuer Magnet einer gradualen und postgradualen Medizinerausbildung

Neben Paris, London und Berlin entwickelte sich Wien zu einer nationalen und übernationalen Ausbildungsmetropole, gerade in den technisch affinen medizinischen Spezialfächern wie der Urologie, was die Reputation und Exzellenz der einzelnen Wissenschaftler der „Wiener Medizinischen Schule" nach Lesky deutlich hervorhebt.

In der Urologie waren es besonders die neuen, nicht invasiven Operationsmethoden zu Beginn des 19. Jahrhunderts wie die „blinde Blasensteinlithotripsie" mit ihren Protagonisten Jean Civiale (1792–1867) in Paris oder Sir Henry Thompson in London. Besucher aus dem Ausland lockte auch die große Anzahl an PatientInnen an, die diese Spezialisten aufsuchten, denn nur diese boten Gewähr, dass die Instrumente und Operationen auch demonstriert werden konnten. In Wien hatte hier besonders der öffentlichkeitswirksam geführte Disput zwischen Vincenz Sebastian Ritter von Kern (1760–1829) (ab 1805 Lehrstuhl der praktischen Chirurgie der Universität Wien, ab 1807 „k. u. k. Operateurs-Institut") und Jean Civiale im ersten Drittel des 19. Jahrhunderts einen beachtlichen Anteil, da dieser die neue, minimal-invasive Operationstechnik in weiten Medizinerkreisen popularisierte. Joseph Wattmann von Maëlcamp-Beaulieu (1789–1866), ab 1824 Nachfolger Vincenz von Kerns an der I. Chirurgischen Klinik, führte die „französische Methode" der Blasensteintherapie in Wien ein,[23] sowie sein Schüler Franz Seraph von Schuh (1804–1865), II. Chirurgische Klinik ab 1843. Besonders Schuh nutzte neben der Lithotripsie vermehrt weitere transurethrale Techniken und publizierte hierüber.[24] Ein weiterer Schüler Wattmanns, Johann Dumreicher Edler von Österreicher (1811–1880), war wiederum der wissenschaftliche Lehrer Leopold Ritter von Dittels (1815–1898) (III. Chirurgische Klinik) und auch Robert Ultzmanns. Die Klinik von Dittel sollte zu einem Mekka neben der später gegründeten Allgemeinen Wiener Poliklinik unter Robert Ultzmann und Anton Ritter von Frisch als der wichtigsten, außeruniversitären Ausbildungsstätte für das Fach Urologie werden, was in der internationalen Presse ("attended by medical men from all parts of the world") hervorgehoben wurde.

Für die Frühphase der Urologie-Entwicklung sollte für Wien die „k. k. medizinisch-chirurgische Josephs-Academie" (Josephinum) zur Ausbildung der

---

23 Vgl. Joseph von Wattmann, *Über die Steinzerbohrung und ihr Verhältniß zum Blasenschnitte*, Wien: Heubner 1835.

24 Vgl. Franz von Schuh, Ueber Harnröhrenverengerung und insbesondere über den Harnröhrenschnitt von aussen nach innen, in: *Wiener Medizinische Wochenschrift* 6 (1856), 129–133, 145–149, 163–167.

Militärärzte, ab 1804 „Operateurs-Institut", ab 1822 den Universitäten des Kaisertums Österreich gleichgestellt, nicht vergessen werden. Der Operateur Franz von Pitha (1810–1875) widmete sich hier ab 1857 dem Spezialgebiet der Urologie etwa durch umfassende Handbuchbeiträge, die den wissenschaftlichen Diskurs insbesondere von Lithotomie und Lithotripsie in der Mitte des 19. Jahrhunderts exemplarisch darstellen.[25]

Waren die nachweisbaren Kursangebote (Ferdinand Ritter von Hebra (1816–1880), Joseph Ritter von Škoda (1805–1881)) um die Jahrhundertmitte noch relativ gering, führte die frühe Ausbildung von Spezialfächern wie Otologie, Laryngologie, Ophthalmologie oder Urologie in Wien ab den 1870er-Jahren zu einer Vermehrung des Kursangebots in diesen Fächern, da sich diese neben der neuen, lokalistischen Krankheitslehre auch durch die Beherrschung eines „Signaturinstruments" auszeichnen. Die Zahl der Ausländer an der Universität in Wien überstieg zu dieser Zeit die der Inländer.[26] Aufgrund der schlechten US-Ausbildungssituation („diploma mills") lassen sich für die Urologie (Ultzmann) viele junge Mediziner aus den Vereinigten Staaten nachweisen. Sie versprachen sich durch diesen speziellen Wissenszuwachs und die Beherrschung eines Spezialinstruments, das am Kursort einfach erworben werden konnte, auch einen späteren wirtschaftlichen Vorteil in ihrem Heimatland, besonders in den USA.[27] In entsprechenden Führern für Ärzte,[28] die sogar die Zahl der Operationen wie Lithotripsien, Urethrotomien, Hydrozelenpunktionen oder Penisamputationen für die Publikationsperiode aufzeigten, besonderen Artikeln über Fortbildungsmöglichkeiten in allgemeinen Journalen für Mediziner[29] oder speziellen Reiseberichten konnte sich der Leser über die jeweiligen Universitätsstädte und deren Fortbildungsmöglichkeiten für Studenten oder für basisausgebildete Ärzte detailliert informieren.[30] Diese Reiseberichte („Reise-Briefe", „Reise-Notizen") wiederum wirkten auf die Reputation und den akademischen Status der Wissenschaftsmetropole Wien zurück, da die jeweiligen Entwicklungsunterschiede

---

25 Vgl. Franz von Pitha, Krankheiten der männlichen Genitalien und der Harnblase, in: Rudolf Virchow (Hg.), *Handbuch der speciellen Pathologie und Therapie*, Bd. 6, 2. Abteilung, Erlangen: Enke 1864.

26 Vgl. Lesky, *Die Wiener medizinische Schule*, 293, 492.

27 Vgl. Helmuth Plessner, Zur Soziologie der modernen Forschung und ihrer Organisation in der deutschen Universität: Tradition und Ideologie, in: Günter Dux et al. (Hg), *Helmuth Plessner. Schriften zur Soziologie und Sozialphilosophie. Gesammelte Schriften X.*, Frankfurt am Main: Suhrkamp 1985, 7–30.

28 Vgl. J. Friedmann, *Das medizinische Wien – Die medizinischen Fortbildungskurse, medizinischen Einrichtungen Wohlfahrtspflege und Sehenswürdigkeiten Wiens*, Wien: Vidor 1927.

29 Vgl. K. P. Wenckebach, Post-Graduate Courses in Vienna, in: *British Medical Journal* (1922) 3184, 38–39.

30 Vgl. Thomas Neville Bonner, *American doctors and German universities.* Lincoln: University of Nebraska Press 1963, 69–70.

und besonderen Ausbildungs- und Lernmöglichkeiten in Wien den Lesern evident vor Augen geführt wurden.[31]

In Wien wurde im Jahre 1879 erstmals am Lebenden das „Nitze-Kystoskop" präsentiert, das von Leopold von Dittel, modern gesprochen, als Diagnoseinstrument besonders „promoted" wurde. Es sollte sich zum wesentlichen Diagnostik- und Erkenntnisinstrument des Fachgebiets entwickeln. Die Einführung der Mignon-Glühbirne ab 1887/88 machte es anwender- und patientenfreundlich. Mit dem Instrumentenbauer Joseph Leiter (1830–1892) war in der k. u. k. Hauptstadt der weltführende Hersteller zu dieser Zeit ortsansässig.[32]

Die räumliche Nähe von Fortbildungskursen sowie des wesentlichen Instrumentenhändlers für Urologie in einer Stadt in unmittelbarer Nähe von Universität und Allgemeiner Poliklinik war ein wichtiges Kriterium für viele Ausländer, Wien zur urologischen Weiterbildung aufzusuchen. Der Erwerb der deutschen Sprache war aber hierzu eine wesentliche Voraussetzung. Wahrscheinlich spielte für die Urologie das pathologisch-anatomische Modell von Carl Freiherr von Rokitansky (1804–1878) und seine Zusammenarbeit mit dem internistischen Kliniker Škoda nur indirekt über die Förderung der naturwissenschaftlichen Denkweise und Förderung einer Spezialisierung in der Medizin eine Rolle.[33] Eher prägend für ein neues Krankheitsverständnis in der Urologie und die Auswahl von Therapien war das „Sehen-Lernen", die Verbindung zystoskopischer Befunde mit den bereits bekannten lokalistischen, pathologisch-anatomischen Krankheitsentitäten.

Auch für Frauen war die Aufnahme des Medizinstudiums ab der Wende zum 20. Jahrhundert im Deutschen Reich und in der Habsburgermonarchie möglich. In Österreich-Ungarn konnten Frauen ab 1878 Vorlesungen als Gasthörerinnen besuchen, ab 1896 wurde ein im Ausland (z. B. in der Schweiz, in Zürich war ein Frauenstudium seit 1840 möglich, in Paris ab 1863) erworbenes „Doktordiplom" anerkannt, unter der Bedingung der „Nostrifikation" mit Wiederholung sämtlicher Rigorosen. Ab 1897 ließen die Universitäten Wien, Prag, Graz und Innsbruck Studentinnen zur philosophischen Fakultät zu, ab 1900 zum Medizinstu-

---

31 Vgl. Afsaneh Gächter/Thorsten Halling/Shahrokh Shariat/ Friedrich Moll, Transfer of Knowledge in Urology: A Case Study of Jacob Eduard Polak (1818–1891) and the Introduction of Contemporary Techniques of Lithotomy and Lithotripsy from Vienna to Persia in the Mid-19th Century: A New Analysis of Scientific Papers from the 19th Century, in: *Urologia Internationalis* 102 (2019), 1–12.

32 Vgl. Friedrich Moll/Dirk Schultheiss, How Endoscopy Founded Modern Urology in: Axel Merseburger/Maximilian Burger (Hg.), *Urologic Oncology*. Cham: Springer Nature 2019, 317–325.

33 Vgl. Felicitas Seebacher, *„Freiheit der Naturforschung!" Carl Freiherr von Rokitansky und die Wiener Medizinische Schule. Wissenschaft und Politik im Konflikt* (Veröffentlichungen der Kommission für Geschichte der Naturwissenschaften, Mathematik und Medizin 56), Wien: Verlag der Österreichischen Akademie der Wissenschaften 2006, 11–19.

dium. Als frühe Urologin ist hier Dora Brücke-Teleky (1879–1963) zu nennen, die später in Wien niedergelassen und auch als Schulärztin aktiv war.[34]

Habilitationen als Exzellenzfaktor

Gerade im Bereich der Medizin hat seit einigen Jahren eine Diskussion um den Wert von Habilitationen eingesetzt. Häufig werden diese heute nicht mehr unbeschränkt als Exzellenzfaktor angesehen. Mit der Habilitation wird im Rahmen einer Universität der Nachweis der Lehrbefähigung (facultas docendi) erbracht; diese ist wiederum die Voraussetzung für die Erteilung der Lehrbefugnis (venia legendi). Erst zu Beginn des 19. Jahrhunderts entwickelte sie sich zu einem formellen Prüfungsverfahren und wurde zu einem Selektionsmoment und zu einer Ausgangsvoraussetzung für die Professur.[35]

Bereits mit der preußischen Universitätsreform ab 1809 setzten sich auch in den anderen deutschen Staaten einheitliche Standards für die Lehrbefähigung mit Habilitation und für die Berufung von Professoren durch. Im Rahmen der Neustrukturierung des k. u. k. Universitätswesens durch die Thun-Hohenstein'sche Universitätsreform ab 1849 war bereits mit Einfluss des Philosophen und Mitglieds der Studienkommission zur Reform des höheren Unterrichts- und Hochschulwesens in Wien Franz Seraphin Exner (1802–1853), nach preußischem Vorbild, ein Reformkonzept erarbeitet worden, das nunmehr Habilitationsverfahren vorsah.[36]

Die Attraktivität der Universitäten und Hochschulen in Wien nach den Thun'schen Reformen von 1849 über die Habsburgermonarchie hinaus ist möglicherweise ein nicht ausgesprochenes Muster zur Gestaltung der preußischen Hochschullandschaft durch das „System" des Vortragenden Rats im preußischen Ministerium der geistlichen-, Unterrichts- und Medizinalangelegenheiten Friedrich Althoff (1839–1908) und kann durchaus als Aufbau einer Konkurrenz zur alten Hauptstadt Wien interpretiert werden.[37]

---

34 Vgl. Friedrich Moll/Thorsten Halling, Frauen in der fachkulturellen Erinnerung der Urologie Dora Brücke-Exner Teleky (1879–1963), in: *Der Urologe* 58 (2019), 1073–1083.

35 Vgl. Alexander Busch, *Die Geschichte der Privatdozenten. Eine soziologische Studie zur großbetrieblichen Entwicklung der deutschen Universitäten* (Göttinger Abhandlungen zur Soziologe unter Einschluss ihrer Grenzgebiete 5), Stuttgart: Enke 1959.

36 Vgl. Walter Höflechner, Nachholende Eigenentwicklung? Der Umbau des habsburgischen Universitätssystems nach der Mitte des 19. Jahrhunderts, in: Rüdiger vom Bruch (Hg.) *Die Berliner Universität im Kontext der deutschen Universitätslandschaft nach 1800, um 1860 und um 1910* (Schriften des Historischen Kollegs 76), München: de Gruyter Oldenbourg 2010, 93–108.

37 Vgl. Peter Th. Walther, Strukturreform und Personalpolitik als Voraussetzung von Exzellenz? Das System Althoff historisch betrachtet, in: Stefan Hornbostel/Dagmar Simon/Saskia Heise

Während in Österreich schon früh eigenständige Habilitationen für Urologie möglich waren (Tabelle 1), dauerte es in München bis 1914 (Ludwig Kielleuthner 1876–1972) und in Berlin sogar bis 1941 (Karl Heusch 1894–1986) zur ersten eigenständigen Habilitation für das Fach Urologie. In Berlin hatte sich Maximilian (Max) Nitze (1848–1906) mit seinem *Lehrbuch der Kystoskopie*[38] noch für das Fach Chirurgie 1889 habilitiert, Carl Posner (1854–1928) im Jahre 1889/90 für Innere Medizin.[39] Für das medizinische Spezialfach Urologie war die Habilitation als nun neu institutionalisiertes Hochschulinstrument ein entscheidender Exzellenzfaktor und prägte durch ihre Protagonisten die Fachkultur wesentlich, hatte jedoch auf die Etablierung von eigenständigen Lehrstühlen oder die Errichtung von finanziell unabhängigen und in ihrer Führung selbstständigen Krankenhausabteilungen, insbesondere an Hochschulen durch die stark integralistische Haltung der fachverwandten Chirurgie, nur einen mittelbaren Einfluss.[40]

Tabelle 1: Frühe Habilitationen für das Fach „Urologie" in Wien

Viktor von Ivanchich	1851 Urologie („Krankheiten der Harnwegzeuge")
Gustav Jurie von Lavander	1872 Chirurgie der Harn- und Geschlechtsorgane
Robert Ultzmann	1872 Erkrankungen der Harnorgane
Anton Ritter von Frisch	1882 Chirurgie
Viktor Blum	1912 Urologie

Eigenständige Lehrstühle für Urologie und Krankenabteilungen als Exzellenzfaktor

Hatte die Pariser Fakultät noch in den 1870er-Jahren die Einrichtung eines Lehrstuhls für Urologie mit der Begründung abgelehnt, dass dieses Fachgebiet nicht ausreichend wissenschaftlich fortgeschritten sei[41], so folgte in den Jahren nach 1890 in Frankreich neben der praktischen auch die akademische Anerkennung der neuen Spezialität Urologie durch die Besetzung eines urologischen

---

(Hg.), *Exzellente Wissenschaft. Das Problem, der Diskurs, das Programm und die Folgen*, iFQ – Institut für Forschungsinformation und Qualitätssicherung 4 (2008), 9–12.

38 Maximilian Nitze, *Lehrbuch der Kystoskopie*, Wiesbaden: Bergmann 1889.

39 Vgl. Markus Göbel, Die Rolle der Universitäten in der Ausdifferenzierung von Wissenschaft. Soziologie in Deutschland und den USA, in: Veronika Tacke (Hg.), *Organisation und gesellschaftliche Differenzierung*, Opladen: Westdeutscher Verlag 2001, 84–111.

40 Vgl. Friedrich Moll, *Geschichte der Urologie*, Wiesbaden: Springer Nature essentials 2021 (im Druck).

41 Vgl. George Weisz, The Emergence of Medical Specialization in the Nineteenth Century, in: *Bulletin History of Medicine* 77 (2003) 3, 536–575, 560.

Lehrstuhls durch Felix Guyon (1831-1920). In Wien war bereits im Jahre 1842 im Allgemeinen Krankenhaus ein Saal („Abteilung") „in der Mitte abgetheilt für Männer und Weiber, dem Zwecke sattsam genüge" für Viktor von Ivanchich (1812-1892) „zur Behandlung nichtsyphilitischer Krankheiten der Harnwerkzeuge" „unter [...] Modalitäten und Bedingungen" eingerichtet worden, mit der Maßgabe, dass er „auf keine wie immer geartete Vergütung Anspruch mache, und dadurch auch dem Fonde keinen neuen Ausgaben verursacht werden".[42] Ab 1861 diente dann die III. Chirurgische Klinik am Allgemeinen Krankenhaus unter Leopold von Dittel de facto einer fast ausschließlichen urologischen Versorgung. Es sollte noch bis in die 1960er-Jahre dauern, bis an der Universität ein Ordinariat für Urologie errichtet wurde. In Wien und anderen Orten in Österreich wurde die Urologie durch Primarärzte an allgemeinen Krankenhäusern vertreten. Am AKH in Wien gab es nur im Rahmen der beiden chirurgischen Kliniken (ab 1910 II. Chirurgische Klinik unter Julius Hochenegg (1859-1940), ab 1933 I. Chirurgische Klinik unter Anton von Eiselsberg/Egon Ranzi) Stationen und Ambulanzen, in denen das Gebiet Urologie praktiziert wurde.

Im Jahre 1962 wurde in Wien noch unter dem chirurgischen Ordinariat von Leopold Schönbauer (1888-1963) eine eigenständige Urologische Universitäts-Klinik im Allgemeinen Krankenhaus mit Richard Übelhör (1901-1977) besetzt. Dieser hatte sich im Jahre 1938 nach Ausbildung bei Anton Freiherr von Eiselsberg und Wolfgang Denk (1882-1970) noch für das Fach Chirurgie in Wien habilitiert. Erst im November 1945 wurde er nach Wiedererlangung seiner 1939 entzogenen Dozentur zum „a.o. Professor" ernannt. Heute ist nach ihm ein Forschungsstipendium der Österreichischen Gesellschaft für Urologie (ÖGU) benannt. Erst nach Schönbauers Tod im Jahre 1967 wurde dann ein Ordinariat für Urologie eingerichtet, das Richard Übelhör bis zu seiner Emeritierung im Jahre 1970 innehatte. In Deutschland wurde 1937 ein Ordinariat für Urologie in Berlin für Otto Ringleb (1875-1946) geschaffen, das 1945 endete. Im deutschen Sprachgebiet nach 1945 wurde die erste Universitätsklinik 1953 im Saarland (damals noch als „autonomes Gebiet" de facto französisches Besatzungsgebiet bis 1956) gegründet. In der DDR gab es in Halle ab 1958 mit Martin Stolze (1900-1989) das erste Ordinariat für Urologie.

---

42 Joseph Knolz, *Sammlung der Sanitäts-Verordnungen für das Erzherzogthum Oesterreich unter der Enns von dem Jahre 1833-1842*, 2, Wien: Kaulfuß Witwe, Prandel & Comp. 1842, 460.

Gründung von wissenschaftlichen medizinischen Fachgesellschaften

Wissenschaftliche Fachgesellschaften sind bis heute kooperative Vereinigungen von aktiven WissenschaftlerInnen bzw. Interessierten eines Fachgebiets. In ihrer ursprünglichen Konstitution waren diese nur für die jeweiligen „Fachgenossen" des gleichen medizinischen Fachgebiets offen. Ihre Hauptaufgabe war und ist die Befassung mit wissenschaftlichen Fragen im weitesten Sinne, Festlegung von Standards, Koordination einer möglichst hochkarätigen wissenschaftlichen Forschung und Vermittlung der hierbei gewonnenen Erkenntnisse auf (Jahres-) Kongressen und in Publikationen sowie die Vertretung des Fachgebiets gegenüber anderen Institutionen sowie gegenüber Politik und Gesellschaft.[43]

Die Gründung von Gremien zu wissenschaftlichem Austausch ist eine Erscheinung, die sich besonders ab dem 18. Jahrhundert ausbildete. Zuvor basierte der Austausch meist noch nicht institutionsgebunden, sondern allein auf persönlichen Kontakten. Der Wunsch nach Verbreitung von wissenschaftlichen Erkenntnissen und einem Austausch darüber innerhalb eines Forums von Interessierten führte beispielsweise zur Gründung der „Royal Society" 1660 in London und der „Académie des sciences" 1666 in Paris. In Deutschland wurde die Deutsche Akademie der Naturforscher Leopoldina als älteste naturwissenschaftlich-medizinische Gelehrtenakademie und heute älteste dauerhaft existierende naturforschende Akademie der Welt zu Schweinfurt schon 1652 als „Academia Naturae Curiosae" gegründet. Ihre Einrichtung entsprach dem Wunsch der aufstrebenden Wissenschaften, insbesondere im naturwissenschaftlichen Bereich, den Austausch zwischen den Wissenschaftlern eines bestimmten Fachgebiets zu organisieren und zu begleiten, aber auch Wissenschaftspolitik zu betreiben.

So gibt es in jedem wissenschaftlichen Fach und auch in Bereichen von „großen" wissenschaftlichen Fächern (Innere Medizin mit Gastroenterologie, Kardiologie; Chirurgie mit Viszeralchirurgie, Neurochirurgie, Unfallchirurgie/ Traumatologie) heute mehr oder weniger mitgliederstarke Fachgesellschaften. Der Höhepunkt eines Geschäftsjahrs fast jeder Fachgesellschaft ist der in festen Zeitabständen (meist Jahresrhythmus) stattfindende Kongress der Gesellschaft. Hier ist das Forum zu persönlichem und wissenschaftlichem Austausch, hier werden Entwicklungen und Tendenzen besprochen und innerhalb und außerhalb der eigenen Wissenschaftsgruppe verbreitet. In vielen Fachbereichen existieren auch auf europäischer Ebene Fachgesellschaften und schon im frühen

---

43 Vgl. N.N., Stellungnahmeberechtigte des G-BA, Gemeinsamer Bundesausschuss, URL: https://www.g-ba.de/institution/struktur/stellungnahmeberechtigte/wiss-fachgesellschaften/ (abgerufen am 23.2.2021).

20. Jahrhundert wurden weltweit organisierte Fachgesellschaften ins Leben gerufen (Internationale Gesellschaft für Chirurgie SIC/ISS 1902, Internationale Gesellschaft für Urologie AUI/SIU 1907).

Die 1871 in Berlin gegründete Deutsche Gesellschaft für Chirurgie bot zusammen mit den sich parallel entwickelnden operativ ausgerichteten Zeitschriften wie *Langenbecks Archiv für Klinische Chirurgie* (gegr. 1860–heute), *Bruns Beiträgen zur klinischen Chirurgie* (1885–1974) oder *Deutsche Zeitschrift für Chirurgie* (1872–1947) operativ tätigen Ärzten ab diesem Zeitpunkt eine Plattform zum professionalisierten wissenschaftlichen Austausch, an dem auch frühe Urologen regen Anteil nahmen. In der Urologie entstand eine eigene, deutschsprachige Zeitschriftenkultur erst ab 1889 mit dem *Centralblatt für die Erkrankungen der Harn- und Sexualorgane* (Hrsg. Oberländer/Nitze) sowie den ab 1895 erscheinenden *Vierteljahres/Monatsberichten über die Gesamtleistungen auf dem Gebiete der Krankheiten des Harn- und Sexualapparates* (Hrsg. Casper/ Lohnstein), die ab 1907 zur *Zeitschrift für Urologie*, Verlag Georg Thieme, Leipzig (bis 1990) vereinigt wurden. Als Muttergesellschaft im Zeitalter der sich ständig erweiternden und verstetigenden wissenschaftlichen Kommunikation in Folge der Aufklärung, die neue Methoden der systematischen Beobachtung, des Experiments, ein nun rationales Denken und ein Ende der Vorstellung einer göttlichen Lenkung der Welt hervorgebracht hatte, was zur Gründung erster wissenschaftlicher Akademien führte, gilt im deutschsprachigen Raum die 1822 in Leipzig von dem Naturphilosophen und Mediziner Lorenz Oken (1779–1851) gegründete „Gesellschaft deutscher Naturforscher und Ärzte" (GDNÄ). Auf Initiative Alexander von Humboldts (1769–1859) differenzierte diese sich seit 1828 durch die Ausbildung von Sektionen organisatorisch und wissenschaftlich. Auf der „68. Naturforscherversammlung" im September 1896 in Frankfurt/Main trafen sich erstmals ca. 10 bis 15 Urologen wohl auf Anregung des Dresdner Dermato-Urologen Felix Martin Oberländer (1849–1915)[44], mit dem Ziel, „der Gründung einer Urologischen Fachgesellschaft näherzutreten", ohne jedoch in den nächsten Jahren erfolgreich zu sein, was sicherlich der Person Maximilian Nitzes zu einem großen Teil zugeschrieben werden kann.

Im gleichen Jahr wurde die französische Gesellschaft für Urologie gegründet, 1902 die „American Urological Association" (AUA), der sofort einige deutschsprachige Urologen, u. a. Leopold Casper und Maximilian Nitze sowie Felix Martin Oberländer, als Ehrenmitglieder aufgrund ihrer wissenschaftlichen

---

44 Vgl. Friedrich Moll/Thorsten Halling, „Es ist fernerhin selbstverständlich, dass man wie bei anderen Instrumenten auch durch das Urethroscop, um erspriessliches zu leisten, erst sehen lernen muss" Felix Martin Oberländer (1851–1915) und sein Beitrag zur Wissenschafts- und Fachentwicklung von Urologie und Venerologie, in: *Der Urologe* 60 (2021), im Druck.

Reputation angehörten und damit auch den Ruf der neuen Fachgesellschaft
stärkten. (Tabelle 2)

Erst nach dem Tode des „charakterlich schwierigen Inaugurators der prakti-
kablen Blasenspiegelung (Zystoskopie) Maximilian Nitze" wurden auf der
78. Naturforscherversammlung in Stuttgart am 16. September 1906 erste Schritte
zur Gründung der Deutschen Gesellschaft für Urologie realisiert und am 7. Jänner 1907 dem preußischen „Minister der geistlichen, Kultus- und Medicinial-
Angelegenheiten" Konrad von Studt (1838–1921) annonciert. Die Gründungs-
initiative war insbesondere von der Berliner Urologenschule, in der die jüdische
Bildungselite überproportional repräsentiert war, wie Leopold Casper und Carl
Posner, ausgegangen. Diese fällt in den Zeitraum einer sich weiter ausdifferen-
zierenden naturwissenschaftlich orientierten Medizin am Ende des 19. und
frühen 20. Jahrhunderts. Der erste Kongress der neu gegründeten Deutschen
Gesellschaft für Urologie (DGfU)[45] wurde für den 2.–5. Oktober 1907 nach Wien
einberufen und tagte im Haus der Gesellschaft der Ärzte.

Tabelle 2: Gründung Urologischer Fachgesellschaften im internationalen Vergleich

1886	AAGUS (American Association of Genito-Urinary Surgeons) incl. Venerologie
1896	AFU (Association Française d'Urologie)
1902	AUA (American Urological Association) ohne Venerologie
1902	SUB Société Belge d'Urologie
1906	DGfU Deutsche Gesellschaft für Urologie initial: Deutschland Österreich-Ungarn und Schweiz
1907	AIU International Association of Urology ab 1919 SIU
1907	RUS Russian Urological Society, urologicheskoyassotsiatsii (урологическойассоциации)
1908	NVU Nederlandse Vereneging voor Urologie
1908	SIU SocietàItaliana di Urologia
1911	AEU Asociación Española de Urología
1912	JUA Japanese Urological Association
1919/ 1939	WUG Wiener Urologische Gesellschaft 1935/1946 ÖGU Österreichische Gesellschaft für Urologie
1944	Schweizer Urologische Gesellschaft

Die 1906/07 gegründete Deutsche Gesellschaft für Urologie (DGfU) war eigentlich eine deutsch-österreichische Gesellschaft, in der jüdische oder aus dem

---

45 Zur vereinsrechtlichen Unterscheidung der 1907 gegründeten alten Gesellschaft sollte die
   Abkürzung DGfU verwendet werden, für die juristisch eigenständige Nachkriegsgründung
   1949 die heute gebrauchte Abkürzung DGU.

Judentum stammende Ärzte wichtige Positionen einnahmen.[46] Die Vorstandsposten waren doppelt mit Mitgliedern des Deutschen Reichs sowie aus Österreich-Ungarn besetzt. Sie schafften es, die wissenschaftlichen und fachpolitischen Interessen des Querschnittsfachs Urologie mit seinen vielfältigen Berührungspunkten zu den Nachbardisziplinen zu bündeln und auch nach der Isolierung nach dem Ersten Weltkrieg verlorenes wissenschaftliches Terrain zurückzugewinnen. Anfang der 1930er-Jahre war das Fachgebiet der Urologie noch immer das kleinste der auf dem Bremer Ärztetag 1924 festgelegten medizinischen Spezialfächer in Deutschland, zu dem ca. 1,7 % der Ärzteschaft zählten.[47]

In der Medizingeschichte sind zur Charakterisierung einer eigenen Disziplin (vgl. Tabelle 3) bestimmte Analyse-Merkmale eingeführt worden, die für verschiedene Untersuchungsansätze in der Wissenschaftsgeschichte bei der Analyse der Disziplingenese durchaus nutzbar sind.

Tabelle 3: Merkmale einer selbstständigen medizinischen Fachdisziplin (nach Eulner[48], Laitko[49])

Eigene Geschichte
Eigener Name
Abgegrenztes Organsystem
Facharztanerkennung
Eigene Kliniken
Eigenständige Vertretungen an den Universitäten
Fachspezifisches Instrumentarium und eigenständige Behandlungsmethoden
Eigene wissenschaftliche Publikationsorgane
Eigene wissenschaftliche und berufspolitische Organisationen und Kultur

Die historische Realität und die Praxis in der Urologie sind indes in ihrer charakteristischen und konkreten, sozialen Erscheinungsform unter Berücksichtigung von maßgeblichen Realisierungskontexten infrastruktureller und institutioneller Bedingungen über den Ansatz einer mikrohistorischen Rekonstruktion der Geschichte und Entwicklung der Urologie oft im jeweiligen Kontext des

---

46 Vgl. Matthis Krischel/Friedrich Moll/Heiner Fangerau, Die 1907 gegründete „Deutsche Gesellschaft für Urologie" und die „Gesellschaft Reichsdeutscher Urologen" im Nationalsozialismus, in: *Der Urologe* 50 (2011), 1154–1160.

47 Vgl. Julia Bellmann, Lebenswege der jüdischen Urologen während der Zeit des Nationalsozialismus, in: Matthis Krischel/Friedrich Moll/Julia Bellmann/Albrecht Scholz/Dirk Schultheiss (Hg.), *Urologen im Nationalsozialismus. 1: Zwischen Anpassung und Vertreibung*, Berlin: Hentrich und Hentrich 2011, 41–48.

48 Vgl. Hans-Heinz Eulner, *Die Entwicklung der medizinischen Spezialfächer an den Universitäten des deutschen Sprachgebietes*, Stuttgart: Enke 1970.

49 Vgl. Guntau/ Laitko, *Der Ursprung der Wissenschaften.*

einzelnen Krankenhauses oder der einzelnen Universität fassbar.[50] Die Medizinische Fachgesellschaft wird zum Träger der Repräsentation von Professionalisierung und Spezialisierung für das einzelne Mitglied der Fachgesellschaft.[51]

Für Wien spielt in diesem Zusammenhang die 1837 gegründete k. k. Gesellschaft der Ärzte, aus deren Mitte sich 1919/39 die Wiener- und später 1935/46 die Österreichische Gesellschaft für Urologie gründete, eine wesentliche Rolle. Deren Zeitschrift präsentierte bereits im ersten Jahrgang 1844 Erkrankungen der Harnwege aus den Sektionen Carl von Rokitanskys.[52] Viktor von Ivanchich stellte hier 1850 seine Ergebnisse der Blasensteinlithotripsie vor und sprach sich 1853 bereits für die gefahrlose Nutzung der Äthernarkose zur Lithotripsie aus. Hier demonstrierte Max Nitze in der Sitzung der Gesellschaft der Ärzte vom 9. Mai 1879 sein „Kystoskop" am Lebenden. Die lange Liste der Vortragenden auf dem Gebiete der Urologie weist das Netzwerk der Wiener Urologie aus: über Franz von Pitha, Josef Grünfeld (1840–1910), Gustav Jurié von Lavander (1841–1924), Leopold von Dittel, Joseph Englisch (1835–1915), Otto Zuckerkandl, Rudolf Paschkis bis Friedrich Kroiß (1878–1960). Aber es finden sich in den Rednerlisten immer noch Chirurgen wie Anton von Eiselsberg im Jahre 1918, die zu rein urologischen Themen Stellung nehmen. Das Vereinshaus (Billroth-Haus) bildete den Rahmen und bot den prunkvollen Sitzungssaal für den ersten Kongress der Deutschen Gesellschaft für Urologie 1907 in Wien. In deren Führungsgremien waren immer wieder Urologen oder der Urologie nahestehende Operateure wie Leopold von Dittel oder Otto Zuckerkandl aktiv.

Weitere Indikatoren für Exzellenz, Reputation und Ehre in Vergangenheit und Gegenwart

Kooperationsnetzwerke, Zitationsnetzwerke, Publikationsnetzwerke sind weitere Marker von Exzellenz und Reputation. Auch die Tätigkeit in Gremien und Vorständen von Universitäten und Wissenschaftsorganisationen sowie renom-

---

50 Vgl. Martin Rothland, Disziplingeschichte „vor Ort". Vom Sinn und Nutzen einer mikrohistorischen Rekonstruktion universitärer Erziehungswissenschaft. Bildungsforschung, URL: https://www.pedocs.de/volltexte/2014/4631/pdf/bf_2007_1_Rothland_Disziplingeschichte.pdf (abgerufen am 31.1.2021). – Martin Guntau/Hubert Laitko, *Der Ursprung der modernen Wissenschaften*, Berlin: Akademie-Verlag 1987.

51 Vgl. Heiner Fangerau/Christiane Imhoff, Medizinische Spezialisierung, in: Thorsten Halling/Friedrich Moll/Heiner Fangerau (Hg.), *Urologie 1945–1990 Entwicklung und Vernetzung der Medizin in beiden deutschen Staaten*, Berlin: Springer 2015, 21–34.

52 Vgl. Gustav Loebel, Bericht über die Ergebnisse der, unter der Leitung des Herrn Prof. Dr. Rokitansky stehenden pathologisch – anatomischen Anstalt des k. k. allgemeinen Krankenhauses im Monate Februar 1844, erstattet von Dr. Gustav Loebl, in: *Zeitschrift der k. k. Gesellschaft der Ärzte zu Wien* 1 (1844), 139–140.

mierter Fachzeitschriften sind hier zu nennen. Akademische Ehrungen, die besonders in Zeiten politischen Wertewandels öffentlichen Kontroversen unterliegen, was sogar eine internationale Relevanz besitzen kann, gelten als wichtiges Indiz für eine hohe Reputation und können als weitere Marke – auch zur Analyse des Umgangs mit Exzellenz und Reputation –, nicht nur in Medizin und Urologie, herangezogen werden.

Schon die Titelblätter der *Zeitschrift für Urologie* und ihrer beiden Vorläufer (*Centralblatt für die Krankheiten der Harn- und Sexual-Organe* ab 1889, *Monatsberichte über die Gesamtleistungen auf dem Gebiete der Krankheiten des Harn- und Sexual Apparates* ab 1886) sowie der *Zeitschrift für Urologische Chirurgie* (Gustav Springer, Berlin, ab 1913) lassen vor dem Zweiten Weltkrieg das „Who is who" der deutschsprachigen Urologie aufscheinen. Hierin waren die österreichischen und die Schweizer Kollegen eingeschlossen. Für Wien und Österreich müssen für die Urologie zusätzlich die *Wiener Medizinische Wochenschrift* (gegründet 1851) sowie die *Wiener Klinische Wochenschrift* (gegründet 1888) herangezogen werden, da diese früh einen Fokus auf das neue Spezialgebiet mit seinen Therapiemöglichkeiten legten. Sowohl die kontinuierliche Vorstellung von prägenden Operationen[53] wie u. a. der „blinden" Blasensteinlithotripsie, der „blinden" Fremdkörperentfernung in der vorzystoskopischen Ära oder die verschiedenen zeitaktuellen Therapiemethoden der zumeist Gonorrhoe bedingten Harnröhrenstrikturen[54] förderten die Implementierung häufig auch sehr differenzierter Techniken im Fachkanon der Urologie. Gleichzeitig zeigten Wiener Operateure hier in führender Stellung diese Techniken einem internationalen Publikum. Auch die Annoncierung besonderes herausragender technischer Neuerungen wie dem Nitze-Zystoskop wurden publikumswirksam präsentiert und sind besondere Beispiele der Exzellenz der Wiener Urologie während dieser Periode.[55]

In den beschriebenen wissenschaftlichen Rahmen von Reputationsnetzwerken kann auch die studentische Lehre einbezogen werden, insbesondere zu einer Zeit, als Privatdozenten und Professoren „Collegiengelder" zu ihren Einnahmen rechnen konnten und mussten. In Österreich legte dies die Thun-Hohenstein'sche Universitätsreform nach Abschaffung von allgemeinen Unterrichts-

---

53 Vgl. Jean-Jacques-Joseph Le Roy des Etiolles, Ueber die Mittel, fremde Körper anderer Art als Harnsteine und deren Trümmer aus der Blase herauszuziehen, in: *Wiener Medizinische Wochenschrift. Ausserordentliche Beilage* (1855) I, 1–8, II, 9–11.

54 Vgl. Friedrich Lorinser, Zwei Fälle von Harnröhrenschnitt (Boutonnière). Eröffnung der Harnröhre hinter der Verengerung, in: *Wiener Medizinische Wochenschrift* 5 (1855) 13, 197–200. – E. Lang, Die therapeutische Verwerthung der Elektrolyse, insbesondere bei Structuren der Harnröhre, in: *Wiener Klinische Wochenschrift* 10 (1897) 7, 165–168.

55 Vgl. Max Nitze, Eine neue Beobachtungs- und Untersuchungsmethode für Harnröhre, Harnblase und Rectum, in: *Wiener Medizinische Wochenschrift* 29 (1879), 24, 650–652, 25, 688–691, 26, 714–718, 30, 806–810.

geldern ausdrücklich fest. Neben den typischen Lehrer-Schüler-Stammbäumen als eine klassische Form der innerwissenschaftlichen Vernetzung ist es die generelle Vermittlungskompetenz, die Image und Attraktivität des Hochschullehrers und des Hochschulstandorts bestimmt. Die Quellenlage zur Qualität der akademischen Lehre ist allgemein ungünstig, da sich Studierende in der schriftlichen Überlieferung in der Regel nur quantitativ wiederfinden.

Erinnerungskultur und Traditionspflege des Fachs als Exzellenzfaktor

Für den Bereich der Urologie erinnerten in Wien früh wichtige Stimmen an die besondere Fachentwicklung und trugen hiermit auch im Sinne eines „history marketing" in Zeiten der wissenschaftlichen Isolation nach dem Ersten und Zweiten Weltkrieg zur Reputationspflege bei. Es ist mittlerweile Konsens, dass die Sicht „durch die Brille der Erinnerungskultur" das Potential besitzt, neue Erkenntnisse über diese Untersuchungsobjekte zu Tage zu fördern. Im kulturellen Gedächtnis der Urologie spielte und spielt Wien eine besonders wichtige Rolle. Durch die aktive Konstruktion der Erinnerung und des Erinnerten sind hier „die Kontextgebundenheit und Interaktionsprozesse"[56] leichter fassbar. Als beispielhaft in Medizin und Urologie lassen sich hier neben Publikationen besonders Jubiläumsfeiern, Festschriften, Benennungen von wissenschaftlichen Preisen oder Stipendien (Richard-Übelhör-Stipendium der ÖGU) nennen. Auch Vortragssitzungen bzw. Vorträge, Eponyme (wie u. a. Nitze-Leiter-Zystoskop, Dittel-Stift, Huttersches Randphänomen, Ultzmann-Katheter, Adenomektomie nach Harris-Hryntschak, Blasenlappenbildung nach Übelhör) oder Lehrstühle können als geronnene, feste Einheiten der Erinnerung bezeichnet werden, welche ausdrücklich oder implizit eine Funktion der Selbstvergewisserung, Außendarstellung sowie Bildung und Pflege von Traditionen wahrnehmen. Nach Jan Assmann wird hierin

> „eine Gesellschaft sichtbar: für sich und für andere. Welche Vergangenheit darin sichtbar wird und welche Wertperspektive hervortritt, sagt etwas aus über das, was sie ist und worauf sie hinauswill."[57]

Bereits die Wiener Medizinhistoriker Theodor Puschmann (1844–1899) und Max Neuburger (1868–1955) hatten die Bedeutung der Wiener Urologie hervorgehoben und die Bedeutung der „Wiener Medizinischen Schule" in einen inter-

---

56 Vgl. Jan Assmann, Kollektives Gedächtnis und kulturelle Identität, in: Jan Assmann/Tonio Hölscher (Hg.), *Kultur und Gedächtnis*, Frankfurt: Suhrkamp 1988, 9–19.
57 Ebd., 16.

nationalen Zusammenhang gesetzt. Auf dem ersten Urologenkongress in Wien 1907 konstituierte Anton Ritter von Frisch die historische Methode als eine wissenschaftliche Herangehensweise für das Fach als genuin in seiner Präsidentenrede.[58] Zum folgenden Urologenkongress in Wien 1911 wurde die historische Entwicklung des Spezialfachs Urologie in einer besonderen Kongressausgabe der *Wiener Medizinischen Wochenschrift*, die „den Teilnehmern des III. Kongresses der Deutschen Gesellschaft für Urologie gewidmet war" mit ihren Leistungen herausgestellt.[59] In der Kongressausgabe wurden bei der Beschreibung der wissenschaftlichen und historischen Ausstellung zur Illustration großformatige Abbildungen von Leopold von Dittel, Robert Ultzmann sowie Otto Zuckerkandl eingedruckt und durch die Fa. Leiter historische Instrumente neben einem wissenschaftshistorischen Artikel in der *Wiener Medizinischen Wochenschrift* präsentiert. Das kann als erster Hinweis auf eine wissenschaftshistorische Ausstellung und Beginn einer Traditionspflege auf Deutschen Urologenkongressen gewertet werden, was die besondere Bedeutung Wiens bei der Traditionspflege des Fachs Urologie deutlich hervorhebt. 1944 erhielt die Urologie im Billroth-Jubiläumsband von Leopold Schönbauer *Das Medizinische Wien* im Vergleich zu anderen Spezialdisziplinen nur eine kurze Erwähnung durch die Person Leopold von Dittels.[60] Im Jahre 1948 stellte Theodor Hryntschak wiederum die besonderen Wiener Leistungen heraus.[61] Der Entwicklung der Urologie an der Wiener Poliklinik, dem Erbe Ultzmanns und Anton Ritter von Frischs, wurde in mehreren Publikationen gedacht.[62] Mitglieder der 1996 gegründeten „Internationalen Nitze-Leiter-Forschungesesellschaft für medizinische Endoskopie" mit ihrem ersten Vorsitzenden, dem Urologen Anton Schimatzek (1921–2009) beförderten die Erinnerungskultur und das medizinhistorische urologische Erbe in Wien und Österreich wesentlich.[63]

Die Medizinhistorikerin Erna Lesky, die 1960 das Institut für Geschichte der Medizin übernommen hatte und erste Ordinaria an der medizinischen Fakul-

58 Vgl. Anton von Frisch, Historischer Rückblick auf die Entwicklung der urologischen Diagnostik, in: *Wiener Klinische Wochenschrift* 20 (1907) 40, 1191–1198.

59 Vgl. N.N., Feuilleton. Zur Geschichte der Urologie in Wien, in: *Wiener Medizinische Wochenschrift* 61 (1911) 37, 2441–2444.

60 Vgl. Leopold Schönbauer, *Das medizinische Wien. Geschichte/Werden/Würdigung*, Berlin–Wien: Urban & Schwarzenberg 1944, 363–364.

61 Vgl. Theodor Hryntschak, Wiens Anteil an der Erfindung des Kystoskops, in: Emanuel Berghoff (Hg.), *Festschrift zum 80. Geburtstag Max Neuburgers*, Wien: Maudrich 1948, 239–245.

62 Vgl. Horst Haschek/Peter Porpaczy, 100 Jahre Urologie an der Wiener Poliklinik, in: *Urologia Internationalis* 26 (1971), 397–409. – Dies., A different kind of Secession, The Vienna Polyclinic, in: *Austria Today* 3 (1986), 25–27.

63 Vgl. Anton Schimatzek, 5000 Jahre Urologie, in: Gottfried Stangler (Hg.), *Kunst des Heilens. Aus der Geschichte der Medizin und Pharmazie*. Niederösterreichische Landesausstellung, Kartause Gaming 4. Mai- 27. Oktober 1991, Wien: 1991, 774–778.

tät der Universität Wien 1966 war, wies immer wieder in der Nachkriegszeit in ihren Publikationen auf das Erbe der Wiener Urologie und dessen Stellung in der sogenannten Zweiten Wiener Medizinischen Schule hin. Auch die internationale Ausrichtung arbeitete sie heraus.[64] Helmut Wyklicky (1921–2007), der Nachfolger Erna Leskys, sah sich ebenfalls in dieser Tradition und legte eine Arbeit zur historischen Verankerung der Therapie des Harnsteinleidens in Wien vor.[65] Marlene Jantsch (1917–1994), die sich parallel zu Erna Lesky im Fach Medizingeschichte im Jahre 1957 in Wien habilitiert hatte und schon ab 1945 die Sammlungen des Instituts für Geschichte der Medizin betreute, war in der Nachkriegszeit eine wichtige Autorin auch in Bezug auf urologischer Biografien für das *Österreichische Biographische Lexikon 1815–1950* oder die *Neue Deutsche Biographie* und sicherte somit die Erinnerung an bedeutende Urologen supranational. Der Archivar der ÖGU, der Urologe Peter Paul Figdor (1926–2020), trug besonders durch seine Präsentation der Ilgschen Modifikation des Bozzini Lichtleiters[66] sowie einer Publikationen zu Biografien österreichischer Urologen[67] neben Vorträgen zur Endoskopiegeschichte und einer umfangreichen Quellensammlung zu einer besonderen Erinnerungskultur der Wiener und österreichischen Urologie auch international bei.

Wissenschaftspreise als Exzellenzfaktoren

Die Erinnerungskultur[68] und die damit verbundenen Aushandlungsprozesse innerhalb der medizinischen Fachgesellschaften und auch der Wissenschaftsgeschichte gerade bei der Eponymik von Erkrankungen auch innerhalb von Urologie

---

64 Vgl. Erna Lesky, Wiener Urologie in der Zeit Billroths, in: *Klinische Medizin* 18 (1963) 5, 221–230. – Dies., *Wien und die Weltmedizin* (= Studien zur Geschichte der Universität Wien 9), Wien: Böhlau 1974.
65 Vgl. Helmut Wyklicky, Zur Geschichte der Lithiasis in Wien, in: Wilfried Vahlensieck (Hg.), *Fortschritte der Urologie und Nephrologie* 20 (Pathogenese und Klinik der Harnsteine IX), Darmstadt: Steinkoff 1980, 1–5.
66 Vgl. Peter Figdor, *Philipp Bozzini. Der Beginn der modernen Endoskopie. Die Wiener und Frankfurter „Bozzini-Akte" und Publikationen der Jahre 1805 bis 1807*, I–II, Tuttlingen: Endo-Press 2002. – Ders., *The Development of Endoscopy in the 19th century*, Tuttlingen: Endo-Press 2004. – Ders., History of endoscopy: The improvements of Bozzini's light conductor by Johann Georg Ilg at the Josephinian Medical-Surgical Academy in Vienna 1806 and 1807, in: *Wiener Klinische Wochenschrift* 114 (2002), 64–71.
67 Vgl. Peter Figdor, *Biographien österreichischer Urologen*, Wien: Universimed 2007.
68 Vgl. Matthis Krischel/Thorsten Halling, Erinnerungsorte und Erinnerungskultur – Zur Karriere der „Memory Studies" in der Medizingeschichte, in: *Medizinhistorisches Journal* 55 (2020), 219–231.

oder Venerodermatologie[69] spielen bei Wissenschaftspreisen und Auszeichnungen eine wesentliche Rolle.[70] Während zwei Urologen, Charles Huggins (1901–1997) sowie Werner Forßmann (1904–1979) den Nobelpreis für Physiologie oder Medizin[71] erhielten, waren viele Mediziner und Urologen nominiert, konnten sich aber nicht durchsetzen, was bisher häufig unbemerkt geblieben war. Urologen wie James Israel (1848–1926),[72] Felix Guyon, Gottfried Benn (1886–1956)[73] oder Edwin Beer schafften es ebenfalls bis auf die Kandidatenliste.[74]

Schaut man in die Urologiegeschichte, so fällt auf, dass die minimale Invasivität von Eingriffen, wie diese von Viktor von Ivanchich, Robert Ultzmann oder Edwin Beer propagiert wurde und die heute ein wichtiges Exzellenzkriterium ist, wie auch die Wissenspopularisierung eines Robert Ultzmanns, Anton Ritter von Frischs oder Otto Zuckerkandls, die eine Grundvoraussetzung für die Methodendurchsetzung in der praktischen, klinischen Medizin darstellt, stets nur wenig Würdigung des Nobelpreiskomitees fanden.

Ausblick

Heute sind im medizinischen Fachbereich der Urologie Begriffe wie Exzellenz und Reputation häufig mit der Einführung neuer Techniken wie roboterassistierter Operationssysteme oder dem Ausbau minimal invasiver Techniken verbunden, obwohl das technikaffine Spezialgebiet der Urologie dies seit jeher als eigenen, immanenten fachkonstituierenden Aspekt angesehen hat. „Centers of Excellence" sollten das Fachgebiet zukunftssicher gestalten und auch bei einer Kostensenkung

---

69 Vgl. Sven Eppinger/Jochen Schmitt/Michael Meurer, Morbus Reiter oder reaktive Arthritis? Comments on a controversy in terminology, in: *Dermatology* 57 (2006), 336–339.

70 Vgl. Johannes Knoll/Alexander Pinwinkler, Akademische Ehrungen in Deutschland und Österreich. Einleitung, in: Alexander Pinwinkler/Johannes Knoll (Hg.), *Zuviel Ehre? Interdisziplinäre Perspektiven auf akademischen Ehrungen in Deutschland und Österreich*, Wien–Köln–Weimar: Böhlau 2019, 11–29, 14.

71 Vgl. Nils Hansson, What's so special about the Nobel Prize?, in: *Public Understanding Science* 27 (2018) 44, 485–488.

72 Vgl. Friedrich Moll/Thorsten Halling/Nils Hansson/Heiner Fangerau, „Wenn Sie alle vergessen sein werden, wird der Name Israel noch leuchten" James Israel (1848–1926): Eine Karriere im Deutschen Kaiserreich und seine Nominierung für den Nobelpreis, in: *Der Urologe* 56 (2017), 369–381.

73 Vgl. Nils Hansson/Thorsten Halling/Friedrich Moll, Medizin und Literatur: „Nobelpreis. Bitte keine Witze". Gottfried Benn und seine Nominierungen für den Literaturnobelpreis, in: *Der Urologe* 58 (2019), 1481–1488.

74 Vgl. Nils Hansson, Anmerkungen zur wissenschaftshistorischen Nobelpreisforschung, in: *Beiträge zur Wissenschaftsgeschichte* 41 (2018), 7–18. – Betreffend Eugen Steinach siehe die Beiträge von Daniela Angetter und Nils Hansson, Brillante Verlierer? und Susanne Krejsa MacManus und Christian Fiala, Greatest benefit of mankind? in diesem Band.

helfen.[75] Schaut man auf die Werbeauftritte von in- und ausländischen Kliniken, stellt das Attribut „Excellence Center" mittlerweile kein Distinktionsmerkmal mehr dar. Die Gefahr einer Kennzifferkultur und der Verlust der Fachbreite auf Kosten finanziell einträglicher Diagnostik oder profitabler Operationen zeichnen sich ab. Wissenschaftliche Höchstleistungen können allerdings nicht immer mit Kostenreduktionen in allen Bereichen einhergehen.

In der Öffentlichkeit wird eine medizinische und urologische klinische Leistungsethik nach Kennziffern zwar stets kritisch, aber auch ambivalent diskutiert. Die Bürger und ebenso Verantwortliche in Ministerien und Krankenkassen werfen besonders Universitätskliniken immer wieder vor, nicht hinreichend profitabel zu arbeiten.

Zunehmend finden wir eine Konzentration der Forschung auf Impact-factor-starke Disziplinen, die in der Breite an den Interessen und Wünschen von PatientInnen und BürgerInnen vorbeigehen. Diese wünschen eine Erforschung der Krankheiten, die sie selbst als Patient am ehesten zu betreffen drohen. Zur gleichen Zeit wurde die klinische Forschung durch ein Labyrinth von regulatorischen Anforderungen und eine langjährige Unterfinanzierung geschwächt.[76]

Weiterhin erheben unter dem Vorwand von Kosten, Kennzahlen und Exzellenz viele konservative Fächer innerhalb der Medizin Ansprüche, prä-, peri- und postoperative Behandlungselemente auch von Urologen komplett zu übernehmen. Die Bereiche Onkologie und Transplantationsmedizin sind hier wichtige Beispiele.

Urologen als MedizinerInnen in einem Querschnittsfach dürfen aber nicht als Handwerker in den Operationssaal verbannt werden, sondern sind für die prä-, peri- und postoperative Behandlung ihrer PatientInnen federführend ärztlich verantwortlich. Schon in der Vergangenheit hatten UrologInnen hier ihr Primat gegenüber der Chirurgie zu behaupten. Die neuen Entwicklungen könnten eine Entakademisierung einer universitären Urologie einleiten. Nicht allein die technisch perfekt ausgeführte Operation ist zur Patientenbehandlung notwendig, sondern auch eine exakte, an nationalen und internationalen Leitlinien und dem Patientenwohl orientierte Indikationsstellung nach präoperativer Diagnostik und einer operationsspezifischen patientenzentrierter Nachsorge, die auch länger andauern kann, als es Versicherungssysteme in einem Durchschnittbudget festlegen.

75 Vgl. Paul Abrams/Maurizio Brausi/Stefan Buntrock/Thomas Ebert/Hashim Hashim/Hans-Göran Tiselius/Jean-Jacques Wyndaele, The future of urology, in: *European Urology* 61 (2012), 534–540.
76 Vgl. Shahrokh Shariat, Urologische Forschungslandschaft in Österreich 2030 – Identifizierung von drei Schlüsselfaktoren für eine erfolgreiche Forschung, in: *Nachrichten der Österreichische Gesellschaft für Urologie* 24 (2014) 50, 28–39, 29.

Die Fähigkeit, spezielle Operationen in ausreichender Zahl durchzuführen, wird häufig als wichtigster Maßstab gewertet, und verwundert stellt man heute fest, dass auch die akademische, ärztliche und urologische Qualität von Behandlung und Versorgung ein sinnvoller Parameter gewesen wäre.[77]

In der Auseinandersetzung mit diesem wichtigen Thema müssen wir fachübergreifende und vor allem schlüssige Konzepte entwickeln. Onkologie-, Transplantations-, Robotik- oder Kindergesundheitszentren bedrohen langfristig die fachkonstituierenden Aspekte des medizinischen Querschnittsfachs und degradieren den Urologen zu einem Handwerker, dem eine isolierte, technische Einzelleistung abverlangt wird. Von ihm wird bei dieser Aufsplitterung aber nicht (mehr) die Gesamtsicht auf das fachkonstituierende Organsystem, den Harntrakt mit seinen Anhängen, gefordert. Bereits 2008 stellte für die Bundesrepublik Deutschland Matthias Kleiner zu Recht fest:

> „Um die Verhältnisse in der Breite zu verbessern, müssen wohl, so meine ich, nicht weniger als 20 bis 30 Prozent mehr in die Grundfinanzierung der deutschen Universitäten investiert werden. Erst dann werden wir nicht nur die Spitzenforschung an den deutschen Universitäten, sondern das deutsche Universitätssystem durch akademisch geprägte Persönlichkeiten bereichern und damit insgesamt international wettbewerbsfähig machen und die Vorteile seiner großen Vielfalt richtig zur Geltung bringen können."[78]

friedrich.moll@hhu.de
shahrokh.shariat@meduniwien.ac.at

---

77 Vgl. Christian Vahl/Heinz Becker, Akademische Chirurgie: Im Schatten der Exzellenzinitiative, in: *Deutsches Ärzteblatt* 111 (2014), 12 A–496 / B–424 / C–408.

78 Matthias Kleiner, Exzellenzinitiative: Nach der Entscheidung, in: Stefan Hornbostel/Dagmar Simon/Saskia Heise (Hg.), Exzellente Wissenschaft: das Problem, der Diskurs, das Programm und die Folgen. iFQ Working Paper N0 4, Institut für Forschungsinformation und Qualitätssicherung, URL: http://www.forschungsinfo.de/publikationen/Download/working_paper_4_2008.pdf (abgerufen am 25.3.2021).

II. Wie erhalte ich (nicht) einen Preis?

Jacob Habinek

One elite or many? German, Austrian, and Swiss scientists as Nobel nominees and nominators[*]

Abstract

The laureates, nominators, and nominees for the three Nobel Prizes in science are all doubtless members of a scientific elite. The process of awarding the Nobel Prize therefore offers a vantage point on the dynamics of international scientific hierarchies. Under the statutes of the Nobel Foundation, the nominating system tasks representatives of various national scientific elites with recommending members for the international "ultra-elite" of Nobel laureates. This chapter examines the population of German, Austrian, and Swiss nominators and nominees, paying special attention to the role of each country in the nomination process. The results provide evidence for a clear hierarchy of countries, but with sharp differences in the structure of the scientific hierarchy across each of the three science prizes. The international scale of merit is most well-defined in physics, while national elites in chemistry and medicine displayed more independence and, in medicine, a lack of consensus at the international level. Taken together, the results suggest a complex relationship between national and international scientific elites.

Die Preisträger, Nominatoren und Nominierten für die drei wissenschaftlichen Nobelpreise sind zweifellos Mitglieder einer wissenschaftlichen Elite. Der Prozess der Vergabe des Nobelpreises bietet daher einen Blickwinkel auf die Dynamik internationaler wissenschaftlicher Hierarchien. Nach den Statuten der Nobelstiftung beauftragt das Nominierungssystem Vertreter verschiedener nationaler wissenschaftlicher Eliten mit der Empfehlung von Mitgliedern für die internationale "Ultra-Elite" der Nobelpreisträger. In diesem Kapitel werden deutsche, österreichische und schweizerische Nominatoren und Nominierte untersucht, wobei der Rolle des jeweiligen Landes im Nominierungsprozess besondere Aufmerksamkeit geschenkt wird. Die Ergebnisse liefern Hinweise auf eine klare Hierarchie der Länder, jedoch mit starken Unterscheidungen in der Struktur. Die internationale Leistungsskala ist in der Physik am besten definiert, während die nationalen Eliten in Chemie und Medizin mehr Unabhängigkeit zeigen, in der Medizin aber auch einen Mangel an Konsens auf internationaler Ebene aufweisen. Zusammenfassend deuten die Ergebnisse auf eine komplexe Beziehung zwischen nationalen und internationalen wissenschaftlichen Eliten hin.

---

[*] This research was funded by a grant from the Riksbankens Jubileumsfond (MXM19–1229:1).

Keywords
Nobel Prizes, Scientists – Germany, Austria, and Switzerland, History – Physics, Chemistry, and Medicine, Sociology of Science
Nobelpreise, Wissenschaftler – Deutschland, Österreich und die Schweiz, Geschichte – Physik, Chemie und Medizin, Wissenschaftssoziologie

Introduction

Nobel laureates make up an international scientific elite. Alfred Nobel (1833–1896) intended his prizes to recognize the greatest contributions worldwide to the benefit of humanity.[1] Receiving one of the three science prizes places the laureate in a clearly demarcated group of scientists whose accomplishments have been deemed worthy of global recognition. Membership in this select group carries with it a unique standing in the public eye, as well as the possibility of additional honors and even greater prestige in the eyes of the laureate's scientific peers.[2]

At the same time, Nobel laureates also stand at the peak of their respective national scientific communities. Despite the universalistic aims of scientific inquiry and the international circulation of ideas, scientists, and technologies, much of scientific life nevertheless occurs within national contexts and is shaped by their particularities. Awards and positions that are of great importance in one country may be unknown elsewhere. Even the meaning of basic academic titles such as doctor or professor remain stubbornly different across countries.[3]

To speak of a German, American, or other national scientific elite therefore entails a double proposition: a position within an international scientific hierarchy as well as a position within a national scientific hierarchy. The relationship between national and international hierarchies is in no way fixed. Rather, it is the outcome of historical processes in which different countries obtain recognition

---

1 See Nobelstifelsen – The Nobel Foundation, *Code of Statutes given at the R. Palace in Stockholm on the 29th June 1900*, Stockholm: Kungl. Boktryckeriet F.A. Nordsted & Söner 1901. – Elisabeth Crawford, *The Beginnings of the Nobel Institution: The Science Prizes, 1910–1915*, Cambridge: Cambridge University Press 1984, Ch. 3.
2 See The literature on "Nobel effects" is voluminous. For starting points, see Robert Merton, The Matthew Effect in Science, in: *Science* 159 (1968), 56–63. – Harriet Zuckerman, *Scientific Elite: Nobel Laureates in the United States*, New Brunswick: Transaction 1996 (1977), Ch. 7. – Eugene Garfield/Alfred Welljams-Dorof, Of Nobel class: A citation perspective on high impact research authors, in: *Theoretical Medicine* 13 (1992), 117–135.
3 While there is little comparative research on national scientific elites, studies of national scientific communities go back to Joseph Ben-David, *The Scientist's Role in Society: A Comparative Study*, New York: Prentice Hall 1971. – Marion Fourcade, *Economists and Societies: Discipline and Profession in the United States, Britain, and France, 1890s to 1990s*, Princeton: Princeton University Press 2009. – Christine Musselin, *The Market for Academics*, New York: Routledge 2010.

for their distinct conceptions of scientific merit at the global scale. Prizes and honors feed into this dynamic insofar as they act as standards against which national scientific communities can be measured within a shifting international hierarchy.[4]

The case of Germany is instructive. At the end of the nineteenth century, the German scientific elite enjoyed international preeminence. German was the language of science. Students flocked to Berlin, Leipzig, and other German universities to obtain a model scientific education, and, as Fritz Ringer has shown, research questions that emerged from the particularities of the German academic milieu were in turn carried throughout Europe and beyond.[5] By the second half of the twentieth century, however, two world wars, institute closures, multiple purges, and the inexorable rise of US economic and geopolitical power had produced a reversal of national scientific fortunes.[6] The shift is reflected in the declining rate of German science laureates from .82 per year through 1945 to .53 per year for the rest of the century.[7]

The process of awarding the Nobel Prize offers a vantage point on the dynamics of international scientific hierarchies over the twentieth century. Under the statutes of the Nobel Foundation, the nominating system tasks representatives of various national scientific elites with recommending members for the international "ultra-elite" of Nobel laureates.[8] Nominators are free, however, to promote their own co-nationals or recognize foreign luminaries. In this respect the Nobel Prize functions as an international arena in which representatives of

---

4 See Pierre Bourdieu, *Homo Academicus*, Stanford: Stanford University Press 1984. – *Science of Science and Reflexivity*, Chicago: University of Chicago Press 2001. – Robert Merton, The Matthew Effect in Science, in: *Science* 159 (1968), 56–63. – Zuckerman, *Scientific Elite*, Ch. 7.

5 See Fritz Ringer, *The Decline of the German Mandarins: The German Academic Community, 1890–1933*, Cambridge: Harvard University Press 1969. – Paul Forman, Weimar culture, causality, and quantum theory: adaptation by German physicists and mathematicians to a hostile environment, in: *Historical Studies in the Physical Sciences* 3 (1971), 1–115. – Jonathan Harwood, *Styles of Scientific Thought: The German Genetics Community, 1900–1933*, Chicago: University of Chicago Press 1993. In the present context it is also worth noting that the group of internationally prominent "German universities" was not identical to the universities of Germany. For example, the University of Vienna enjoyed considerable success as an international center of education, especially in medicine, while the universities of Rostock and Greifswald remained hardly less provincial than Graz or Innsbruck.

6 See Ben-David, *Scientist's Role*, Chicago: University of Chicago Press 1971, discusses the succession of centers of learning. – Daniel Kevles, *The Physicists: The History of a Scientific Community in Modern America*, Second Edition, Cambridge: Harvard University Press 1995 (1971).

7 This number is based on country of residence at the time of the award. See Appendix for additional details on the data.

8 See Robert Marc Friedman, *The Politics of Excellence: Behind the Nobel Prize in Science*, New York: Times 2001. – Crawford, *The Beginnings of the Nobel Institution*, Ch. 3. – Nobelstifelsen – The Nobel Foundation.

national scientific communities come together to propose an international ranking of scientific merit that then informs of the final selection of laureates. The population of German, Austrian, and Swiss nominators and nominees offers a reliable, if not entirely unbiased, indicator of the weight assigned to each country in the construction of this international ranking.[9]

International and national scientific elites

The Nobel Prizes stand out as one of the few specifically international scientific institutions.[10] Science is perhaps unique in its ambition to universality, yet it lacks a robust system of global organizations and structures compared to, say, the financial system or even literature and the arts. Truly international centers like CERN are rare, and international scientific councils and associations are limited in their capacity to enforce any kind of shared standards.

It is all the more remarkable, therefore, the degree to which scientists have maintained a relatively free exchange of ideas and honors, and, to a lesser extent, personnel and technologies, over many decades. Central to this achievement is the importance that scientists place on giving due credit to the contributions of their peers. But as in any other gift economy, the granting of scientific recognition tends to elevate some above others, giving more and more to those who already have a material advantage. It is no secret that the distribution of scientific honors – of which prizes are the most public and visible form – is sharply stratified across both individuals and nations, with a small fraction accumulating a disproportionate share of what the sociologist Pierre Bourdieu (1930–2002) calls "symbolic capital."[11]

The unequal trade of scientific knowledge and recognition creates conditions under which national and international standing can sharply diverge. For scientists working in dominant countries, a distinction between international and national position may feel unnecessary because the two hierarchies appear co-

---

9 The "Nobel population" of nominees and laureates has become an important scholarly resource since the first nomination materials were made available to the public in 1974. See Elisabeth Crawford, *Nationalism and Internationalism in Science, 1880–1939: Four Studies of the Nobel Population,* Cambridge: Cambridge University Press 1992. – Riccardo Galloti/ Manlio De Domenica, Effects of homophily and academic reputation in the nomination and selection of Nobel laureates, in: *Nature Scientific Reports* 9 (2019), 1–12.

10 This statement, of course, begs qualification. The Nobel Prizes are a Swedish institution and, as Crawford observes, have been deeply intertwined with Swedish national identity since the first publication of Nobel's will. Nevertheless, the prizes were unique at the time of their creation in their cosmopolitan aims and nomination system.

11 See Merton, The Matthew Effect, 56–63. – Pierre Bourdieu, *Science of Science and Reflexivity,* Chicago: University of Chicago Press 2001.

extensive. Harriett Zuckerman's (b. 1937) groundbreaking study of US Nobel laureates, for example, elides the distinction entirely, written as it was during the postwar Golden Age of US science, a time in which US universities and research centers were seen as pre eminent and drew in leading scientists from across the world.[12] But for scientists in less fortunate countries, working in obscure institutions and publishing in their own languages, this dual hierarchy poses a dilemma. While such places are not without their own prominent scientists and domestic centers of learning, an ambitious researcher much at times choose whether to orient their work toward the scientific metropoles, possibly culminating in migration abroad, or toward the local community of scientists and interested laypersons, and potentially away from topics of interest elsewhere. Efforts to conform to international standards may force a scientist to make a career at the margins of the university system or, where successful, be experienced as a kind of "creative destruction" by domestic scientific elites.[13]

The notion of a unitary scientific elite is further compromised by the disunity of the sciences themselves. Physics, chemistry, and biology are each made up of different schools and subfields that do not always coordinate with one another or even agree on what are the most important questions within their respective fields. Sociologists have been particularly struck by the different knowledge cultures and forms of social organization present in physics and biology, despite their shared status as natural sciences recognized with their own Nobel Prizes. High-energy physics, the archetypal "big science," is organized around massive experiments and large research groups with shared standards, a clear hierarchy, and a high degree of consensus regarding the scientific reputations. The biomedical sciences, in contrast, consist of what Richard Whitley (b. 1944) has described as a "professional adhocracy" of smaller laboratories with a more individualistic research culture and no agreed-upon hierarchy of goals, in which scientists are encouraged to seek out new, narrowly defined problems in order to make an important contribution.[14] What constitutes an international elite in physics may not have a precise equivalent among biologists or chemists.

---

12 See Zuckerman, *Scientific Elite*. Indeed, 21 of Zuckerman's 71 US laureates were themselves immigrants, many of whom migrated after receiving the Prize.
13 See Bourdieu, *Homo Academicus*, esp. Ch. 3. – Marion Fourcade, The Construction of a Global Profession: The Transnationalization of Economics, in: *American Journal of Sociology* 119 (2006), 145–194.
14 See Richard Whitley, *The Intellectual and Social Organization of the Sciences, Second Edition*, Oxford: Oxford University Press 2000 (1984). – Karin Knorr-Cetina, *Epistemic Cultures: How the Sciences Make Knowledge*, Cambridge: Harvard University Press 1999. Both authors undertake explicit comparative analyses of high-energy physics and the biomedical sciences.

German, Austrian, and Swiss scientists as nominators

The difficulty of identifying and ranking the international scientific elite was apparent to the executors of Alfred Nobel's will. To supply the Nobel Committees with a list of potential laureates, the statutes of the Nobel Foundation outlined an international nominating system. The statutes permit nominations from foreign scientists belonging to four classes: (a) foreign members of the Royal Swedish Academy of Sciences, (b) former Nobel laureates, (c) professors of the relevant subjects from several universities specifically invited each year and (d) individuals specifically invited by the committee.[15] The population of nominators is intended to represent a rough sample of the international scientific elite, taken from the perspective of the scientific establishment in Stockholm.

Figure 1 (A–C) presents the number of nominators from Germany, Austria, and Switzerland for the three science prizes in each year for which data is currently available.[16] Despite large annual swings in the number of nominators by country – driven largely by the choice of invited universities – average counts remained fairly consistent. Around ten German scientists handed in nomination each year for the physics and chemistry prizes, and around twenty for medicine. Swiss nominators were far less common, and Austrian nominators rarer still, despite three specific invitations to the University of Vienna physics faculty that show as large spikes in the data series.[17] East German nominators (not shown) were roughly as common as Austrians after 1950. The years from 1938 to 1945 mark the clearest exception to the overall pattern, but the cause is well known: In 1937 the Nazi regime responded to the award of the Peace Prize to the pacifist and political dissident Carl von Ossietzky (1889–1938) by forbidding Germans from accepting a Nobel Prize.[18] German and Austrian scientists all but stopped an-

---

15 See Nobelstiftelsen, General Regulations § 7, Special Regulations [...] Royal Academy § 1, Special Regulations [...] Caroline Medico-Chirurgical Institute § 5, in: *Code of Statutes given at the R. Palace in Stockholm on the 29th June 1900,* Stockholm: Kungl. Boktryckeriet F.A. Nordsted & Söner 1901.

16 The Nobel Archive's electronic database only includes nominations up to 1966 for the prizes in physics and chemistry and up to 1953 for the prize in physiology or medicine. See Nomination Archive, N.N., Nobel Media AB, URL: https://www.nobelprize.org/nomination /archive/ (accessed 18.2.2021). For further details, consult the Appendix.

17 Comparisons of this sort are difficult because each country varies in population, linguistic composition, are rates of university attendance. But if one takes the number of universities as a crude indicator of potential nominators, then one would still expect three or four nominators from each of Austria and Switzerland for every ten German nominators, which is less than what is observed. (There were 20 universities in Imperial Germany in 1901, seven in Cisleithania, and seven in Switzerland, although Austria lost four of these universities after World War I).

18 See Elisabeth Crawford, German Scientists and Hitler's Vendetta against the Nobel Prizes, in: *Historical Studies in the Physical and Biological Sciences* 31 (2000), 37–53.

swering invitations to nominate until the end of the war. A subtler exception is the steady increase in the Swiss nominators beginning in either the 1930s or 1940s. Nevertheless, the results fit with Crawford's observation that "the weight of German science was considerable but far from all-pervasive" in the nomination process.[19] In total, German scientists made up a quarter of all nominators before 1938 and 19 percent over the entire period of observation.

The behavior of nominators, however, yields a more complicated impression of national and international scientific hierarchies. Figure 1 (D–F) pools the nominations into five time periods (prewar, interwar, and postwar, separated by the two world wars) and reports the percentage of nominations made to co-nationals. This measure of "nominator nationalism" must be interpreted with considerable caution as it conflates the renown of nominated scientists with preferences for fellow countrymen (and, very occasionally, countrywomen). In general, German scientists were more inclined to nominate co-nationals than Swiss and Austrian scientists, with levels peaking during World War I and falling after World War II. Otherwise, patterns diverged across prizes. In physics, the collective preferences of nominators tended toward extremes: Austrian, and Swiss scientists almost exclusively recommended foreign candidates, while German nominations of co-nationals dropped from 94 percent during World War I to 33 percent after World War II, the highest and lowest levels for Germany across all three prizes. In chemistry and medicine, however, Austrian, and Swiss scientists were more willing to nominate co-nationals, with Swiss nominators reaching especially high levels in chemistry during the interwar era and in medicine during World War II. The same observation, it should be noted, does not hold for East German nominators, who exclusively recommended foreign scientists across all prizes.

While the Nobel Committees favored German scientists as nominators, their selection did not mechanically determine the distribution of Nobel candidates. The distribution of co-national nominations is consistent with a clear national hierarchy in physics, in which scientists in prewar and interwar Germany – and to a lesser extend the Federal Republic – enjoyed a clear advantage over their counterparts in Austria, Switzerland and East Germany. In chemistry and medicine, however, the evidence points to a hierarchy that was either less stratified across countries or more contested by different groups of scientists. To adjudicate between these two possible interpretations, it is necessary to take a closer look at the nominations themselves.

---

19 See Crawford, *The Beginnings of the Nobel Institution*, 101.

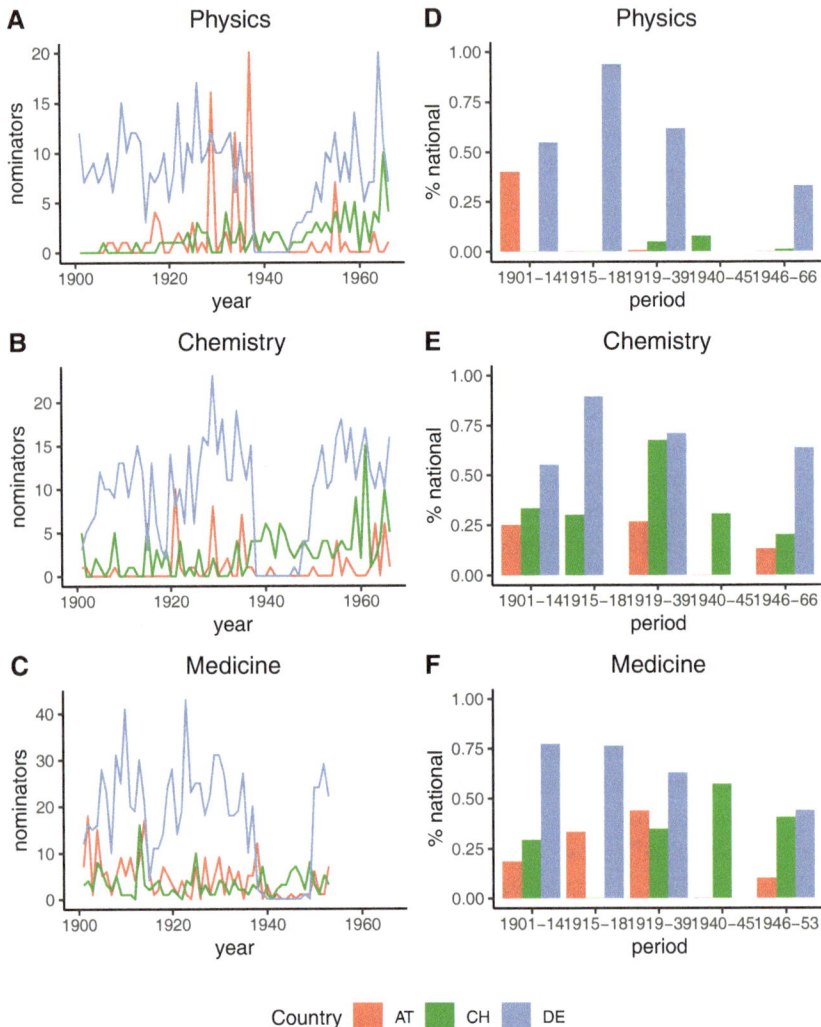

Fig. 1: German, Austrian, and Swiss nominators, 1901–1966 (1901–1953 for medicine).

Nominees and laureates

Although the lists of candidates must be interpreted with an eye to who is invited to nominate in the first place, they nevertheless provide a measure of which scientists are judged worthy of international recognition. While the nominators do not in any sense vote on the award of the Nobel Prize, the number of nominations received does offer an indication of the degree of support each candidate enjoys from the international scientific community.[20]

Figure 2 (A–C) displays the annual number of nominations for scientists in Germany, Austria, and Switzerland for the three science prizes. Several differences are apparent in comparison to the annual numbers of nominators. In physics, German candidates received fifteen to twenty nominations per year into the 1930s, well above the level of German nominators, but fewer than ten per year after 1945, less than the number of nominators. As a fraction of all nominations, the shift is even more extreme: from 31 percent to six percent. There were also very few nominations for Austrian, and Swiss candidates overall (and none for East German candidates). In chemistry and medicine, however, the distribution of nominations is much more compressed across countries, and more closely parallels the numbers of nominators, although in chemistry the number of nominations for German scientists is higher than the number of nominators and the number for Austrian scientists is lower. Viewed together with the results for nominators, the numbers for nominations are consistent with a flatter hierarchy in chemistry and medicine.

---

20 Frequent non-laureate nominees and other prominent non-laureates have long attracted the interest of researchers. Leading non-laureates closely resembled laureates in terms of their education, training, and influence before the prize, but were somewhat less likely to work in academic settings or to possess other forms of international recognition. See Garfield/ Welljams-Dorof, Of Nobel class, 117–135. – Crawford, *Nationalism*, Ch. 6.

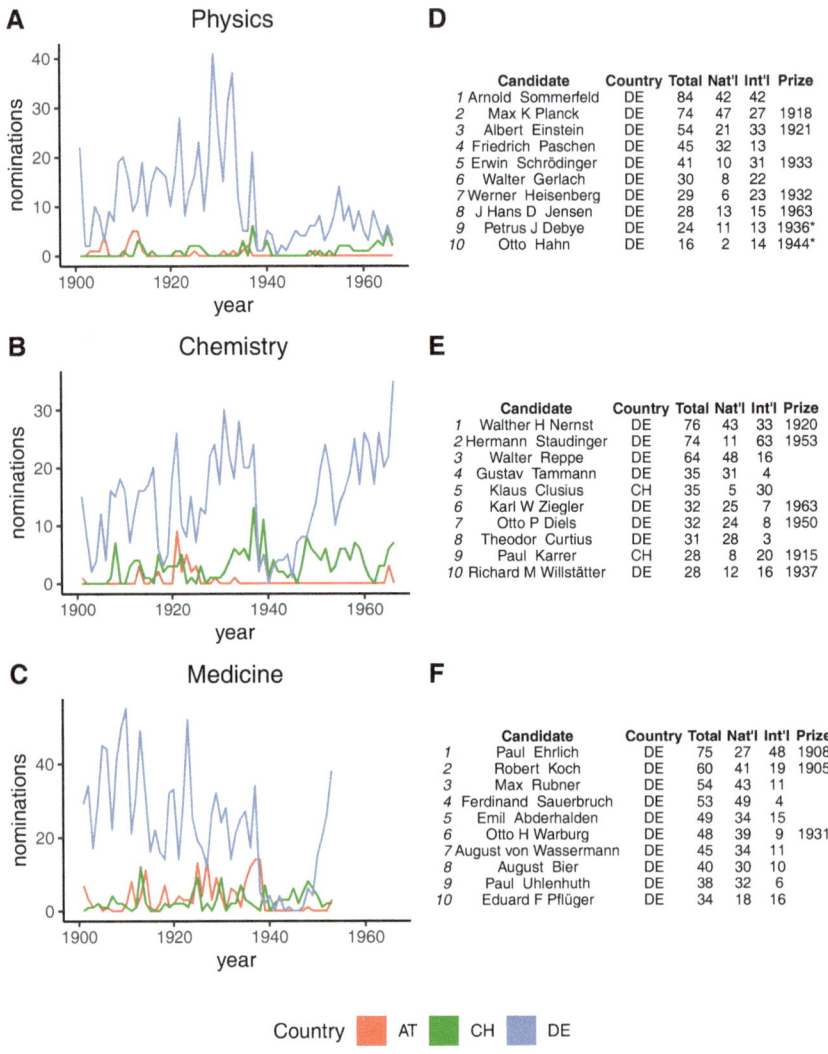

Fig. 2: German, Swiss, and Austrian nominees, 1901–1966 (1901–1953 for medicine).[21]

To observe the degree of consensus across communities of nominators, it is most useful to examine the most nominated candidates. The top ten most nominated candidates in physics from Germany, Switzerland, and Austria are listed in Figure 2 (D), with the nomination counts further broken down according to whether they came from co-nationals or other countries. The list for physics is

---

21 Petrus Debye and Otto Hahn both received Nobel Prizes in Chemistry, despite being top nominees in physics.

quite homogenous in several respects. First, the scientists it contains were exclusively working in Germany at the time of nomination, although three were born elsewhere. Second, there is a high degree of agreement between co-national and international nominators, as well with the final decision of the Royal Swedish Academy: National and international nomination counts are positively correlated, and eight out of ten candidates went on to receive a Nobel Prize. A few received lower levels of national support, but they represent unusual cases: Werner Heisenberg (1901–1976), for example, was very young (only 31) when he won the prize, while Otto Hahn's (1879–1968) candidacy coincided with Hitler's vendetta against the Nobel Prize. Finally, half were theoretical physicists, and most of the rest were nuclear chemists. Indeed, Hahn and Peter Debye (1884–1966) were ultimately given Nobel Prizes in chemistry, not physics.[22]

The top ten candidates in chemistry in Figure 2 (E) produce a different impression. Once again, the most nominated candidates enjoyed a high level of success in Stockholm, but otherwise they constituted a more diverse group. Most obviously, they were not exclusively from Germany: the list includes two chemists working in Switzerland, although one, Klaus Clusius (1903–1963), was a German national. There is also a greater level of disagreement between national and international nominators. Modest levels of international support did not seem to have weighed against candidates with strong support from an important nominating country like Germany, although candidates with only a handful of non-national nominations like Gustav Tammann (1861–1938) and Theodor Curtius (1857–1928) did not go on to receive Nobel Prizes. Both Swiss candidates had low levels of national support, but this can easily be explained by the low numbers of Swiss nominators. In terms of specialty, the candidates were roughly evenly split between organic chemists, physical chemists, and biochemists – with prizes going to each group.

The different results across national nominators, international nominators, and the awarding body in Stockholm reaches an extreme for the Nobel Prize in Physiology of Medicine. While the list of top candidates in medicine is exclusively German, this is in part due to a higher level of national nominations overall that left less room for candidates from minor countries to collect large numbers of nominations. (This is despite the much larger number of nominations submitted for the medical prize.) National and international nomination counts are in fact negatively correlated for medicine, and neither national nor international totals carried much weight in Stockholm: only three of the top candidates ultimately received a Nobel

---

22 Biographical sources are N.N., Nobel Prizes and Laureates, Nobel Media AB, URL: https://www.nobelprize.org/prizes/lists/all-nobel-prizes-in-physics/ (accessed 20.2.2021) and Bayerische Akademie der Wissenschaften, (Hg.), *Neue deutsche Biographie*, Berlin: Duncker & Humblot since 1953.

Prize. This appears to be due the fact that while the faculty of the Karolinska Institute preferred to give the Nobel Prize to immunologists and bacteriologists such as Robert Koch (1843–1910) and Paul Ehrlich (1854–1919), the nominators were equally enthusiastic about other specialties, including surgery (August Bier [1861–1949], Ferdinand Sauerbruch [1875–1951]) and experimental physiology (Eduard Pflüger [1829–1910], Max Rubner [1854–1932]).[23] The top international candidate after Paul Ehrlich did not make the list reported here, but he exemplifies the paradoxes of medical prize: He is the Austrian Sigmund Freud (1856–1939), a world-famous scientist, to be sure, but with little support from university medical faculties, from a country with few nominators, and working far outside the jurisdiction imposed by the Karolinska Institute.[24]

Conclusions

Taken together, the results suggest a complex relationship between national and international scientific elites. First, there is evidence for a hierarchy with clear centers and peripheries in the world system of science. Across the entire period of observation German scientists were more likely to be perceived as worthy of global recognition than their Swiss, Austrian, or East German counterparts. Germany had many large universities and research centers that trained promising researchers and drew in leading scientists from abroad, particularly from Austria and Switzerland. Nobel nominators from the German-speaking periphery were also more inclined to recognize prominent scientists in other countries than to promote co-nationals. While it appears that Switzerland may have improved its standing in the middle of the twentieth century, Austria remained farther down, and East Germany, with many major research centers still in ruins and prominent scientists departed to the West or in Soviet captivity, lower still.[25]

Second, there is also evidence of sharp differences across disciplines. The international scale of merit is most well-defined in physics: Physics nominators shared a clear consensus in the ranking of Nobel candidates, with German scientists occupying a high relative to Swiss and Austrian scientists. At the same

---

23 See Nils Hansson/David S. Jones/Thomas Schlich, Defining 'Cutting-edge' Excellence: Awarding Nobel Prizes (or not) to Surgeons, in: Nils Hansson/Thorsten Halling/Heiner Fangerau (eds.), *Attributing Excellence in Medicine: The History of the Nobel Prize*, Leiden: Brill 2019, 123–139. – Nils Hansson/Thomas Schlich, A 'Life Dedicated to True Science:' Eduard Pflüger and the Nobel Prize for Physiology or Medicine, in: *Pflügers Archiv – European Journal of Physiology* 466 (2014), 2021–2024.

24 See Carl-Magnus Stolt, Why did Freud Never Receive the Nobel Prize?, in: *International Forum of Psychoanalysis* 10 (2001) 3–4, 221–226.

25 See Kristie Mackrakis/Dieter Hoffmann (eds.), *Science under Socialism: East Germany in Comparative Perspective,* Cambridge: Harvard University Press 1999.

time, Germany experienced the most dramatic decline in physics over the twentieth century, as a confluence of economic and geopolitical factors shifted research in infrastructure-intensive (and politically sensitive) areas to the former allies and above all the United States.[26] In contrast to national reputations in art or literature, neither ancient scientific patrimony nor a pantheon of great scientists was enough to secure the position of a national scientific community on the world stage. Scientific prestige can be fragile, and if disrupted for even a single generation it is not easily regained.

In chemistry and medicine, however, national elites displayed more independence and, in medicine, a lack of consensus at the international level. National scientific communities were more assertive in nominating their own for both prizes, with indications of a flatter hierarchy and less coordination across countries. But while in chemistry both national and international favorites found recognition in Stockholm, in medicine the nomination process was characterized by sharp differences in opinion between national scientific communities, the international scientific community, and the faculty of the Karolinska. Particularly striking are the disagreements about which specialties were worthy or perhaps even eligible for a Nobel Prize. The double-barreled name of the Nobel Prize in Physiology or Medicine is itself a witness to the difficulty of defining the scope and boundaries of the science of life. It is ironic, however, that the fragmented hierarchies of chemistry and medicine are also make them more stable: the positions of each country were robust because no alternative international favorites could emerge during the period of observation.

Nobel nominators, nominees, and laureates are all doubtless members of an elite. But the unitary image of a clearly demarcated elite presented by the Nobel Prize and similar honors belies the underlying complexity of scientific hierarchies. This point holds especially for sciences that operate at a smaller scale and with greater independence across laboratories. If big science has one elite, then little science has many elites.

Appendix: a note on sources

The primary data source for the analyses is the Nobel Foundation's online Nomination Archive, a database of nominations each of the five original Nobel Prizes.[27] Although the database represents the best possible digital source of

---

26 See Daniel J. Kevles, *Physicists*, Cambridge: Harvard University Press 1995. – Mackrakis/ Hoffmann (eds.), *Science under Socialism*.

27 See N.N., Nomination Archive, Nobel Media AB, URL: https://www.nobelprize.org/nomina tion/archive/, (accessed 27.3.2021).

information on nominators and nominees, composed at it was by direct transcription of the lists of nominations compiled every year by the Nobel committees for each prize, it does suffer from several limitations that are relevant to the analyses presented here.

The first is the number of years available. Since 1974 the statutes of the Nobel Foundation have permitted access to nomination materials more than 50 years old. (More recent materials remain under embargo to the public.) At the time of this writing materials through 1971 were available by request, but the Nomination Archive only included nominations up to 1966 for the prizes in physics and chemistry, and up to 1953 for the prize in physiology of medicine.

A subtler issue is the assignment of nominators and nominees to countries. For the laureates, nationalities are usually decided retrospectively, based on citizenship or countries of long-term residence. Such assignments are not appropriate for the present analyses, which unfold dynamically from year to year. Therefore, nominators and nominees were assigned to countries based on their residence at the time of nomination (1 February), excluding vacations and visiting positions of less than one year. While the Nomination Archive does contain location information for each entry, these entries are not as reliable as the nomination lists: some cities are miscoded by country, many others are missing, and still more coded anachronistically (e. g., Strasbourg in France before World War I, Wroclaw in Poland before World War II). Country information for each prize was thoroughly checked and recoded to address such problems. Territories controlled through personal union or indirect control were treated as independent entities (e. g., the Russian Grand Duchy of Finland, British India, the Kingdom of Hungary). Territorial changes made during wars or other conflicts are not reflected until the cessation of hostilities. As a result, the precise numbers presented here differ slightly from other studies using the same data.

jacob.habinek@liu.se

Giacomo Padrini / Michael Wiling / Marie Drobietz

Die deutsche Nobelpreisgeschichte 1901–1953: Kandidaten, Universitäten, Forschungstrends

Abstract

Bislang haben sich nur wenige Veröffentlichungen ausführlich mit der Geschichte des Nobelpreises in Deutschland befasst. Dieser Beitrag analysiert die in der digitalen *Nobel database* verzeichneten Nominierungen für die Kategorie „Physiologie oder Medizin" von 1901 bis 1953 in Deutschland. Da Wissenschaftler während ihrer Karriere häufig an unterschiedlichen Einrichtungen tätig waren, werden für diesen Beitrag alle Kandidaten als „deutsch" angesehen, die zum Zeitpunkt ihrer Nominierung in Deutschland wirkten.

Zunächst stellt dieser Artikel die meistnominierten Forscher, beliebte Forschungsthemen sowie Universitäten vor, deren Mitarbeiter besonders häufig für den Nobelpreis vorgeschlagen wurden. Als Nobel „hotspots" stechen im betrachteten Zeitraum besonders Berlin, Frankfurt (Main) und Freiburg (Breisgau) hervor. Am häufigsten nominiert wurden die Nobelpreisträger Paul Ehrlich (1854-1915) und Robert Koch (1843–1910), sowie die „close calls" Max Rubner (1854-1932) und Ferdinand Sauerbruch (1875-1951). Auf diesem Überblick folgt eine genauere Analyse der Netzwerke und Dynamiken um Nobelpreiskandidaten und Nominatoren in der Pharmakologie und kardiovaskulären Forschung. In beiden Disziplinen ging die Anzahl deutscher Kandidaten seit den 1930er-Jahren zurück, statt Deutschland nehmen die USA seitdem eine führende Rolle im Nobelpreiskontext ein.

So far, only few publications have dealt extensively with the history of the Nobel Prize in Germany. This paper analyses the nominations for the Nobel Prize in physiology or medicine in the digital *Nobel database*, focusing on the German nominees from 1901 to 1953. Since scholars often conducted research in several cities and countries during their „Wanderjahre", we considered all researchers, who were working in Germany at the time of their nomination.

First, the article provides an overview of scholars, research trends and universities during the examined time period. In terms of nominations, Berlin, Frankfurt (Main), and Freiburg (Breisgau) were Nobel „hotspots" during the first half of the 20th Century, and as the most often nominated scholars we pinpointed the subsequent laureates Paul Ehrlich and Robert Koch, as well as „close calls" like Max Rubner and Ferdinand Sauerbruch. Second, it takes a closer look at nomination networks and dynamics of Nobel Prize nominees and laureates within two fields, cardiovascular and pharmacological research. In both disciplines, the

number of German scholars nominees declined during the 1930's and the still ongoing
phase of US dominance in a Nobel Prize context was introduced.

Keywords
Nobelpreis, Medizin, Charité, Pharmakologie, Kardiologie
Nobel Prize, medicine, Charité, pharmacology, cardiology

Obwohl der Nobelpreis von Beginn an explizit als internationaler Preis ausgelegt
war, ist ein zunehmender Patriotismus zu beobachten, welcher durch die jährliche mediale Aufmerksamkeit befeuert wird.[1] So schmücken sich Forschungsstätten gerne mit den Namen „ihrer" PreisträgerInnen, und Zeitungen hoffen,
dass endlich wieder ein Forscher/eine Forscherin ihrer Stadt geehrt wird.[2]
    Auch in der Wissenschaft zeigt sich das große Interesse am Nobelpreis. Während
zahlreiche Studien zu einzelnen KandidatInnen und LaureatInnen sowie zur Geschichte der Nobelpreise innerhalb eines Fachgebiets existieren, liegt ein systema-
tischer Überblick der deutschen Nobelpreisgeschichte bisher nicht vor. Dieser
Beitrag, auf aktuellen Dissertationsprojekten zur Geschichte des Nobelpreises für
Physiologie oder Medizin aufbauend, beleuchtet die deutschen PreisträgerInnen,
KandidatInnen, „Nobel-Hotspots" sowie Forschungstrends in der ersten Hälfte des
20. Jahrhunderts.[3] Da WissenschaftlerInnen zu dieser Zeit oft in mehreren Städten
und Ländern forschten, werden dabei all jene WissenschaftlerInnen betrachtet, die
zum Zeitpunkt ihrer Nominierung in Deutschland tätig waren. Wer wurde wann, wo
und von wem für den Nobelpreis nominiert? Nach einem statistischen Überblick
nehmen wir zwei Themenfelder unter die Lupe: Wie sahen die „Nobelpopulationen"
in der Pharmakologie und der kardiovaskulären Forschung aus?

Die KandidatInnen – ein statistischer Überblick

Um netzwerkrelevante Angaben rund um das Nominierungsverfahren zu rekonstruieren, ist die umfassende digitale Nominierungsdatenbank der Nobelstiftung eine zentrale Quelle.[4] Wir haben die in der *Nobel database* verzeichneten

---

1 Vgl. Ayelet Baram-Tsabari/Elad Segev, Global and local "teachable moments": The role of
   Nobel Prize and national pride, in: *Public Understanding of Science* 27 (2018) 4, 471–484.
2 Vgl. Torsten Harmsen, Wann wird endlich mal wieder ein Forscher aus Berlin geehrt? (4.10.
   2020), Berliner Zeitung, URL: https://www.berliner-zeitung.de/politik-gesellschaft/nobelprei
   se-wann-geht-endlich-wieder-mal-ein-preis-nach-berlin-li.107662 (abgerufen am 27.3.2021).
3 Für eine ausführliche Beschreibung zum Nominierungs- und Auswahlprozedere weisen wir
   auf den Beitrag von Ragnar Björk in diesem Band hin.
4 Vgl. N.N., NobelPrize.org, Nobel Media AB 2020, URL: https://www.nobelprize.org/nominati
   on/archive/ (abgerufen am 7.12.2020).

Nominierungen für KandidatInnen von 1901 bis 1953 in Deutschland extrahiert. In diesem Zeitraum sind 207 ForscherInnen (darunter nur eine Frau, Cécile Vogt (1875–1962))[5] vorgeschlagen worden, für die insgesamt 1.205 Nominierungen eingereicht wurden. Dabei erhielten in der Preiskategorie Physiologie oder Medizin 24 Wissenschaftler (12 % aller KandidatInnen) mehr als zehn Nominierungen. Möglicherweise wurden sie so oft vorgeschlagen, weil sie den Preis nicht erhielten und viele Nominatoren weiterhin von der Preiswürdigkeit ihrer Arbeiten überzeugt waren. Die Zahl übermittelter Nominierungen erreichte zwischen 1906 und 1910 ihren Höhepunkt, während in den 1930er- und 1940er-Jahren, auch aufgrund des Nobelpreisverbots Hitlers (siehe unten), nur vereinzelt Kandidaten aus Deutschland nominiert wurden.

Tabelle 1: Zum Zeitpunkt ihrer Nominierung in Deutschland tätige Wissenschaftler, die laut der *Nobel database* die meisten Nominierungen in der Kategorie „Physiologie oder Medizin" erhielten.

Platz	Nominierungen	Kandidat	Begründung
1	75	Paul Ehrlich	Immunologie
2	60	Robert Koch	Bakteriologie, Immunologie
3	54	Max Rubner	Energetik, Metabolismus
3	54	Ferdinand Sauerbruch	Chirurgie, Prothetik
4	49	Emil Abderhalden	(Abwehr)-Fermente, Immunologie
6	48	Otto Warburg	Zellatmung, Tumorzellen
7	45	August von Wassermann	Syphilis (Wassermannreaktion)

Während eine kleine Gruppe von Wissenschaftlern mehrere Nominierungen erhielt, reichten nur wenige Forscher eine große Zahl an Vorschlägen ein: Lediglich neun Wissenschaftler schickten mehr als fünf Nominierungsbriefe nach Stockholm. Dabei ist davon auszugehen, dass Absprachen zwischen Nominatoren stattgefunden haben.[6] So kam es vor, dass mehrere Wissenschaftler einer Universität in einem Jahr denselben Kandidaten mit jeweils identischer Begründung benannten (meist gehörten die Nominatoren verschiedenen Instituten einer Universität an). Mitunter erhielten Kandidaten durch dieses Vorgehen eine große Anzahl an Nominierungen, ohne dass sie von Wissenschaftlern unterschiedlicher Universitäten oder Länder vorgeschlagen wurden. Auf diese Weise erhielt der Kieler Meeresbiologe Victor Hensen (1835–1924) insgesamt 16 Nominierungen. Acht Wissenschaftler nominierten ihn 1906, sieben davon waren

---

5 Vgl. Nils Hansson/Heiner Fangerau, Female physicians nominated for the Nobel Prize, in: *Lancet* (2018), Mar 7.

6 Vgl. Nils Hansson/Udo Schagen, „In Stockholm hatte man offenbar irgendwelche Gegenbewegung" – Ferdinand Sauerbruch (1875–1951) und der Nobelpreis, in: *NTM Zeitschrift für Geschichte der Wissenschaften, Technik und Medizin* 22 (2014) 3, 133–161.

Kieler Kollegen, die Begründung in den Nominierungsbriefen war jeweils sehr ähnlich. Sieben weitere Nominierungen erhielt er 1912, alle ebenfalls aus Fakultäten der Universität Kiel.

Tabelle 2: Die „fleißigsten" Nobelpreisnominatoren für den Nobelpreis für Physiologie oder Medizin aus Deutschland 1901–1953

Platz	Nominierungen	Nominator
1	10	Albrecht Bethe
2	9	Vincenz Czerny
2	9	Georg Lockemann
4	8	Ludwig Aschoff

Zentren und Peripherien: Wo wirkten die Nobelpreiskandidaten in Deutschland?

Ungefähr die Hälfte aller Nominierungen (49 %) im Zeitraum 1901–1953 galt Forschern in Berlin, Frankfurt (Main) und Freiburg (Breisgau). Ein wichtiges Zentrum medizinischer Wissenschaft stellte Berlin mit seinen zahlreichen renommierten Forschungsstätten, wie dem Robert-Koch-Institut, dar. 1891 als Preußisches Institut für Infektionskrankheiten für die Forschungen Robert Kochs (1843–1910) gegründet, wurde das heutige Robert-Koch-Institut schnell zu einem führenden Forschungszentrum.[7] Neben Koch wurden sechs weitere Wissenschaftler während ihrer Tätigkeit an dieser Institution für den Nobelpreis vorgeschlagen, darunter August von Wassermann (1866–1925) und Friedrich Loeffler (1852–1915). Auch die Preisträger Paul Ehrlich (1854–1915) und Emil von Behring (1854–1917) waren an Kochs Institut tätig, bevor sie für den Nobelpreis nominiert wurden. Kern der klinischen und insbesondere chirurgischen Arbeit war das Umfeld der Charité, zu dem auch weitere Kliniken gehörten, die stets eng mit der Charité verbunden waren und später in diese integriert wurden. Eine dieser Kliniken war die Königliche Chirurgische Universitätsklinik in der Ziegelstraße, an der August Bier (1861–1949) wirkte. An der Charité selbst war Ferdinand Sauerbruch (1875–1951) tätig.[8] Auch Mitarbeiter des Rudolf-Virchow-Krankenhauses, des heutigen Max-Planck-Instituts, sowie der Landwirtschaftlichen Hochschule Berlin wurden für den Nobelpreis nominiert. Insgesamt

---

7   Vgl. Christoph Gradmann, *Krankheit im Labor Robert Koch und die medizinische Bakteriologie*, Göttingen: Wallstein Verlag 2005.
8   Vgl. Hansson/Schagen, In Stockholm hatte man offenbar irgendwelche Gegenbewegung, 133–161.

erhielten Forscher der Berliner Institute und Kliniken von 1901 bis 1953 so 403 Nominierungen.

In Frankfurt (Main) waren mehrere Nobelkandidaten am Königlichen Institut für Experimentelle Therapie angesiedelt. Hervorzuheben ist unter diesen Paul Ehrlich, der für seine Forschungen, insbesondere zu Themen der Immunologie und Serumtherapie, mehr als 70 Mal nominiert wurde (siehe Tab. 1).[9]

Tabelle 3: Städte, in denen der Nobel database zufolge die meisten Kandidaten tätig waren.

Platz	Anzahl Nominierungen	Stadt
1	403	Berlin
2	103	Frankfurt (Main)
3	83	Freiburg (Breisgau)
4	77	Halle (Saale)
4	77	Breslau (PL)
6	72	München
7	53	Bonn

Die Nominierungen für deutsche Kandidaten wurden dabei primär von deutschen Nominatoren eingereicht. Mehr als die Hälfte (66 %) aller im betrachteten Zeitraum für in Deutschland wirkende ForscherInnen eingereichte Nominierungen stammten aus Deutschland, 76 % aus Deutschland, Österreich oder der Schweiz. Dabei sind in dieser Übersicht die Nominierungen stets den Staaten zugeordnet, zu dessen Hoheitsgebiet die Wirkungsstätte der Nominatoren zum Zeitpunkt der Nominierung gehörte (so werden etwa Nominierungen aus Breslau bis 1945 als „deutsch" gewertet). Außereuropäische Nominierungsschreiben kamen nur vereinzelt vor, etwa von argentinischen, chinesischen, ägyptischen und japanischen Wissenschaftlern. Diese Nominierungen sind in der Regel auf persönliche Beziehungen der Nominierten zu den ausländischen Universitäten oder Nominatoren zurückzuführen. So wurde Ferdinand Sauerbruch 1926 von seinem in Fukuoka tätigen Schüler Haryari Miyake (1866–1945) nominiert.[10] Erich Hoffmann (1868–1959), 1936 nominiert von Shini-ichi Matsumo (1884–1984) aus Kyoto, war Mitbegründer des Deutsch-japanischen Forschungsinstituts Kyoto-Bonn. Von 1938 bis 1949 wurden keine Vorschläge von in Deutschland lebenden Nominatoren eingereicht. Die seit der Auszeichnung des KZ-

9 Vgl. Axel Hüntelmann, Paul Ehrlich und der Nobelpreis. Die Konstruktion wissenschaftlicher Exzellenz, in: *Berichte zur Wissenschaftsgeschichte* 41 (2018) 1, 47–72.

10 Vgl. Nils Hansson/Udo Schagen, The limit of a strong Lobby: Why did August Bier and Ferdinand Sauerbruch never receive the Nobel Prize?, in: *International Journal of Surgery*, (2014) 12, 9.

Inhaftierten Carl von Ossietzky (1889–1938)[11] deutliche Ablehnung des Nobelpreises seitens der NS-Führung zeigte so seine Wirkung.

Tabelle 4: Nach Staaten sortierte Herkunft der Nominierungen für in Deutschland tätige Wissenschaftler (Nobelpreis für Physiologie oder Medizin) 1901–1953.

Platz	Anzahl Nominierungen	Staat
1	798	Deutschland
2	71	Österreich
3	50	Schweiz
4	38	Schweden
5	33	USA

Beliebte Themen im Zeitverlauf

Das Gros der Nominierungen führte Arbeiten im klinischen Bereich (z. B. Chirurgie, Serumdiagnostik) als Motivation an, während Laureaten meist für Entdeckungen in der Grundlagenforschung oder für Werke, die sowohl Grundlagenforschung als auch die praktische Anwendung der Erkenntnisse umfassen, ausgezeichnet wurden. So erhielt Emil von Behring den ersten Nobelpreis 1901

> „for his work on serumtherapy, especially its application against diphtheria, by which he has opened a new road in the domain of medical science and thereby placed in the hands of the physician a victorious weapon against illness and deaths"[12].

Einige Nominatoren gaben das „Lebenswerk" eines Forschers oder die generelle Arbeit auf einem Themengebiet als Begründung an, ohne eine spezifische Entdeckung als alleinigen Nominierungsgrund zu benennen. Ein Beispiel dafür ist der schweizerisch-deutsche Anatom Albrecht von Kölliker[13] (1817–1905), nominiert 1901 und 1905. All das schmälerte im Hinblick auf die Kriterien, die in

---

11 Vgl. Birgitta Almgren, Der Nobelpreis – ehrenvolle wissenschaftliche Auszeichnung oder unfreundlicher Akt? Wissenschaft zwischen Integrität und Anpassung, in: Nils Hansson/ Thorsten Halling (Hg.), *It's Dynamite – Der Nobelpreis im Wandel der Zeit,* Göttingen: Cuvillier 2017, 27–38. – Sven Widmalm, Hitler's Boycott: Cultural Politics and the Rhetoric of Neutrality, in: Nils Hansson/Thorsten Halling/Heiner Fangerau (Hg.), *Attributing Excellence in Medicine: The History of the Nobel Prize,* Brill 2019, 59–77.

12 Ulrike Enke, „Der erste zu sein." – Über den ersten Medizinnobelpreis für Emil von Behring im Jahr 1901, in: *Berichte zur Wissenschaftsgeschichte* 41 (2018) 1, 19–46.

13 Vgl. Pedro Mestres-Ventura, Albert von Kölliker, Santiago Ramón y Cajal and Camillo Golgi, the main protagonists in the Neuron Theory debate, in: *European Journal of Anatomy* 23 (2019) 1, 9–18.

Alfred Nobels Testament festgelegt wurden[14], die Preischancen. Einige Wissenschaftler schlugen sich sogar selbst vor, wie Vincenz Czerny (1842–1916) 1907, Paul Grawitz (1850–1935) 1928 und Heinrich Wieland (1877–1957) 1928.

Eine Betrachtung der in den Nominierungsbriefen aufgezählten Arbeiten der Kandidaten lässt aus mehreren Gründen nicht immer einen direkten Schluss auf zum Zeitpunkt der Nominierung beliebte Forschungsfragen zu. So waren einige Wissenschaftler zum Zeitpunkt ihrer Nominierung bereits emeritiert und am Ende ihrer wissenschaftlichen Laufbahn angelangt. Die für preiswürdig befundenen Arbeiten hatten sie viele Jahre zuvor angefertigt. Außerdem ist die in der *Nobel database* angegebene Begründung häufig zu ungenau, um festzustellen, auf welche Aspekte des Werks eines nominierten Wissenschaftlers seitens des Nominators Bezug genommen wird. So beschäftigte sich Max Rubner (1854–1932) über Jahrzehnte hinweg mit der Ernährungsphysiologie[15], die in der *Nobel database* in vielen seiner Nominierungen führende Motivation „Nutrition" zeigt jedoch nicht genauer auf, auf welche seiner Entdeckungen und Schriften sich der jeweilige Nominator berief. Trotz dieser Einschränkungen konnten mit Hilfe der *Nobel database* einige Themenfelder und konkrete Arbeiten identifiziert werden, die von den Nominatoren besonders oft als Begründung genannt wurden. Mehrfach vorgeschlagen wurden bis in die frühen 1930er-Jahre, insbesondere aber in den ersten zehn Jahren des untersuchten Zeitraums, Arbeiten zu Infektionskrankheiten, Bakteriologie und Immunologie. Während zunächst Arbeiten zu Cholera, Tuberkulose, Diphterie und zu allgemeiner Bakteriologie in den Nominierungen am häufigsten vertreten waren, wurden ab ca. 1906 insbesondere Arbeiten mit Bezug zu Geschlechtskrankheiten (hauptsächlich Syphilis) als Begründung angeführt. Die große Bedeutung, die Arbeiten auf diesen Gebieten zugemessen wurde, verdeutlicht die Aktualität infektionsbiologischer und bakteriologischer Fragestellungen zu Anfang des 20. Jahrhunderts und zeigt, dass weite Teile der Wissenschaft rasch von der Validität der Entdeckungen der ersten Bakteriologen wie Robert Koch überzeugt waren.

Über die Jahre häufig als Nominierungsgrund aufgeführt wurden Arbeiten zur Krebs- und Tumorforschung. Während zunächst die chirurgische Entfernung von Tumoren im Vordergrund stand, rückten ca. 1926, aufbauend auf neue, biochemische Erkenntnisse, Nominierungen zum Stoffwechsel von Tumorzellen in den Fokus. Im Nobelkontext nahm hier Otto Warburg (1883–1970), der von nationalen und internationalen Wissenschaftlern nominiert wurde, eine zentrale Rolle ein.

---

14 Vgl. N.N., NobelPrize.org, Nobel Media AB 2020, URL: https://www.nobelprize.org/alfred-nobel/full-text-of-alfred-nobels-will-2/ (abgerufen am 7.3.2021).

15 Vgl. Eberhard Wormer, Rubner, Max, in: *Neue Deutsche Biographie* 22, Berlin: Duncker & Humblot 2005, 158–159.

Weitere, über einige Jahre hinweg beliebte Themen waren die Forschung an Diabetes, zur Chemie und Physiologie des Muskels sowie zu Hormonen. In einigen Jahren sorgten mehrfache Nominierungen eines Kandidaten dafür, dass ein bestimmtes Forschungsthema zu den häufigsten Themen gehörte, ohne dass mehrere Kandidaten zu diesem nominiert worden wären. Dazu gehören beispielsweise die „Abwehrfermente" des in Deutschland tätigen Schweizers Emil Abderhalden (1877–1950), für die er insgesamt mindestens 49 Mal nominiert wurde.[16]

Laureaten für Physiologie oder Medizin aus Deutschland

Tabelle 5: Deutsche Nobelpreislaureaten in der Kategorie Physiologie oder Medizin 1901–1953

Jahr	Name	Thema	Stadt	Nominierungen
1901	Emil von Behring	„for his work on serum therapy, especially its application against diphtheria, by which he has opened a new road in the domain of medical science and thereby placed in the hands of the physician a victorious weapon against illness and deaths"	Marburg	13
1905	Robert Koch	„or his investigations and discoveries in relation to tuberculosis"	Berlin	60
1908	Paul Ehrlich	„in recognition of their work on immunity"	Frankfurt (Main)	75
1910	Albrecht Kossel	„in recognition of the contributions to our knowledge of cell chemistry made through his work on proteins, including the nucleic substances"	Heidelberg	7
1922	Otto Meyerhof	„For his discovery of the fixed relationship between the consumption of oxygen and the metabolism of lactic acid in the muscle"	Kiel	2
1931	Otto Warburg	„for his discovery of the nature and mode of action of the respiratory enzyme"	Berlin	48
1935	Hans Spemann	„for his discovery of the organizer effect in embryonic development"	Freiburg (Breisgau)	21
1939	Gerhard Domagk	„for the discovery of the antibacterial effects of prontosil"	Elberfeld	9

---

16 Vgl. Thorsten Halling/Ragnar Björk/Heiner Fangerau/Nils Hansson, Leopoldina: Ein Netzwerk für künftige Nobelpreisträger für Physiologie oder Medizin?, in: *Sudhoffs Archiv* 102 (2018), 211–233.

Bei den deutschen Nobellaureaten[17] von 1901 bis 1953 zeigt sich kein Zusammenhang zur Anzahl an Nominierungen, die für die Wissenschaftler eingereicht wurden. So wurde Otto Meyerhof (1884–1951) trotz nur zwei erhaltener Nominierungen 1922 mit dem Nobelpreis ausgezeichnet. Nach Erhalt eines Nobelpreises wurden die ausgezeichneten Wissenschaftler in den folgenden Jahren seltener, in den meisten Fällen jedoch überhaupt nicht mehr vorgeschlagen. Des Weiteren wurden zwischen 1901 und 1953 vier Wissenschaftler nominiert, die den Nobelpreis in Physiologie oder Medizin nach 1953 erhalten haben: Werner Forßmann (1904–1979), Laureat 1956, Feodor Lynen (1911–1979), Laureat 1964, Karl von Frisch (1886–1982), Laureat 1973, sowie Konrad Lorenz (1903–1989), Laureat 1973.

Bei einigen Kandidaten scheint die Bedeutung ihrer Arbeit anerkannt gewesen zu sein, weniger eindeutig scheint jedoch die Zuordnung zu einer der Kategorien, in welcher der Nobelpreis vergeben wird. Insgesamt sieben im betrachteten Zeitraum für den Nobelpreis in Physiologie oder Medizin vorgeschlagene Wissenschaftler erhielten diesen in einer anderen Nobeldisziplin. Dabei wurden Wilhelm C. Röntgen (1845–1923), Emil Fischer (1852–1919), Eduard Buchner (1860–1917) und Heinrich Wieland (1877–1957) für den Nobelpreis in Physiologie oder Medizin nominiert, nachdem sie bereits andere Nobelpreise erhalten hatten, Hans Fischer (1881–1945) und Adolf Butenandt (1903–1995) hingegen vor dem Erhalt eines Nobelpreises.

Tabelle 6: Kandidaten für den Nobelpreis in Physiologie oder Medizin, die als Laureaten in einer anderen Nobeldisziplin ausgezeichnet wurden

Name	Nominierungen Med.	Andere Preise	Motivation
Wilhelm C. Röntgen	5	Physik 1901	„in recognition of the extraordinary services he has rendered by the discovery of the remarkable rays subsequently named after him"
Emil Fischer	5	Chemie 1902	„in recognition of the extraordinary services he has rendered by his work on sugar and purine synthesis"
Eduard Buchner	3	Chemie 1907	„for his biochemical research and his discovery of cell-free fermentation"

---

17 „Deutsche Nobellaureaten" umfasst hier alle Laureaten, die im digitalen Nobelarchiv deutschen Universitäten zugeordnet sind, abrufbar unter: N.N., URL: https://www.nobelprize.org /prizes/facts/lists/affiliations.php (abgerufen am 23.2.2021).

(Fortsetzung)

Name	Nominierungen Med.	Andere Preise	Motivation
Heinrich Wieland	1 (1928)	Chemie 1927	„for his investigations of the constitution of the bile acids and related substances"
Adolf Windaus	1 (1928)	Chemie 1928	„on account of his work on the constitution of sterols and their connection with vitamins."
Hans Fischer	1 (1929)	Chemie 1930	„for his researches into the constitution of haemin and chlorophyll and especially for his synthesis of haemin"
Adolf Butenandt	13 (1935/36)	Chemie 1939	„for his work on sex hormones"

Deutsche Pharmakologen als Nobelpreiskandidaten

Die Pharmakologie besitzt einen großen Stellenwert im Nobelpreiskontext. Die Zugehörigkeit zu diesem Fach erhöhte – zumindest im Rückblick betrachtet – die Chance mit einem Nobelpreis ausgezeichnet zu werden. Dementsprechend brachte diese Disziplin bereits mehr als 13 Nobelpreisträger in der Kategorie Physiologie oder Medizin und weitaus mehr Nominierte hervor.[18] Die Schlüsselposition spiegelt sich auch durch die mindestens 43 nominierten Pharmakologen zwischen 1901 bis 1953 wider. Von den 43 Nominierten stammten 13 zum Zeitpunkt der Nominierung aus Deutschland und auch ein Großteil der insgesamt über 300 Nominierungen für Pharmakologen kam von deutschen Nominatoren.

Zu Beginn der europäischen Professionalisierungsgeschichte der Pharmakologie, gegen Ende des 19. Jahrhunderts, spielte Dorpat (heute Tartu in Estland) eine herausragende Rolle. Obwohl Dorpat nie zum deutschen Hoheitsgebiet zählte, nutzen deutsche Wissenschaftler diesen Standort, um hier ihre akademische Karriere zu beginnen. Die Universität Dorpat setzte sich seit ihrer Wiedergründung im Jahr 1802 bis in die Anfänge des 20. Jahrhunderts ebenfalls aus

---

18 Vgl. Michael Pohar/Nils Hansson, The „Nobel Population" in pharmacology: Nobel Prize laureates, nominees and nominators 1901–1953 with a focus on B. Naunyn and O. Schmiedeberg, in: *Naunyn-Schmiedeberg's Archives of Pharmacology* 393 (2020), 1173–1185. – Dies., Between two stools? Pharmacologists nominated for Nobel prizes in „physiology or medicine" and „chemistry" 1901–1950 with a focus on John Jacob Abel (1857–1938), in: *Naunyn-Schmiedeberg's Archives of Pharmacology* 394 (2021), 503–513.

vielen deutschen Studenten zusammen, die in der Unterrichtssprache Deutsch gelehrt wurden.[19]

Der deutsche Rudolf Buchheim (1820–1879) lehrte von 1856 bis 1866 in Dorpat. Dort legte er den Grundstein für die experimentelle Pharmakologie in Form des weltweit ersten pharmakologischen Instituts.[20] Zu Buchheims Schülern in Dorpat zählt der ebenfalls deutschstämmige Oswald Schmiedeberg (1883–1921), der immer wieder als „Vater der modernen Pharmakologie"[21] beschrieben wird, sowie seine deutschen Nachfolger Hans Horst Meyer (1853–1939) und Rudolf Boehm (1844–1926). Schmiedebergs akademische Laufbahn führte ihn über Dorpat nach Leipzig und schließlich an die Kaiser-Wilhelm-Universität in Straßburg. An dieser Universität verbrachte er 46 Jahre, in denen er mehr als 200 Pharmakologen aus über 40 Ländern ausbildete.[22] Genau dieses internationale Netzwerk rund um Schmiedeberg[23] war ein zentrales Argument in Schmiedebergs 18 Nobelpreisnominierungen zwischen 1902 und 1918.[24] Unter den Schülern Schmiedebergs in Straßburg befanden sich viele Pharmakologen, denen in der Geschichte der Pharmakologie und der des Nobelpreises große Bedeutung zukommt. Dazu zählt zum einen John Jacob Abel (1857–1938) – „Der Vater der amerikanischen Pharmakologie"[25], der ebenfalls auf deutsche Wurzeln[26] zurückblicken kann, und zum anderen der in Deutschland geborene und viele Jahre lehrende Hans Horst Meyer.

Meyer prägte maßgeblich die Wiener Medizin im 20. Jahrhundert.[27] Zudem lehrte und forschte er, neben Straßburg, Dorpat, und Wien, auch 20 Jahre lang in Marburg. Meyer bildete fünf spätere Nobelpreisträger in Physiologie oder Me-

---

19 Vgl. Ilo Käbin, *Medizinische Forschung und Lehre an der Universitat Dorpat/Tartu 1802–1940: Ergebnisse und Bedeutung für die Entwicklung der Medizin,* Lüneburg: Nordostdeutsches Kulturwerk 1986.

20 Vgl. Oswald Schmiedeberg, Rudolf Buchheim, sein Leben und seine Bedeutung für die Begründung der wissenschaftlichen Arzneimittellehre und Pharmakologie, in: *Archiv für experimentelle Pathologie und Pharmakologie* 67 (1911), 1–54.

21 Vgl. Jan M. van Ree/Douwe D. Breimer, Pharmacology in the Netherlands: past, present and future, in: *Trends Pharmacological Sciences* 29 (2008) 4, 167–169.

22 Vgl. James Barrett/Clive Page/Martin Michel, Perspectives of Pharmacology over the Past 100 Years, in: Dies. (Hg.), *Concepts and Principles of Pharmacology, Handbook of Experimental Pharmacology,* Cham: Springer 2019, 13–16.

23 Vgl. Hans Horst Meyer, Oswald Schmiedeberg, in: *Naturwissenschaften* 10 (1922), 105–107.

24 Vgl. Pohar/Hansson, The „Nobel Population", 1173–1185.

25 Vgl. Charles George, John Jacob Abel reinterpreted: prophet or fraud?, in: *Nephrology* 4 (1998) 4, 217–222.

26 Vg. Charles George/Garabed Eknoyan, John Jacob Abel, in: Todd Ing/Carl Kjellstrand/ Mohamed Rahman (Hg.), *Dialysis History, Development and Promise,* Singapore: World Scientific 2012, 27–35.

27 Vgl. Leopold Arzt/Richard Übelhör, In memoriam Hans Horst Meyer, Professor der experimentellen Pharmakologie in Wien (1904–1924), in: *Wiener Klinische Wochenzeitschrift* 35/ 36 (1949) 4, 545–546.

dizin aus: Otto Loewi (1873–1961), Carl Ferdinand Cori (1896–1984) und Gerty Cori (1896–1957), Corneille Heymans (1892–1968) und George Hoyt Whipple (1878–1976). Auch Meyer wurde in der Zeit zwischen 1912 bis 1938 elf Mal für den Nobelpreis nominiert, jedoch vergeblich. Hauptargument in den Nominierungen war Meyers Forschung über Narkose, die unter anderem heute noch als „Meyer-Overton-Korrelation" allgegenwärtig ist.[28] Meyers Lebenswerk besteht darüber hinaus in der Verbreitung der Pharmakologie und den Brückenschlägen zwischen der Pharmakologie und Physiologie[29] sowie zur Biologie[30].

Zu Beginn des 20. Jahrhunderts lagen die „Hotspots" der Pharmakologie in Dorpat und Straßburg, im Nobelkontext spielten später auch die Standorte Marburg[31], Freiburg[32] und Leipzig[33], der Industriestandort Wuppertal[34] und Wien wichtige Rollen.

Tabelle 7: Deutsche Pharmakologen als Nobelpreiskandidaten 1901–1953

Kandidat	Zeitraum der Nominierungen	Anzahl der Nominierungen	Primäre Wirkungsstätte
Ernst Overton	1902–1923	6	Würzburg, Lund (SE)
Joseph Freiherr von Mehring	1902–1906	3	Straßburg, Halle
Oswald Schmiedeberg	1902–1920	18	Dorpat, Straßburg
Hans Horst Meyer	1912–1938	11	Dorpat, Marburg, Wien (AT)
Hermann Wieland	1926	1	Würzburg
Wilhelm Roehl	1927	1	Frankfurt, Wien, Wuppertal

---

28 Vgl. Daniela Angetter/Birgit Nemec/Herbert Posch/Christiane Druml/Paul Weindling (Hg.), *Strukturen und Netzwerke. Medizin und Wissenschaft in Wien 1848–1955.* (= 650 Jahre Universität Wien – Aufbruch ins neue Jahrhundert 5), Göttingen–Wien: V&R, Vienna University Press 2018, 725.

29 Vgl. Adolf Jarisch, Hans Horst Meyer, in: *Ergebnisse der Physiologie, biologischen Chemie und experimentellen Pharmakologie* 43 (1940), 1–8.

30 Vgl. George Baehr, In Memoriam, Hans Horst Meyer, in: *Bulletin of the New York Academy of Medicine* 16 (1940), 260–261.

31 Vgl. Wolfgang Legrum/Adnan Al-Toma/Karl Netter, *125 Jahre Pharmakologisches Institut der Philipps-Universität Marburg, Fachbereich Humanmedizin,* Marburg: N. G. Elwert Verlag 1992.

32 Vgl. Klaus Starke, *Die Geschichte des Pharmakologischen Instituts der Universität Freiburg,* Berlin–Heidelberg: Springer Verlag 2004.

33 Vgl. Ingrid Kästner, Rudolf Boehm (1844–1926) und die Gründung des Institutes für Pharmakologie an der Leipziger Universität, in: Jürgen Kiefer (Hg.), *Parerga – Beiträge zur Wissenschaftsgeschichte: In memoriam Horst Rudolf Abe,* Erfurt: Verlag der Akademie gemeinnütziger Wissenschaften zu Erfurt 2007, 299–311.

34 Vgl. Hans Schadewaldt/Frank-Joachim Morich, *100 Jahre Pharmakologie bei Bayer 1890–1990: Geschichte des Instituts für Pharmakologie in Wuppertal-Elberfeld,* Leverkusen: Bayer AG, Sektor Gesundheit 1990.

(Fortsetzung)

Kandidat	Zeitraum der Nominierungen	Anzahl der Nominierungen	Primäre Wirkungsstätte
Paul Trendelenburg	1929	1	Freiburg, Dorpat (Tartu), Rostock, Berlin
Hugo Schulz	1931	1	Greifswald
Werner Schulemann	1934–1935	2	Düsseldorf, Bonn
Gerhard Domagk NP 1939	1938–1953	9	Münster, Wuppertal
Hans Mauß	1949–1952	2	Wuppertal
Fritz Mietzsch	1949–1953	11	Dresden, Leverkusen, Wuppertal, Bonn
Walter Kikuth	1949–1953	11	Hamburg, Wuppertal, Düsseldorf

Ab etwa 1938 verlor Deutschland als ein Zentrum der pharmakologischen Forschung an Bedeutung. Dazu trug ebenfalls das von Adolf Hitler initiierte Nominierungsverbot aus dem Jahr 1937 bei. So reiste der Nobelpreisträger und Mitglied des Nobelpreiskomitees Hans von Euler-Chelpin (1873–1964) unmittelbar nach der Bekanntgabe des Verbots nach Berlin um das persönliche Gespräch mit Hermann Göring (1893–1946) zu suchen. Von Euler-Chelpin verglich das Verbot mit einem Bruch mit der internationalen Wissenschaft, durch den sich Deutschland kulturell und wissenschaftlich isolieren würde.[35] Es folgte eine globale Verlagerung des Forschungszentrums nach Amerika, das sich deutlich durch die gesunkenen Nobelpreisnominierungen für Pharmakologen aus Deutschland und den wiederum gestiegenen aus Amerika bemerkbar macht. Eine Ausnahme bildet jedoch der bereits erwähnte deutsche Mediziner und Nobelpreisträger Gerhard Domagk (1895–1964).

Domagk arbeitete in leitender Funktion in der Pharmakologischen Abteilung für die Wuppertaler I.G. Farbenindustrie AG und auch als Professor in Münster. Er wurde insgesamt neun Mal für den Nobelpreis nominiert. Drei dieser Nominierungen fallen in die Jahre 1937 und 1938, alle weiteren erfolgten nach 1950. Im Jahr 1939 wurde Domagk als Nobellaureat für die Entdeckung der antibakteriellen Wirkung des Sulfonamids Prontosil bekanntgegeben. Auf Drängen der Nationalsozialisten war es ihm nicht gestattet, den Preis anzunehmen. Erst im Jahr 1947 wurde ihm die Nobel-Medaille und eine Urkunde ausgehändigt.[36]

Heutzutage sind zu Ehren der Pioniere der Pharmakologie viele Preise, Institute und Straßen benannt worden. So gilt die Schmiedeberg-Plakette als die

---

35 Vgl. Almgren, Der Nobelpreis, 27–38.
36 Vgl. ebd.

höchste Auszeichnung der Deutschen Gesellschaft für experimentelle und klinische Pharmakologie und Toxikologie e.V. Auch ein Hans-Horst-Meyer Preis wird von der Österreichischen Pharmakologischen Gesellschaft jährlich verliehen. Dieser ehrt besondere Leistungen auf dem Gebiet der Grundlagenforschung der experimentellen, klinischen und toxikologischen Pharmakologie.

Deutsche Herz- und Kreislaufforscher als Nobelpreiskandidaten

Die fächerübergreifend gezeigte führende Rolle deutscher Forscher, welche von 1901 bis in die Mitte der 1930er-Jahre im Nobelpreiskontext demonstriert wurde, findet sich auch in der Disziplin der Herz- und Kreislaufforschung. In Deutschland etablierte sich die kardiovaskuläre Forschung als medizinische Fachrichtung im Jahr 1927 mit der Gründung der deutschen Gesellschaft für Kardiologie- Herz- und Kreislaufforschung (DGK) und rangiert damit im europäischen Zeitvergleich auf dem Spitzenplatz, während die American Heart Association in den Vereinigten Staaten bereits 1924 gegründet worden war. Die Nominierungen der 1927 vorangegangenen wie nachfolgenden Jahre umfassen gleichwohl Arbeiten bezüglich Struktur und Funktion von Herz und Gefäßen, den Grundlagen des Blutflusses und der Blutzirkulation sowie der Diagnose und Therapie kardiovaskulärer Erkrankungen.

Während sich die Nominierungen für deutsche Forscher fächerübergreifend insbesondere im ersten Jahrzehnt des 20. Jahrhunderts häuften, wuchs die Anzahl der Nominierungen für die kardiovaskulär tätigen Forscher in den ersten Jahren jedoch allmählich und erreichte ihren Höhepunkt, analog zur Etablierung der kardiologischen Gesellschaft 1927, in den 1920er-Jahren. Von den zwischen 1901 und 1953 insgesamt 53 nominierten internationalen Forschern mit kardiovaskulärer Nominierungsmotivation war ein Viertel der Kandidaten deutscher Nationalität und/oder in Deutschland tätig. Der Anteil deutscher kardiovaskulärer Forscher gemessen an allen kardiovaskulären Nominierungen war insbesondere in den ersten Jahrzehnten des 20. Jahrhunderts noch prägnanter.[37] Dies änderte sich jedoch in den 1940er-Jahren, in denen sich der Anteil deutscher Nominierungen im Nobelpreiskontext stark rückläufig zeigt. Hitlers „Nobelpreis-Vendetta"[38] wirkte sich auch auf die deutsche kardiovaskuläre Wissenschaft aus: Mit Ausnahme des Göttinger Physiologen Hermann Rein (1898–

---

37 Vgl. Marie Drobietz/Adrian Loerbroks/Nils Hansson, Who is who in cardiovascular research? What a review of Nobel Prize nominations reveals about scientific trends, in: *Clinical research in Cardiology* (2021), URL: https://pubmed.ncbi.nlm.nih.gov/33675420/ (abgerufen am 30.3. 2021).
38 Vgl. Elisabeth Crawford, German Scientists and Hitler's Vendetta against the Nobel Prizes, in: *Historical Studies in the Physical and Biological Sciences* 31 (2000) 1, 37–53.

1953), welcher vor allem für seine Arbeiten zur Blutverteilung und Messung des Blutflusses in Gefäßen nominiert wurde, wurde in den Jahren des „Dritten Reichs" kein deutscher kardiovaskulärer Wissenschaftler für den Nobelpreis vorgeschlagen.[39] Die 1940er-Jahre besiegelten mit dem Thementrend der Herzchirurgie die Verschiebung der Nominierungswelle für deutsche und westeuropäische kardiovaskuläre Forscher zugunsten von US-amerikanischen WissenschaftlerInnen.

Die „goldenen Zeiten" der deutschen Herz- und Kreislaufforscher begannen dagegen allmählich schon 1901 mit der allerersten kardiovaskulären Nominierung, welche dem Pathologen Richard Thoma (1847–1923) aus Heidelberg galt. Zu dem Forschungsspektrum Thomas zählte neben der Physiologie der Blutstrombahn auch die Pathologie von Gefäßveränderungen, insbesondere im Rahmen der Atherosklerose.[40]

Neben der Atherosklerose, deren Entstehungsprozess sich auch der Pathologe Ludwig Aschoff (1866–1942) (siehe Tabelle 8) widmete, wurden die deutschen Herz- und Kreislaufforscher insbesondere aufgrund der Entwicklung klinischer Diagnoseverfahren (z. B. der Internist Friedrich Martius (1850–1923) für die Zuordnung der Herztöne), der Entdeckung des Zusammenhangs zwischen Nervenphysiologie und Herzfunktion sowie ihrer Erkenntnisse in Bezug auf Hämodynamik und Blutverteilung als nobelpreiswürdig erachtet. In mehr als 60 % der Nominierungen mit kardiovaskulärem Bezug stammten auch die Nominatoren aus Deutschland, weitere 25 % gehen aus den Nominierungen deutscher Nachbarstaaten hervor. Lediglich 15 % der Nominierungen für deutsche kardiovaskuläre Forscher ergeben sich aus dem erweiterten europäischen sowie US-amerikanischen Raum.

Die Popularität der Nobelkandidaten im deutschen Raum spiegelt sich auch in nationalen repräsentativen Auszeichnungen. Die seit 1932 vergebene Carl-Ludwig-Ehrenmedaille gilt als die deutschlandweit prestigeträchtigste kardiologische Auszeichnung, welche für langjährige herausragende wissenschaftliche Arbeiten auf dem Gebiet der Herz- und Kreislaufforschung vergeben wird. Unter den Preisträgern der Carl-Ludwig-Ehrenmedaille finden sich mit Ludwig Aschoff (Preisträger 1936), dem Herz- und Kreislaufphysiologen Otto Frank (1865–1944) (Preisträger 1937) und Hermann Rein (Preisträger 1951) auch die „Top 3" der deutschen kardiovaskulären Wissenschaftler mit den meisten Nobelnominierungen.

39 Vgl. Nils Hansson/Serge Daan, Politics and physiology: Hermann Rein and the Nobel Prize 1933–1953, in: *The Journal of Physiology* 15 (2014), 2911–2914.
40 Vgl. Wilhelm Doerr, Über wenig beachtete Pioniertaten eines Pathologen der Jahrhundertwende. Erinnerungen an Richard Thoma, in: *Arzt und Krankenhaus* 11 (1992), 405–411.

Tab. 8: Kardiovaskuläre Forscher aus Deutschland mit den meisten Nobelpreisnominierungen

Platz	Nominierungen im Zeitraum (von–bis)	Kandidat	Begründung
1	9 (1917–1934)	Ludwig Aschoff	Atherosklerose und Pathologie des Herzens
2	9 (1933–1951)	Hermann Rein	Haemodynamik
3	8 (1928–1937)	Otto Frank	Haemodynamik
4	6 (1932–1937)	Heinrich Hering	Blutdruckregulation
5	4 (1913–1920)	Johannes von Kries	Nervenphysiologie&Herztätigkeit

Die fächerübergreifend gezeigten Nominierungsnetzwerke aus verschiedenen Nominatoren einer Universität, welche sich gebündelt für einen Kandidaten ausgesprochen haben, kommen in den kardiovaskulären Nominierungen nicht zum Vorschein. Es findet sich jedoch auch hier eine Form der Netzwerkstruktur, die offenbart, dass freundschaftliche Beziehungen als Motivation für Nominierungen eine Rolle spielen können. Ein prominentes Beispiel bildet der deutsche Vertreter der kardiovaskulären Nobellaureaten, der Chirurg und Urologe Werner Forßmann. Er erhielt den Nobelpreis für Physiologie oder Medizin des Jahres 1956 für seinen Beitrag zur Entwicklung der Herzkatheterisierung.[41] Das Privileg als Nobelpreisträger würdige Kandidaten zu nominieren, nutzte Forßmann 1958 und 1959 zugunsten seines Freundes Hugo Knipping (1895–1984) aus Köln, den er in den höchsten Tönen für seine Entwicklungen der Spirometrie pries.[42]

Prominente Standorte innerhalb Deutschlands, an denen kardiovaskuläre Nominierte forschten und lehrten, decken sich insgesamt mit den Erkenntnissen der fächerübergreifenden Forschungsschwerpunkte in Deutschland. So zeigt sich ein großer Anteil an Nominierten, welche in Berlin, z. B. der Physiologe Theodor Wilhelm Engelmann (1843–1909), Freiburg, wie z. B. der Pathologe Ludwig Aschoff oder der Physiologe Johannes von Kries (1853–1928) und Heidelberg, z. B. der Internist Ludolf von Krehl (1861–1937), tätig waren.

41 Vgl. Nils Hansson/Lisa-Marie Packy/Thorsten Halling/Dominik Groß/Heiner Fangerau, Vom Nobody zum Nobelpreisträger? Der Fall Werner Forßmann, in: *Der Urologe* 54 (2015) 3, 412–419.
42 Vgl. Marie Drobietz/Friedrich Moll/Nils Hansson, „Ein vornehmer und nobler Charakter": Die Nobelpreisnominierungen für Hugo W. Knipping, in: *Der Kardiologe* 14 (2020) 4, 316–320.

Fazit

Die Analyse der im Nobel-Archiv verzeichneten Nominierungen für in Deutschland wirkende medizinische Forscher ermöglicht, einen Überblick über die deutsche Forschungslandschaft der ersten Hälfte des 20. Jahrhunderts zu erhalten.

Dabei werden die wichtigsten Städte und Kandidaten im Nobelpreiskontext aufgezeigt und einige Forschungstrends im Laufe der ersten Hälfte des 20. Jahrhunderts skizziert. Dennoch bleibt es bei einigen Kandidaten wie auch Nobelpreisträgern, schwierig, eine klare Zuordnung zu einer Nation zu treffen. So wirkten Forscher anderer Nationalitäten in Deutschland, deutsche Forscher wanderten aus oder begaben sich für Forschungsaufenthalte ins Ausland. Hinzu kommt, dass sich die Landesgrenzen Deutschlands im betrachteten Zeitraum mehrfach änderten. Die Biografien der prominenten Pharmakologen Hans Horst Meyer und des Nobelpreisträgers Otto Loewi (1873–1961) aus der Geschichte der Pharmakologie verdeutlichen beispielsweise den Wissenschaftstransfer zwischen Deutschland und Österreich. Beide Pharmakologen wurden in Deutschland ausgebildet und erbrachten große wissenschaftliche Leistungen in Österreich.

Während eine nationale Zuordnung für die Forschungsergebnisse der betroffenen Wissenschaftler sowie auch für die Auswahl von Nobelpreisträgern zunächst wenig Bedeutung hat, wäre es vor dem Hintergrund des medialen und lokalen Patriotismus jedoch bedeutsam zu diskutieren, wie Preisträger und prominente Kandidaten am besten einer Nation zuzuordnen sind, wenn die Einteilung der Biografie und dem Werk der betroffenen Forscher gerecht werden soll. Für Österreich greift der Beitrag von Daniela Angetter in diesem Buch „*Am I from Austria*"? Oder „*über die Kunst ein österreichischer Nobelpreisträger/eine Nobelpreisträgerin zu sein*" diese Frage auf und diskutiert anhand einiger Österreich verbundener Nobelpreisträger verschiedene Aspekte einer solchen Zuordnung und deren Sinnhaftigkeit. Eine ähnliche Analyse ist für Deutschland noch ausstehend.

giacomo.padrini@hhu.de
mi.wiling@gmail.com
marie.drobietz@t-online.de

Ragnar Björk

Criteria, Practice, and Close calls: Nobel Committee deliberations, 1901–1940

Abstract
This is the story of how the Karolinska Institute Nobel Committee during its first 40 years tried to accommodate the judgements of the international community of scholars, as witnessed by nominating their peers for the Nobel Prize, with the intentions figuring in Alfred Nobel's will. The latter included the "greatest benefit to mankind" stipulation and the merits of nominated scholars for making true "discoveries". Based on archival material from the Nobel Committee for physiology or medicine, the aim of this essay is to follow the deliberative argumentation of the Nobel Committee close in its track, presenting it as a narrative, in order to see how it handles its perceived tasks and how it develops working principles of its own, in response both to the international community's suggestions and to "faculty activism".

Der vorliegende Artikel zeigt, wie das Nobelkomitee des Karolinska-Instituts in seinen ersten 40 Jahren versuchte, den Nominierungen für den Nobelpreis in Hinsicht auf Nobels Testament Rechnung zu tragen. Dieses beinhaltete die Vorgabe den "größten Nutzen für die Menschheit" sowie grundlegende Entdeckungen zu ehren. Ziel dieses Aufsatzes ist es, auf der Grundlage von Archivmaterial des Nobelkomitees für Physiologie oder Medizin die Argumentation des Nobelkomitees genau zu verfolgen und zu zeigen, wie das Komitee seine Aufgaben umsetzte und wie es eigene Kriterien entwickelte, sowohl als Reaktion auf die Vorschläge der internationalen Gemeinschaft als auch auf den "Fakultätsaktivismus".

Keywords
Nobel Prize, Nobel committee, nominees, Karolinska Institute
Nobelpreis, Nobelkomitee, Nominierte, Karolinska-Institut

Introduction: The steps (not) leading to a Nobel Prize

Not every distinguished nominated scholar can receive a Nobel Prize. This is the story of how the Karolinska Institute Nobel Committee during its first 40 years tried to accommodate the judgements of the international community of scholars, as witnessed by nominating their peers for the Nobel Prize, with the intentions figuring in Alfred Nobel's will. The latter included the "greatest benefit to mankind" stipulation and the merits of nominated scholars for making true "discoveries".[1]

As this book demonstrates in several chapters, a number of scholars from Germany, Austria and Switzerland *almost* received the prize. All along during the time period from 1901 to 1940, the Nobel Committee had an ongoing, implicit dialogue with the deciding body, the Nobel faculty. There are no official records from the faculty deliberations, but at times you may infer their reasoning from the committee's further actions, including explicit references to faculty decisions, and this reveals instances of "faculty activism", which in many cases was responsible for, in the end, denying prize-worthy or even committee recommended scholars the prize.

The purpose of this essay is to follow the deliberative argumentation of the Nobel Committee close in its track, presenting it as a narrative, in order to see how it handles its perceived tasks and how it develops working principles of its own, in response both to the international community's suggestions and "faculty activism".

More so than in the other prize categories, the Nobel Prize in physiology or medicine plunged the faculty of the Karolinska Institute into an intense and evolving world of social change and of ground-breaking scholarship. In a world preoccupied with immunological diseases, e. g. tropical medicine, the Karolinska Institute and its faculty in 1901 found the specific problems of imperialist great-powers landing in its lap, as is witnessed by both incoming nominations and prizes awarded during the first dozen of years. Medicine since the Pasteur revolution had opened up new possibilities, theoretically and clinically, not least in immunology, to come to terms with both the social problem of *health* and the medical problem of *disease.* This comprehensive problematic suited Nobel's general approach in his will, for all prizes, that is, of betterment, *ameliorism*, and the uplifting of mankind, by means of science.

The Nobel Prize presentations by the former secretary of the Nobel committee for physiology or medicine Göran Liljestrand (1886–1968) in 1950 and in the three encompassing volumes by former Nobel committee member Erling Norrby (b. 1937) (2010–2016),[2] the latter adding another half-century to the perspective,

---

1 See the anthology introduction for a translation of the central parts of the will.
2 See Göran Liljestrand, The Prize in Physiology or Medicine, in: Ragnar Sohlman/Henrik Schück/Anders Österling (Eds.), *Nobel. The Man and His Prizes* (Publication by The Nobel Foundation), Stockholm: Sohlmans 1950, 135–316. – Erling Norrby, *Nobel Prizes and Life Sciences,* New Jersey–Singapore: World Scientific Publishing 2010. – Erling Norrby, *Nobel Prizes and Nature's Surprises,* New Jersey–Singapore: World Scientific Publishing 2013. – Ders., *Nobel Prizes and Notable Discoveries,* New Jersey–Singapore: World Scientific Publishing 2016.

discuss the prizes according to medical specialties and evolving subfields, and focus mainly on the prize-winners. This presentation follows the activities at the Karolinska Institute strictly historically with touch-downs, given the focus of the anthology, on prominent scholars from Central Europe from 1901 to 1940. The purpose is three-fold. One initial goal is to find out how the prize-awarding logic itself evolved, that is, how the experience of added years affected the application of established criteria, and whether additional, pragmatic ones came into play. A second aim is to follow the parallel interplay between the various bodies, that is, the international community, the Nobel Committee, and the faculty of the Karolinska Institute. And, ultimately, the aim is to involve these two aspects in the presentation of the career and fates of three nominees. They were close to become laureates, most often labelled "prize-worthy", indeed often recommended, by the Nobel Committee, but in the end not awarded. The focus is on the main actor, the Nobel Committee.

The international community provides the committee with suggestions, with nominees and their works, and the faculty is the ultimate arbiter, by deciding upon the prize-winner; implicitly thus issuing a verdict also on the preparatory work of the Nobel Committee. To posterity, though, the faculty is a silent judge; no minutes were taken. Since it, however, on several occasions during this period upset the committee it demonstrated its power and authority, in the process thus triggering responses from the committee. The source material is mainly the yearly records of deliberations of the Nobel Committee, and also the preparatory "special investigations" of nominated scholars made by members of the Nobel Committee.

The criteria and the practice

When a big philanthropic foundation or a (government) research council decides upon grants or scholarships, certain scholarly criteria will reasonably guide them. But changes in the set-up of criteria may occur because of a change in overall policy or the evolvement of scholarship. In medicine certain fields may inter-mittently come into focus, such as immunology, the nervous system, bio-chemistry, hormone and vitamin research, genetics, etc. When the Karolinska Institute was founded in 1810 the explicit purpose was surgery; war wounds were to be treated professionally.[3] Also, basic theoretical biology and clinically focused medicine studies may alternate as being perceived to be in need of the most urgent support. Alfred Nobel, however, and noticeably alone among fellow in-

---

3 See Olof Ljungström, *Ämnessprängarna. Karolinska Institutet och Rockefeller Foundation 1930–1945*, Stockholm: Karolinska Institutet University Press 2010.

dustrialists as philanthropists, such as Rockefeller, Carnegie and others, decided to support research by means of a prize, which thus was guided by specific, and in principle unalterable, criteria. Flexibility or pragmatism in relation to social goals and to changes in frontline research characterizing foundations or research councils, is hardly open to the Nobel Prize institutions. There is a basic document, the will, by the "founding father", Alfred Nobel. There is also an initial interpretation accepted by all the Nobel prize-awarding bodies, where the will's intention is interpreted, that is, the statutes of the subsequent Nobel foundation. And it is the very prize character which also creates "nominee careers".

It is clearly the case, that the Nobel Committee, as seen from its deliberations, from the period under scrutiny here, 1901–1940, was anxious to pay attention to the three basic criteria given in the will; "the preceding year" (that is, recency), "discovery", and "benefit to mankind". Several close calls, where nominees just missed out on the prize, are explained by this.[4] Though the strict rule "the preceding year" could not be upheld the committee repeatedly both dismissed single works as "too old" and from time to time drew up lists of works as "too old". But it is also the case that additional criteria gradually came into play, that is, considerations the Nobel Committee from its own working experience began to keep in mind. They too had consequences for who would be recommended to the faculty, and who would not.

One possible, informal criterion, that is, receiving most nominations, is *not* paid attention to. This goes at the very heart of the Nobel Prize idea, as instituted by the statutes of the foundation; that is the role played by the international community.[5] To receive many nominations, perhaps assembled over many years, is not in itself a merit. It is not only that the Nobel Committee cannot explicitly refer to a mass of international support, since this is not a valid criterion for awarding the prize. As a matter of fact, among the 20 scholars receiving the highest number of nominations, from 1901 to 1940, only six (Jules Bordet (1870–1961), Charles Scott Sherrington (1857–1952), George Richards Minot (1885–1950), Paul Ehrlich (1854–1915), Elie Metchnikoff (1854–1916), and Robert Koch (1843–1910)) got the prize. The most important task for the international community would rather be to keep a candidate's "nominee career" alive, that is, to submit nominations over and over again.[6] For this you do not need many

---

4 See the chapter "Brillante Verlierer" by Daniela Angetter and Nils Hansson in this volume.
5 See Nils Hansson, What's so special about the Nobel Prize?, in: *Public Understanding of Science* 27 (2018), 485–488.
6 Competitions of all kinds, in market economics, democratic politics, sports, biological evolution, science performances etc, may be either "competition for winning" or "competition for survival". See Ragnar Björk, Inside the Nobel Committee on Medicine. Prize Competition Procedures 1901–1950 and the Fate of Carl Neuberg, in: *Minerva* 39 (2001), 393–408.

nominations, but a *sustained* support over the years, even decades.[7] Whereas the decision of a foundation or a research council not to give support is usually accompanied by a motivation, indicating the direction of a new, more successful application, a "competition for winning" strategy, no such feed-back is given in the Nobel Prize institutions, at least not in public. If the international community is familiar with the recency criterion it may despair when a favored candidate's discovery is met with continued silence after years of nominating. However, the clause about "renewed relevance", inserted in the statutes, for a certain, otherwise "too old" discovery, allowed the sustained support, with a couple of the most numerous nominations, for two center-stage medical scholars to win them a prize (for the scholars Jules Bordet and Charles Sherrington).

The Nobel Committee, faculty activism, and prize-worthy nominee careers, 1901–1940

From the beginning all permanent faculty staff constituted the Nobel Prize deciding body (the ordinary Swedish term during this period was *lärarkollegiet*). In 1978 a new body was constituted, a 50-member "assembly" (Swedish *församling*), with members chosen from among the faculty. The Karolinska Institute is a state-run organization, but in line with the Nobel Foundation, and the other Nobel prize bodies, that is, the Royal Academy of Sciences and the Swedish Academy, being private institutions, not subject to legal or state administrative interventions, it was held proper to make the deciding body at the Karolinska Institute also a private body. The Assembly is situated *at* the Karolinska Institute, but it is not *of* the Institute.

The very beginning, 1901–1908

In 1901, the Nobel Committee recommended a split between Ronald Ross (1857–1932), for his work on malaria and Niels Finsen (1860–1904), for his use of light radiation therapy, considering Emil von Behring's (1854–1917) work on serum therapy, particularly regarding diphtheria, as "too old". But the faculty of the Karolinska Institute still picked von Behring for the prize. Here, in the first year, an important faculty decision was taken. By awarding von Behring it was indicated that discoveries which were some ten years old were, in fact, not "too old".

---

7 One must notice, that for those members of the international community who are specifically invited, on a rotational basis, e.g. faculties at non-European universities, it is not possible to secure continuous support for a chosen, favorite candidate.

It is not obvious, though, that a strong precedent was thus set. One must realize that all parties involved were new to the game. The committee gradually gained scholarly authority by virtue of continuously "doing its job", such as studying the merits of nominees, writing "special investigations", and among themselves discussing the field of candidates, many of whom became increasingly familiar to the committee members. The prize-history during the following decade indicates an increasingly upper hand for the committee in relation to the faculty. This is important to notice, in face of later appearing "faculty activism". The two following prizes went to previously recommended Ross and Finsen, thus demonstrating that the committee's scholarly competence as such was not questioned by the faculty. The backlog consisted to a large part of great names in immunology, with prizes also to Robert Koch, Alphonse Laveran (1845–1922), Paul Ehrlich, and Elie Metchnikoff.[8] The only apparent examples of "faculty activism" during these years was that the faculty, in May, after the committee, in April – following the established yearly routines – had presented its first short list of those candidates, on occasion required the committee to take a closer look at some additional scholars; always without any effect, though.

Close calls: Abderhalden, Neuberg and Aschheim / Zondek

Let us take a look at three candidates from the DACH-countries during the first decades of the 20th century who clearly demonstrate tensions between the international scientific community's steadfastness in nominating peers, the self-assured competence of the Nobel committee, and the activism of the faculty.

On September 21, 1914, the Swiss biochemist Emil Abderhalden (1877–1950), was recommended for the 1914 prize, apparently by a unanimous committee. The minutes of the meeting are hand-written and added to the recommendation is a scribbled sentence reading "postponement of further treatment according to a Royal decree [government decision]." The government's decision, from 3 November, not to go along with a prize-winner decision was due to the outbreak of the war. The interrupted process of determining the 1914 Nobel Prize was resumed during 1915, parallel to the ordinary procedure for determining the 1915 prize. However, doubts as to the validity of Abderhalden's merits had arisen during the year.[9] In 1915, the Nobel Committee considered it proper to discuss

---

8 See Claire Salomon-Bayet, Bacteriology and Prize Selections, 1901–1920, in: Carl Gustav Bernhard/Elisabeth Crawford/Per Sörbom (Eds.), *Science, Technology, and Society in the Time of Alfred Nobel,* Oxford: Pergamon 1982, 377–400.

9 See Thorsten Halling/Ragnar Björk/Heiner Fangerau/Nils Hansson, Leopoldina: Ein Netzwerk für künftige Nobelpreisträger für Physiologie oder Medizin?, in: *Sudhoffs Archiv* 102 (2018), 211–233.

the 1914 recommendation for Abderhalden once more. Nobel committee member Johan (Jöns) Johansson (1862–1938) had earlier expressed doubts about Abderhalden's *Abwehrfermente* (protective enzymes) results. Instead, he recommended John Newport Langley (1852–1925)[10] and his work on the autonomous nervous system for the prize. However, long-time committee chairman, Karl A. H. Mörner (1854–1917, professor in medical chemistry and Karolinska Institute rector) had been much in favor of Abderhalden in the special investigations of him and in the 1914 committee deliberations. The committee on September 22nd, 1915 with a three-versus-two vote – two for Langley – recommended Abderhalden for the 1914 prize. On the same day the committee proceeded to discuss the 1915 prize. A number of nominees, having been subjects of special investigations, were dismissed. Referring to paragraph five of the basic statutes, Mörner, who now could not speak for Abderhalden also for the 1915 prize, now recommended a reservation of the 1915 prize until next year's deliberations. The rest of the committee agreed.

When the faculty had to decide, first, on the three-versus-two split vote recommendation of Abderhalden for the 1914 prize, it decided to give the prize to Robert Bárány (1876–1936), given a favorable special investigation treatment both in 1913 and in 1914.[11] The faculty went along with the committee in reserving the 1915 prize, to be discussed in 1916.

Abderhalden was the only one of the top 20 in nomination popularity, who was also being considered prize-worthy without getting the prize. He received 13 nominations in 1914 for his *Abwehrfermente*. As mentioned, the following year doubts had begun to appear regarding his work, also from a young Swedish Karolinska Institute physician, Folke Lindstedt (1884–1943), who during the year had visited and worked with Abderhalden in Halle. Lindstedt showed that Abderhalden's idea of a protective ferment regarding a pregnancy reaction was unspecific, since the test gave a positive result also for non-pregnant women.[12] Later, Swedish physiologist and professor at the Karolinska Institute Israel Holmgren (1871–1961) in his memoirs said of Lindstedt:

> "His criticism [of Abderhalden] was quite categorical and was probably an important contributive reason why Abderhalden did not get the Nobel Prize, though the rector, count Mörner, with all the weight of his authority spoke for him."[13]

---

10 See Nils Hansson/Lotte Palmen/Giacomo Padrini/Axel Karenberg, Babinski, Bektherev, Cerletti, Head, and Hitzig: European Neurologists Nominated for the Nobel Prize 1901–1950, in: *European Neurology* 83 (2020), 542–549.

11 In a joint nomination three members of the Karolinska Institute faculty had put Bárány's name forward both in 1913 and in 1914.

12 See Lars Öberg, E. Folke Lindstedt, in: *Svenskt Biografiskt Lexikon* 23 (1980–81), 621.

13 Israel Holmgren, *Mitt liv*, Stockholm: Natur och Kultur 1959, 45.

During the interwar years both Abderhalden's scholarship and his social hygienic ideas put him off in some quarters. He himself was aware of nominations for him, but it seems he was informed, and confused, also of the few nominations in chemistry, which were never really effective (in 1915 nominations in chemistry came from prize-winner Theodor Kocher (1841–1917)). From the committee point of view Abderhalden was now definitely out of contention, although nominations for him kept coming in. Triggered by an outside, unrelated event, that is the outbreak of the war, the Karolinska Institute internal events and experiences of 1914 and 1915 started a series of changes in the practice, and partly principles, in awarding the prize. During a couple of weeks in September and October in 1915 Nobel Committee discussions and faculty decisions, for the first time – except the beginners' free for all in 1901 – opinions clashed strongly between the bodies, and the faculty became a real player, using its potential really to take a stand and to decide.

The German biochemist Carl Neuberg (1877–1956) was pronounced prize-worthy five times, in 1920, 1925, 1930, 1932, and 1934.[14] He received 29 nominations altogether, covering topics ranging from cancer research, the biological effect of light, and the differentiation of carbohydrates and fermentation. Twice, in 1920 and in 1925, he was also recommended for the prize by the committee, but the faculty thought otherwise; first time replacing him with Jules Bordet, and the second time reserving the prize. Neuberg had double prize-worthy careers, with nominations also in chemistry. The first ones were in *physiology or medicine*. In the "special investigation" for the two prizes to be awarded in 1920 the reviewer introduced two questions, which may have been disadvantageous for Neuberg's chances: a) was a prize in chemistry more relevant? b) his continued work added to his merits, so perhaps one could wait.

When the *chemistry* committee began to evaluate him, from 1929, he was highly appreciated. However, the prize in 1929 went to Arthur Harden (1865–1940) and Hans von Euler-Chelpin (1873–1964), partly as a result from a nomination by Neuberg himself (!). This meant that a prize in chemistry had been awarded to his own specialty. Now, the rotation principle came into play. Both in 1930 and in 1931, when he was nominated in chemistry, this played to his disadvantage.[15]

In 1930 Neuberg was again nominated in *physiology or medicine*. Again, other candidates were preferred. In 1934, the last time Neuberg was nominated, long-term committee member, biochemist Einar Hammarsten (1889–1968) expressed deep concern about the prospect for Neuberg:

---

14 See Björk, Inside the Nobel Committee, 393–408.
15 For Neuberg and the Nobel prize, see also: Hinderk Conrads/Brigitte Lohff, *Carl Neuberg. Biochemie, Politik und Geschichte*, Stuttgart: Franz Steiner 2006, 169–171.

"[…] there has been total unity regarding the extreme importance of his discovery, and it appears to have been mostly intervening circumstances of secondary importance, which have prevented the prize from being awarded to this scholar, who, according to my opinion more than any other scholar deserves the award […]".[16]

In 1934 Neuberg was forced by the Nazi-regime to leave his directorship of the Kaiser-Wilhelm-Gesellschaft institute for biochemistry. He was never nominated again.

Neuberg had strong support in the two Nobel committees, but not enough consistent support from his nominating peers. Also, his double careers, in chemistry and medicine, may have resulted in indecision on part of those who could have made a difference, that is, appreciative committee members, in either the chemistry or the medicine committee. Finally, external actors deprived him of possibilities.

A consequence of a higher number of prize-worthy scholars in the 1930s was that the committee had to handle them internally by ordering them in tiers of relevance or urgency. Altogether, this created a backlog again, as in the first decade, but now *within* the committee. Although this, at least initially, created more work the committee did regain the initiative, primarily from what seemed like an erratically upsetting faculty, but in a sense also from the unwitting international community, whose mission it still was to keep nominee careers alive. The implicit committee argument would be that the faculty must have strong arguments to rebut prize-worthy scholars, of the first tier, if the committee continued to recommend them during the upcoming years (!).

In 1931 three candidates were judged prize-worthy, two of whom worked together. The latter were Selmar Aschheim (1878–1965) and Bernhard Zondek (1891–1966), nominated for their work on the importance of the hypophysis lobe for the sexual functions and the "pregnancy reaction" based on that discovery. They were recommended by the committee with a three-to-one vote. The dissenting vote belonged to biochemistry professor Einar Hammarsten, in several senses an *éminence grise* at Karolinska Institute.[17] In 1936 seven works were considered prize-worthy, among them, again, Aschheim and Zondek. The 1937 discussions witnessed some, unusual as it were, changes in evaluations. The work of Aschheim and Zondek now no longer was considered prize-worthy, and not because of high age, but because of scholarly doubts. Liljestrand

---

16 Björk, Inside the Nobel Committee, 393–408, 405.
17 See Ragnar Björk, Nobelsystemet. Karolinska Institutet och Nobelpriset i medicin till Hugo Theorell 1955, in: Bosse Holmqvist (Ed.), *Lychnos* 2007 (Publication by Lärdomshistoriska Samfundet / Swedish History of Science Society), Uppsala: Swedish Science Press 2006, 46. – Ulf Lagerkvist, *Denna långt försvunna stund,* Stockholm: Bromberg 1992, 73–103.

later ascribed the committee the argument that the Aschheim-Zondek test[18] devised for the early detection of pregnancy "[…] was not of sufficient diagnostic or therapeutic value […]".[19] Interestingly, this argument was not entered into the committee records. Liljestrand was, one may note, at this time a member of the committee.

The two were usually nominated as a pair, for hypophysis studies and the pregnancy reaction.[20] They were nominated for the first time in 1931 and the same year recommended by the Nobel committee. Gradually the nominations had come from many quarters (Freiburg, Chicago, Barcelona, Athens, Strasbourg, Oslo, Vienna). They were judged prize-worthy again in 1932, 1934, and 1936, but others were preferred. By the time they were prize-worthy the last time Aschheim was in Paris and Zondek in Jerusalem. By then doubts as to the prizeworthiness had appeared.

Conclusion

The Nobel Committee immediately had to prove itself as a body competent to deal with works emanating from global problems of disease and health, and the many prizes to the field of immunology during the first decade, including tropical diseases, happily also combined the features of strict scholarly discovery and the health and benefit to mankind aspects. And the faculty went along with this. This was not to last. The inherent tension between theoretical and clinical medicine, within the Nobel endeavor epitomized as deciding between awarding a pure research discovery and a work with immediate practical value, gradually made itself felt. Gradually, also a distance seemed to open up between the ever more competent committee and the so far acquiescing faculty, but when World War I "intervened", with a second opinion possibility regarding a favored candidate uniquely opened up, the faculty took the opportunity to regain some

---

18 See Jesse Olszynko-Gryn, The demand for pregnancy testing: The Aschheim–Zondek reaction, diagnostic versatility, and laboratory services in 1930s Britain, in: *Studies in History and Philosophy of Science Part C: Studies in History and Philosophy of Biological and Biomedical Sciences* 47 (2014), 233–247.

19 Göran Liljestrand, The Prize in Physiology or Medicine, in: Ragnar Sohlman/Henrik Schück/ Anders Österling (Eds.), *Nobel. The Man and His Prizes* (Publication by The Nobel Foundation), Stockholm: Sohlmans 1950, 135–316, 226.

20 See Michael J. O'Dowd/Elliot E. Philipp, *The History of Obstetrics & Gynaecology*, New York–London: Parthenon 1994, 85–86, 260–264. – Hermann Zondek, *Auf Festem Fusse. Erinnerungen eines jüdischen Klinikers*, München: Deutsche Verlags-Anstalt 1973, 88–90. Hermann Zondek here presents his brother's work, with the first major discovery, together with Aschheim, in 1926, and a seminal book from 1931, the first year he was nominated. Bernhard Zondek was invited to Sweden in 1934 before moving on to Jerusalem.

initiative from a divided committee. This then occurred intermittingly over the years, but in a somewhat erratic manner, which triggered the committee to take back control, using varying procedural novelties, in essence trying to keep the crucial discussions *within* the committee. All these procedural innovations, which were part of the play between committee and faculty, with an unwitting international community on the side-line, bear the signs of ad hoc measures. So does also the application of *additional* criteria to judge the various works (see below). In turn, these, together with operational adjustments, and committee-faculty infighting, decided fates of nominees.

Of the original Nobel will criteria the easiest one to pay literal attention to was the one of recency, and that is the one most frequently discussed and applied in the committee deliberations, and with consequences for many nominees, not least when literal lists of "too old" works were drawn up. However, this criterion was mitigated by the statutory 'renewed relevance'. The discovery criterion is also valid throughout the period; it has even regularly been applied in prize citations since the 1920s. Most often this criterion as well had nominee consequences. How to apply it caused much frustration and conflicts in the committee, apparently also between committee and faculty. This ongoing tension gradually, and more conspicuously after World War I, made the committee either to fall back on the more vague but statutory "fundamental importance" or to adopt the non-statutory "collected merits".

The ultimate reasons why a number of nominees turned up "close calls" were rather diversified. The overall reason why a committee recommendation did not result was that the faculty simply was of a different opinion; however, with no minutes no definite conclusion may be made. Otherwise, careers were cut short for a variety of reasons. Scholarly doubts could appear in an ongoing career (Abderhalden, Aschheim/Zondek). Not seldom the outside world intervened, with war (Abderhalden) or Nazi regime ostracism (Neuberg, Aschheim/Zondek). A "principle of rotation" was introduced. This could perhaps equally as well be summarized under the heading "fairness", a kind of distributive principle, where specialties should get their fair share of prizes. This deprived some of a prize (Neuberg). The rotation principle may be viewed as a means to alleviate the tension between proponents of the various medical specialties, without, as with the ranking of fields, creating virtual hierarchies. Also, you could fall between chairs, in several versions: a) having double prize category careers[21]; b) being

---

21 See Michael Pohar/Nils Hansson, Between two stools? Pharmacologists nominated for Nobel prizes in "physiology or medicine" and "chemistry" 1901–1950 with a focus on John Jacob Abel (1857–1938), in: *Naunyn-Schmiedeberg's Archives of Pharmacology* 394 (2021), 503–513.

appreciated but put on hold for better things expected to come, or finally, c) for hesitance regarding how many to include in awarding a prize.[22]

ragnar.bjork@sh.se

---

22 See Nils Hansson/Thomas Schlich, Why Did Alfred Blalock and Helen Taussig Not Receive the Nobel Prize?, in: *Journal of Cardiac Surgery* 30 (2015), 506–509.

Daniela Angetter / Nils Hansson

Brillante Verlierer? Nobelpreiskandidaten aus Österreich

Abstract

Der „Vater" der interdisziplinären Krebstherapie Vincenz Czerny (1842–1916), der namhafteste, wenn zu gleich auch umstrittenste Hormonforscher seiner Zeit Eugen Steinach (1861–1944), der Begründer der Wiener Psychoanalyse Sigmund Freud (1856–1939), der Begründer der Radiotherapie Leopold Freund (1868–1943), der Pionier in der Pädiatrie Clemens Freiherr von Pirquet (1874–1929), dessen Name eng mit der Allergologieforschung verbunden ist, oder der Begründer der orthopädischen Chirurgie Adolf Lorenz (1854–1946), sie alle prägten nicht nur die Wiener Medizin im 19. und 20. Jahrhundert, sondern erwarben sich auch international einen hohen, um nicht zu sagen weltweiten Bekanntheitsgrad. Was ihnen darüber hinaus gemeinsam ist: sie alle scheiterten, teils trotz mehrfacher Nominierung und positiver Gutachten am Nobelpreiskomitee in Stockholm. Warum? Im Fokus des Versuchs der Beantwortung stehen das jeweilige Fachgebiet, die speziellen Forschungsrichtungen und die (inter)nationalen Netzwerke.

The „father" of the interdisciplinary cancer therapy Vincenz Czerny, the most famous, if at the same time the most controversial hormone researcher of his time Eugen Steinach, the founder of the Viennese psychoanalysis Sigmund Freud, the founder of the radiotherapy Leopold Freund, the pioneer in pediatrics Clemens Freiherr von Pirquet, whose name is also associated with allergology research, or the founder of orthopedic surgery Adolf Lorenz, they all not only characterized Viennese medicine in the 19th and 20th centuries, but also gained a high, if not to say worldwide, reputation. What they also have in common: they all failed, sometimes despite multiple nominations and positive reports at the Nobel Prize Committee in Stockholm. Why? The focus of the attempt to answer are the respective area of expertise, the scientific research and the (inter)national network of these physicians.

Keywords

Nobelpreis für Physiologie oder Medizin, Literaturnobelpreis, Verhinderte Kandidaten, Geschichte der Medizin, Grundlagenforschung
Nobel Prize in Physiology or Medicine, Nobel Prize in Literature, eliminated candidates, history of medicine, basic research

Vincenz Czerny

Der älteste unter den gescheiterten österreichischen Nobelkandidaten ist Vincenz Czerny. Er wurde am 19. November 1842 im böhmischen Trautenau geboren, studierte Medizin an den Universitäten Prag und Wien und wurde 1866 zum Doktor der Medizin promoviert. 1867 erreichte er den Grad eines Magisters der Geburtshilfe, im darauffolgenden Jahr den eines Doktors der Chirurgie. In Wien wurde Theodor Billroth (1829–1894) zu einem wichtigen Förderer für Czerny, der sich alsbald mit einer Kehlkopfexstirpation am Hund profilierte. Nachdem er sechs Jahre an der Universität Freiburg im Breisgau verbracht hatte, wurde Heidelberg zu seinem Lebensmittelpunkt, wo er die ersten Lehrstühle für Strahlentherapie und Immunologie gründete. Gleichzeitig übernahm er die Leitung der chirurgischen Klinik mit einer Kapazität von über 120 Betten. Czerny machte sich vor allem um die Weiterentwicklung von diversen Operationstechniken verdient, führte die antiseptischen Maßnahmen in seinem Operationssaal ein und beschrieb Standardoperationen an Speiseröhre, Magen, Urogenitaltrakt sowie im gynäkologischen Bereich. 1877 gelang ihm eine Resektion der Speiseröhre, im Laufe seiner Karriere folgten Kropf-, Zungen- und Larynxexstirpationen. Als Pionierleistung in der Frauenheilkunde setzte er 1878 die vaginale Gebärmutterentfernung durch. Darüber hinaus verbesserte er die Operationstechniken bei Myomen. Prägend war zudem seine Methode bei der Operation von Hernien, indem er mit in Karbol gekochter Seide Bindegewebe ersetzte. Inoperable Tumore versuchte er mittels einer Chlor-Zink-Lösung zu „verätzen". Für KarzinompatientInnen errichtete er eine eigene Heil- und Pflegeanstalt, die gleichzeitig als wissenschaftliches Forschungszentrum diente und Grundlagenforschung mit klinischer Medizin verband.[1]

Für seine chirurgischen Arbeiten wurde Czerny vom Schweizer Fachkollegen Emil Theodor Kocher (1841–1917) in den Jahren 1911, 1913 und 1917 für den Nobelpreis vorgeschlagen, mit der Begründung, dass Czerny nicht nur herausragende Einzelleistungen erbracht habe, sondern „auf verschiedenen Gebieten sich als zuverlässiger und unermüdlicher Förderer ausgewiesen hat. Es ist zu

---

1 Vgl. Vincent Czerny/Wilfried Willer (Hg.), Aus meinem Leben, in: *Ruperto-Carola* 41 (1967), 214–237. – J. C. Wilmanns, Die Bedeutung von Vincenz Czerny für die Entwicklung der experimentellen und klinischen Krebsforschung in Deutschland, in: *Beiträge zur Onkologie* 13 (1982), 1–13. – Cornelia Lindner, *Vinzenz Czerny. Pionier der Chirurgie, chirurgischen Onkologie und integrierten Krebsforschung* (= Neuere Medizin- und Wissenschaftsgeschichte 18), Freiburg: Centaurus-Verlag 2009. – Andreas D. Ebert/Matthias David, Instrumente und ihre Namensgeber. Vincenz Czerny und die Czerny-Fasszange in: *Geburts- und Frauenheilkunde* 72 (2012), 703–704.

gutem Theil sein Werk, dass eine chirurgische Gynäkologie geschaffen wurde."[2] Weiter heißt es in dem Schreiben vom 10. Dezember 1911:

> „Er hat eine Generation sehr tüchtiger Chirurgen herangezogen und ist noch zur Stunde, wo er die 70:en Lebensjahre feiert, unermüdlich thätig für die Erforschung der Ätiologie und Therapie der Krebskrankheiten."[3]

Czerny kam jedoch nicht in die engere Wahl. Kochers zweite Nominierung für Czerny blieb ebenfalls erfolglos. In diesem Nominierungsschreiben hieß es:

> „Excellenz Czerny kann man nicht sowohl durch eine grosse wissenschaftliche Entdeckung oder Förderung eines Einzelgebietes der medizinischen Wissenschaft als der Ehrung mit dem Nobelpreis würdig geworden erklären, als dadurch, dass er auf verschiedenen Gebieten sich als zuverlässiger und unermüdlicher Förderer ausgewiesen hat."[4]

Das Nominierungsschreiben vom Februar 1916 fand ebenso kein Gehör. Wenn auch der Preis in diesem Jahr aufgrund des Ersten Weltkriegs nicht verliehen wurde, hätte Czerny dennoch keine Chance gehabt. Sein „Problem" lag daran, dass er in vielen Bereichen tätig war und Erfolge verzeichnete, aber es fehlte die eine bestimmte herausragende Leistung oder Erfindung. Bereits im Jahre 1907 sandte Czerny eine Selbstnominierung nach Stockholm, mit der Begründung, er verdiene den Preis aufgrund seiner Krebsforschung. Selbstnominierungen wurden allerdings vom Nobelkomitee generell nicht berücksichtigt. Dieses Vorgehen zeigt jedoch, wie wichtig der Preis für Czerny offensichtlich war, möglicherweise auch, damit seine Bemühungen in der Krebstherapie transparenter wurden.[5] Czerny war als Krebspionier zumindest im Nobelpreiskontext seiner Zeit voraus. Erst nach seinem Tod wurden Krebsforscher wiederholt mit Nobelmedaillen geehrt, ein Trend, der bis in die Gegenwart reicht: 2018 erhielten James P. Allison (geb. 1948) und Tasuko Honjo (geb. 1942) die Auszeichnung for their „discovery of cancer therapy by inhibition of negative immune regulation."[6] Obwohl Czerny selbst vom Nobelpreis-Komitee abgelehnt wurde, war er dort

---

2 Nils Hansson/Annette Tuffs, Nominee and nominator, but never Nobel Laureate: Vincenz Czerny and the Nobel Prize, in: *Langenbeck's Archives of Surgery* 401 (2016), 1093–1096. – Nominierungen von Vincenz Czerny, Archiv des Nobelkomitees für Physiologie oder Medizin, Nobel Forum, Solna.

3 Nominierungen von Vincenz Czerny, Archiv des Nobelkomitees für Physiologie oder Medizin, Nobel Forum, Solna.

4 Ebd.

5 Vgl. Vincenz Czerny, Nomination for Nobel Prize in Physiology or Medicine, URL: https://www.nobelprize.org/nomination/archive/show.php?id=10171 (abgerufen am 10.3.2021).

6 C. I. Edvard Smith/Rikard Holmdahl/Olle Kämpe/Klas Kärre, Scientific Background. Discovery of cancer therapy by inhibition of negative immune regulation, Nobelförsamlingen. The Nobel Assembly at Karolinska Institutet, 2018, 1, URL: https://www.nobelprize.org/upload s/2018/10/advanced-medicineprize2018.pdf (abgerufen am 10.3.2021).

offensichtlich kein Unbekannter. Zwischen 1901 und 1916 trat er mehrmals als Nominator auf und wurde vom Nobelkomitee sogar explizit um Vorschläge für mögliche Laureaten gebeten. Bereits im ersten Jahr der Preisverleihung nannte er Rudolf Virchow (1821–1902), Robert Koch (1843–1910; erhalten 1905) und seinen Schwiegervater Adolf Kußmaul (1822–1902) für die Medizinnobelpreise, tat sich aber in der Begründung durchaus schwer. In seinem Brief an das Nobelkomitee vom 22. Jänner 1901 hieß es:

> „Ich kann durch meine Vorschläge dem Karolinska medizinisch-chirurgischen Institut blos Fingerzeige geben, in welche Richtung die öffentliche Meinung den Nobelpreis vertheilt sehen möchte. […] Wenn das hervorragendste Werk der letzten Jahre gekrönt werden soll, so lässt sich der wirkliche Werth solcher Werke oft nur nach Jahren abschätzen […].“[7]

Die Idee, das Lebenswerk eines Wissenschaftlers zu würdigen, war allerdings von Alfred Nobel (1833–1896) nicht angedacht, denn Nobel forderte ausdrücklich denjenigen zu würdigen, der im vergangenen Jahr der Menschheit den größten Nutzen gebracht hatte.[8]

Adolf Lorenz

Aus der Chirurgie heraus entwickelte der am 21. April 1854 im oberschlesischen Weidenau geborene Adolf Lorenz die Orthopädie. Lorenz absolvierte sein Medizinstudium an der Universität Wien und wurde 1880 promoviert. Da er auf das damals verwendete Desinfektionsmittel allergisch reagierte, musste er sich von der blutigen Chirurgie ab- und sich der unblutigen, im Sinne der Orthopädie, zuwenden. Lorenz spezialisierte sich daher auf die Behandlung von angeborenen Hüftgelenksverrenkungen und anderer anatomischer Missbildungen wie etwa den Klumpfuß und war letztlich auch als Privatarzt sehr erfolgreich. Er leistete einen wichtigen Beitrag zu Professionalisierung der Orthopädie, und das, wenn möglich, ohne Operation. Mit ihm eng verbunden ist das „modellierende Redressement“ bei Klump- und Plattfüßen, wobei der Fuß in mehreren Sitzungen durch Dehnen und Manipulieren von Sehnen und Bändern neu geformt wurde.

---

7 Nominierungen von Vincenz Czerny, Archiv des Nobelkomitees für Physiologie oder Medizin, Nobel Forum, Solna.

8 Auf den zweiten österreichischen Chirurgen, der 1938 zum Nobelpreis-Laureaten vorgeschlagen wurde, wird in dieser Darstellung verzichtet, da Anton Freiherr von Eiselsberg mehr als Nominator in Erscheinung trat. Es sei aber auf den Beitrag Friedrich H. Moll/Daniela Angetter/Nils Hansson/Shahrokh Shariat, Der Begründer einer Österreichischen Chirurgenschule Anton Freiherr von Eiselsberg scheiterte am Nobelkomitee, Verhinderte Nobelpreisträger, Teil 3, Gesellschaft der Ärzte Wien, URL: https://www.billrothhaus.at/index.php?option=com_content&view=article&id=710 (abgerufen am 10.3.2021) verwiesen.

Diese Technik wandte er auch auf die Röhrenknochen bei angeborenen X- oder O-Beinen an. Für diesbezüglich schwerwiegende Fälle fertigte er den Osteoklasten, um Röhrenknochen einzubrechen und danach mit Hilfe von Fixationsverbänden zu begradigen. Die Technik des Gipsens entwickelte er stetig weiter bis hin zur Erfindung des Reklinations-Gipsbetts zur Behandlung von Wirbelsäulentuberkulose, aber auch anderen Wirbelsäulenschädigungen. Weltgeltung erlangte er bei der Behandlung der angeborenen Hüftverrenkung mittels äußerster Abspreizung des Oberschenkels, die er als „Frosch"- oder „Hampelmannstellung" bezeichnete. Seine Therapien wurden durch die Entdeckung der Röntgenstrahlen positiv unterstützt, die die Früherkennung von Fehlstellungen oder Missbildungen und eine Kontrolle des Behandlungsverlaufs ermöglichten. Seine Behandlungstechniken waren vor allem in Amerika sehr gefragt, wo er eine Zeit lang jährlich mehrere Monate verbrachte, kurierte und heilte.[9] Lorenz wurde zwischen 1904 und 1933 insgesamt acht Mal aufgrund seiner Methoden zur Heilung der angeborenen Hüftluxation für den Nobelpreis für Physiologie oder Medizin vorgeschlagen.[10] Dies galt als eine für Orthopäden vergleichsweise starke Unterstützung. Emil Sebastian Geist (1878–1933) begründete seinen Nominierungsvorschlag 1923 mit den Worten

> „Professor Lorenz is an orthopedic surgeon for international reputation. His original work on the treatment of club food, flat food and especially congenital dislocation of the hip, has resulted in the cure of thousands of cripples the world over."[11]

Auch wenn sich neben Geist Julien Brault (1862–1916), Edv. Bruch, Hermann Gocht (1869–1938), Patrik Haglund (1870–1937) und Anton Freiherr von Eiselsberg (1860–1939) für ihn stark machten, kam Lorenz nie auf die „Shortlist" des Nobelkomitees. Er war damit bis auf Gustav Zander (1835–1920), der im Ersten Weltkrieg aufgrund seiner mediko-mechanischen Therapie in die engere Wahl kam, keine Ausnahme. Grund dafür war, dass die Orthopädie zu Lorenz' Zeiten als Anhängsel der Chirurgie galt und großteils noch nicht als eigenständige Disziplin anerkannt war.

---

9 Vgl. Albert Lorenz, *Wenn der Vater mit dem Sohne, Erinnerungen an Adolf Lorenz*, Wien: Franz Deuticke 1965. – Norbert Steingress, *Adolf Lorenz 1854–1946. Etappen eines langen Lebens*, Wien: Verlag der Wiener Medizinischen Akademie 1997. – Gerold Holzer, Adolf Lorenz' Entscheidung zum Medizinstudium, in: *Wiener Medizinische Wochenschrift* 167 (2017), 126–130. – Ahmadreza Afshar/Robert A. Kyle/David P. Steensma, Adolf Lorenz – The Bloodless Surgeon of Vienna, in: *Mayo Clinic Proceedings* 92 (2017), 105–106.

10 Vgl. Nils Hansson/Anders Ottosson, Nobel Prize for Physical Therapy? Rise, Fall, and Revival of Medico-Mechanical Institutes, in: *Physical Therapy* 95 (2015), 1184–1194. – Nils Hansson, Excellence in orthopaedic surgery: an overview of Nobel Prize nominees 1901–1960 with focus on Friedrich Pauwels and Gerhard Küntscher, in: *International Orthopaedics* 42 (2018), 2957–2960.

11 Emil Sebastian Geist, Nominierungsschreiben für Adolf Lorenz 1923, Archiv des Nobelkomitees für Physiologie oder Medizin, Stockholm.

Leopold Freund

Leopold Freund gilt als einer der bedeutendsten Wegbereiter der wissenschaftlichen Radiotherapie. Bereits im Jahre 1896, also nur ein Jahr nach der Entdeckung der Röntgenstrahlen, konnte er ein fünfjähriges Mädchen mit Tier-
fellnaevus erfolgreich behandeln. Seine intensiven Bemühungen um die stetige
Weiterentwicklung der Röntgentherapieverfahren, vor allem unter dem Ge-
sichtspunkt der Vermeidung unnötiger Strahlenbelastung, war international
anerkannt und führten im Jahre 1906 zur Nominierung für den Nobelpreis für
Physiologie oder Medizin. Aber auch er konnte das Nobelkomitee nicht überzeugen. Leopold Freund wurde am 5. April 1868 im damaligen Miskowitz in der
Nähe von Prag geboren. Sein Medizinstudium absolvierte er in Prag und wurde
1895 zum Doktor der gesamten Heilkunde promoviert. Zunächst erhielt er eine
Stelle als Sekundararzt im Allgemeinen Krankenhaus in Wien, im Jahre 1899 trat
er als Assistent in die Klinik für Geschlechts- und Hautkrankheiten ein. Im Jahre
1904 konnte er sich als einer der drei ersten Mediziner in Wien für das Fach
Röntgenologie habilitieren. Ein Jahr später übernahm er die Leitung des phy-
siotherapeutischen Laboratoriums im Allgemeinen Krankenhaus in Wien und
hatte auch die Leitung des Instituts für elektromedizinische Heilmethoden im
1. Wiener Gemeindebezirk inne. 1913 wurde er zum Vorstand des Laboratoriums
an der Klinik Finger ernannt. Mit dem „Anschluss" Österreichs an das Nationalsozialistische Deutschland war Freunds Karriere schlagartig beendet, 1939
gelang ihm die Emigration nach Brüssel.[12]

Freunds Chef Ernest (Ernst) Finger (1856–1939) verfasste einen zehnseitigen
Brief an das Nobelkomitee, in dem er seinen Mitarbeiter als einen zeitgenössischen „Helden" in der Medizin mit profunden Kenntnissen der Physik, der trotz
aller Schwierigkeiten entscheidende Experimente durchgeführt und von internationalen Behörden in der Medizin anerkannt wurde, würdigte.[13]

Dieses Schreiben blieb unseres Wissens nach die einzige Nominierung für
Freund:

---

12 Horst D. Kogelnik, Inauguration of radiotherapy as a new scientific speciality by Leopold
     Freund 100 years ago, in: *Radiotherapy & Oncology* 42 (1997), 203–211. – Daniela Angetter,
     Guido Holzknecht. Leben und Werk des Pioniers der österreichischen Röntgenologie, Wien:
     Werner Eichbauer Verlag 1998, 31–33, 39–51. – Nils Hansson, Ein „Umschwung des medi-
     zinischen Denkens" oder „eine übereifrige literarische Tätigkeit"? August Bier, die Ho-
     möopathie und der Nobelpreis 1906–1936, in: *Medizin Gesellschaft und Geschichte* 33
     (2015), 217–246. – Nils Hansson/Michael Martin/Heiner Fangerau, The Nobel Prize runner-
     up Leopold Freund and the origin of radiotherapy in: *Radiotherapy & Oncology* 119 (2016),
     552.
13 Vgl. Ernst Finger, Nominierungsschreiben N: o 44. Ink. d. 22 Jan. 1906, Archiv der Schwedi-
     schen Akademie, Stockholm.

„Von einer Wirkung der Strahlen auf den Organismus, von einer Beeinflussung vitaler Functionen und pathologischer Prozesse [...] war zunächst Nichts bekannt, und die wenigen Mittheilungen über Haarausfall, welcher bei Personen, die mit Röntgenstrahlen in Berührung gekommen waren, entstanden sein sollten, fanden nirgends Glauben, da man diesbezüglich nur zufällige Vorkommnisse annahm und nicht zugeben wollte, dass die unsichtbare Strahlung, welche den ganzen Körper ohne weitere und ohne die geringste wahrnehmbare Beeinflussung des letzteren durchsetzt, einen solchen Effect haben sollte. Dieses allgemeine Misstrauen gegenüber jenen Publicationen geht deutlich aus dem Widerstande hervor, welcher sich Dr. Freund entgegenstellte, als er im Juni 1896 die biologischen Wirkungen der X-Strahlen experimentell prüfen wollte. Die bedeutendsten Fachmänner, welche zu jener Zeit am intensivsten mit X-Strahlen gearbeitet hatten, erklärten decidirt, dass solche Versuche von vornherein aussichtslos wären, kein medizinisches Institut wollte seine Apparate, sein Material und seine Geldmittel solchen Utopien preisgeben. Trotzdem gab Dr. Freund seine Idee nicht auf und nach langen Mühen durfte er seine Versuche im photochemischen Laboratorium der k.k. graphischen Lehr- und Versuchsanstalt beginnen."[14]

Freund war sich der Gefahr der Radiotherapie sehr wohl bewusst und suchte nach Möglichkeiten, die Strahlendosis bei Behandlungen zu verringern. Wissenschaftlich gewann er Erkenntnisse über die Durchlässigkeit der Oberhaut für ultraviolettes Licht sowie generell der auf die Haut wirksamen Spektralanteile des Lichts. Aus diesen Forschungen resultierte das gemeinsam mit Josef Maria Eder (1855–1944) eingeführte vor Licht schützende Präparat naphtholsulfosaures Natron. Aber auch im Bereich der Radiodiagnostik war er erfolgreich und arbeitete zum Beispiel über Exostosen, Knochen-Lymphogranulomatose, Bursitis oder diaphragmale Hernien – wie aus dem Brief Fingers an das Nobelkomitee hervorging.[15]

Weiters schrieb Finger:

„Als erster wies Dr. Freund nach, dass die Röntgenstrahlen ihre Wirkung nicht sofort, sondern erst nach einer Latenzperiode äussern und folgerte daraus das Grundgesetz der Radiotherapie, dass eine stärkere Bestrahlung nicht bis zum Auftreten kräftiger Reactionserscheinungen durchgeführt werden darf; er machte als erster in der von ihm publicierten Krankengeschichte (*Ein mit Röntgenstrahlen behandelter Fall von Naevus pigmentosus pilosus – Wiener medizinische Wochenschrift 1897 No 10 und 19) darauf aufmerksam, dass Röntgenstrahlen nicht nur local auf die Haut sondern auf den ganzen Körper wirken, indem sehr kräftige Bestrahlungen allgemein krankhafte Reactionen hervorrufen können. Er gab an, dass die Intensität der Reactionen abhängt von der Expositionsdauer, u.z. nicht nur von der Gesamtdauer sondern auch von der Dauer der Theilsitzung, weiters von der Lichtintensität, von der Entfernung des Ob-

---

14 Ebd.
15 Vgl. ebd.

jectes von der Vacuumröhre, er wies … auf <u>die wesentlichen Unterschiede in der Wirkungsweise verschieden evakuirter („harter" und „weicher") Röhren hin.</u>"[16]

Finger stützte sich in seiner Nominierung auch auf Beurteilungen von in- und ausländischen Kollegen. So bezeichnete Moritz <u>Kaposi</u> (1837–1902) Freunds Erkenntnisse als „auffallend und in hohem Grade unserer Beobachtung werth", Oskar <u>Lassar</u> (1849–1907) wies unbestritten Freund <u>„Als einer der ersten unter denjenigen Forschern, welche bewussten Sinnes die Wesenheit dieses Wissens-zweiges erkannt und gefördert zu haben […]"</u> aus, Salomon Ehrmann (1854–1926) meinte,

> „<u>Leopold Freund war der erste, der die therapeutische Verwendung der Röntgen-strahlen als möglich erkannte und auch durchführte.</u> Er war aber auch einer der ersten, der mit gediegenem physikalischem Wissen die Wirkungen der anderen Strahlenarten studierte".
> Andere bezeichneten Freund als <u>„generally acknowledged father of radiotherapy"</u>, als „pioneer in his line, and as such was looked to for guidance in a new realm of science", „Dr. Freund is already well known in this country, but possibly it is not generally familiar to all medical men, <u>that to him, perhaps, more than any other, we owe the foundation of Roentgen-Therapy"</u>,
> „The name of Leopold Freund of Vienna has been so intimately connected with x-ray theropeutics during the last six years, and is so well known to every worker in the subject, that it requiers no introduction here. Freund was one of the founders of x-ray therapeutics."[17]

Darüber hinaus wurde in dem Nominierungsschreiben betont, dass Freund nicht nur die spezifische biologische Wirkung der Röntgenstrahlen experimen-tell festgestellt und deren Anwendung zur Behandlung von Krankheiten in die praktische Medizin eingeführt hat, sondern, dass er dieses Wissen auf Kon-gressen und in Publikationen verbreitete und auch Kritiker von seinen Er-kenntnissen überzeugen konnte.[18] Trotz der international anerkannten wissen-schaftlichen Leistung Freunds und des eindrucksvollen Nominierungsantrags kam er nicht in die engere Wahl. Möglicherweise lag dies daran, dass Conrad Wilhelm Röntgen (1855–1944) bereits 1901 den Nobelpreis für Physik für die Entdeckung der nach ihm benannten Strahlen bekommen hatte und man nicht innerhalb weniger Jahre den Preis für ein ähnliches Fachgebiet vergeben wollte.

---

16 Ebd.
17 Ebd.
18 Vgl. ebd.

Sigmund Freud

Sigmund Freud kam am 6. Mai 1856 im mährischen Freiberg zur Welt. Sein Medizinstudium absolvierte er an der Universität Wien und er graduierte 1881 zum Doktor der gesamten Heilkunde. Zunächst Sekundararzt im Allgemeinen Krankenhaus, erhielt er 1884 eine Anstellung an der dortigen neurologischen Abteilung. Zwei Jahre später eröffnete er seine eigene Praxis. Seine vielfältigen weltweit bekannten Thesen zu Hypnose, Traumdeutung, Es, Ich und Überich, dem Ödipus-Komplex, seine Behandlung von Patienten mit nervösen Leiden, Hysterie, Sprachhemmungen, Krämpfen oder Halluzinationen, und die Einführung der Psychoanalyse in die Wissenschaft[19] lassen sich am besten mit den Worten des Amerikaners William White (1870–1937) anlässlich seiner Nominierung Freuds zum Nobelpreis für Physiologie und Medizin würdigen: „His work has opened a new era in mental medicine".[20] Freud wurde insgesamt 33 Mal für den Nobelpreis nominiert. Mit Robert Bárány (1876–1936), Lord Edgar Adrian (1888–1977), Julius Wagner-Jauregg (1857–1940), Otto Loewi (1873–1961) und Romain Rolland (1866–1944), der noch eigens in diesem Beitrag in Verbindung mit Freud Erwähnung findet, waren gleich fünf Nobelpreisträger unter den Nominatoren.

William White argumentierte weiters, dass mit Freud eine neue Ära in der Geistesmedizin begann, in dem er psychische Symptome interpretierte. Robert Bárány hob Freuds Forschungen über das Unbewusste, insbesondere seine Traumdeutungen, aber auch die Arbeiten zu Hysterie, Neurologie und Sexualität hervor. Bárány räumte zwar ein, dass Freud teils in seinen Ansichten übertrieb, teils zu einseitig dachte und dass seine Theorien objektiv schwierig zu beurteilen waren. Aber er hielt Freud zugute, dass dieser das Thema der Sexualität auf eine höchst moralische Art und Weise behandelte, und lobte seine Bemühungen, trotz aller Schwierigkeiten, die Wahrheit zu erkennen. Gerade ein Nobelpreis würde daher nicht nur Freud ehren, sondern könnte sein Forschungsfeld in einen akademischen Status erheben. Honorio Delgado (1892–1969) betonte, dass Freud Neurosen in einen kausalen wissenschaftlichen Zusammenhang brachte, Georg Honigmann (1863–1930), dass Freud mit der Psychoanalyse einen völlig neuen Forschungsbereich eröffnete und völlig neue Konzepte in der Behand-

---

19 Vgl. Ernest Jones, *Sigmund Freud. Life and work.* 3 Bände, London: Hogarth 1954–1957. – Peter-Ándre Alt, *Sigmund Freud. Der Arzt der Moderne. Eine Biographie,* München: Beck 2016. – Irene Berkel, *Sigmund Freud,* Paderborn: Wilhelm Fink 2008. – Anton Leitner/Hilarion G. Petzold (Hg.), *Sigmund Freud heute. Der Vater der Psychoanalyse im Blick der Wissenschaft und der psychotherapeutischen Schulen,* Wien: Krammer 2009. – Andreas Mayer, *Sigmund Freud. Zur Einführung,* Hamburg: Junius Verlag 2017.

20 William White, Nomination for Nobel Prize in Physiology and Medicine, 1915, URL: https://www.nobelprize.org/nomination/archive/show.php?id=8295 (abgerufen am 10.3.2021).

lung von psychisch Kranken ermöglichte. Als Meilenstein in der medizinischen Entwicklung bezeichnete der Zagreber Pathologe M. Mikulicic 1929 Freuds Forschungen. In diesem Jahr wurde Henry Marcus (1866–1944) als Experte des Nobelkomitees herangezogen, um Freuds Arbeiten zu begutachten. Dieser konzedierte, von der Psychoanalyse kaum Ahnung zu haben und sich in seinem Urteil auf die Literatur zu stützen, kam aber zu dem Schluss, dass Freuds wissenschaftliche Forschungen einerseits nicht nachweisbar seien und andererseits in einigen Teilgebieten nicht neu waren, weil Freuds Lehrer in Wien bereits seine Methoden angewandt hatten. Darüber hinaus bezweifelte Marcus, dass sexuelle Traumen in der Kindheit Auslöser für Neurosen waren. Also tat er Freuds Arbeiten als hypothetisch und halb-religiös ab, damit galten sie als wissenschaftlich wertlos und waren in der Folge für die schwedische Akademie nicht preiswürdig. Drei Jahre später argumentierte Major Greenwood (1880–1949), dass der Nobelpreis Freud wohl selbst nicht mehr an Reputation bringen, aber dass das Nobelkomitee mit der Verleihung an diesen großen Mann Reputation erlangen könnte. 1933 gab Ragnar Vogt (1870–1943) zwar zu, dass Freuds Forschungen umstritten waren, aber gerade eine Nobelpreisverleihung könnte die Kluft zwischen Freud und vielen Ärzten verringern und ein tieferes Verständnis für Neurosen und Perversionen wecken. Auch in diesem Jahr wurde eine Expertenmeinung herangezogen, die zu einem ähnlich Urteil kam wie jenes aus dem Jahr 1929.

Freud scheiterte letztlich auch an Bror Gadelius (1862–1938), Professor am Karolina Institut, ehemaliges Mitglied des Nobelpreiskomitees und als Experte tätig. Gadelius betonte, dass Freud durchaus ein genialer Mann mit Ideenreichtum wäre, der auch gut schreiben könne, aber er sei eben kein Wissenschaftler.[21] Diese kritische Einschätzung kam Freuds Selbsteinschätzung offensichtlich sehr nahe, denn nicht einmal Freud selbst war sich ganz klar darüber, wer oder was er eigentlich war. Grundsätzlich legte er Wert darauf als Neurologe bezeichnet zu werden, aber er sagte auch über sich selbst

> „Ich bin gar kein Mann der Wissenschaft, kein Beobachter, kein Experimentator, kein Denker. Ich bin ein Conquistadorentalent, ein Abenteurer mit der Neugierde, der Kühnheit und der Zähigkeit eines solchen."[22]

Und Freud hatte wohl mit einer zusätzlichen Aussage den Nagel auf den Kopf getroffen, indem er selbst meinte, dass die Psychoanalyse beim Nobelpreiskomitee unter keinem guten Stern stehe und viele Feinde hätte. Seine Argumentation, dass er angesichts der Nationalsozialistischen Herrschaft in Deutschland

---

21 Vgl. Carl-Magnus Stolt, Why did Freud Never Receive the Nobel Prize?, in: *International Forum of Psychoanalysis* 10 (2001), 221–226.

22 Sigmund Freud, Wer bin ich? Wer bist du?, URL: https://www.zeit.de/zeit-wissen/2019/01/sigmund-freud-psychologie-unbewusste-gesellschaft-einfluss/seite-3 (abgerufen am 10.3.2021).

keine Chance auf den Nobelpreis hätte, konnte in den Archivunterlagen nicht bestätigt werden. Vielmehr waren es Kritikpunkte, dass seine Arbeit nicht wissenschaftlich plausibel dargestellt werde, dass seine Ergebnisse nicht verifizierbar seien. Freud selbst verwehrte sich gegen die Kritik, dass die Psychoanalyse spekulativ war. Für ihn war sie richtig, sobald sie zur Heilung der PatientInnen beitrug. Er wollte die PatientInnen verstehen und sie nicht erklären. Ob ihn eine Hinwendung zur phänomenologisch-hermeneutischen Methode den Nobelpreis eingebracht hätte, lässt sich heute nur spekulativ betrachten, gewiss kann man in Freud aber einen wichtigen Vordenker der heutigen Medical Humanities sehen.[23]

Eugen Steinach

Eugen Steinach wurde am 27. Jänner 1861 in Hohenems in Vorarlberg geboren. Im Jahre 1879 begann er ein Chemie- und Zoologiestudium in Genf, ehe er bereits ein Jahr später Medizin an der Universität Wien inskribierte und sein Studium in Innsbruck mit dem medizinischen Doktorat 1886 beendete. Er sah seinen Weg zunächst in der Physiologie in Innsbruck und ab 1889 am I. Physiologischen Institut der Deutschen Karl-Ferdinands-Universität in Prag. In der tschechischen Hauptstadt gründete er 1903 ein Laboratorium für allgemeine und vergleichende Physiologie, das erste deutschsprachige seiner Art. Im Jahre 1912 kehrte Steinach als Leiter der im Rahmen der kaiserlichen Akademie der Wissenschaften gegründeten physiologischen Abteilung an der Biologischen Versuchsanstalt im Vivarium im Prater nach Wien zurück. Ab 1919 hatte er auch einen Lehrauftrag an der Universität und führte seine Arztpraxis in Wien-Leopoldstadt. Steinachs Name ist in der Wissenschaft eng mit dem Begriff „Verjüngung" und der Suche nach einem „Heilmittel" für Homosexualität verbunden. Darüber hinaus sind ihm wesentliche Vorarbeiten für das erste wirksame Hormonpräparat zu verdanken. Seine Forschungsansätze, insbesondere seine Experimente zur Geschlechtsumwandlung, wurden zu Steinachs Zeiten in der internationalen Fachwelt, aber auch in der Öffentlichkeit intensiv diskutiert. Anhand von Tierversuchen propagierte er seine Theorie, dass die Ausbildung männlicher Geschlechtshormone durch die Hoden gesteuert werde, allerdings nicht – wie man annehmen könnte – durch den spermienbildenden Bereich, sondern durch das hormonbildende Zwischenzellengewebe, das er als Pubertätsdrüse bezeichnete. Anlass zu Diskussion und Kritik gaben vor allem seine umstrittenen Verjüngungsoperationen, im Volksmund als „steinachen" bekannt. Mittels Durchtrennung der Samenleiter versuchte er die körpereigene Produktion von Testosteron anzuregen und damit einen verjüngenden Effekt zu erzielen. Ebenfalls im

---

23 Stolt, Why did Freud Never Receive the Nobel Prize, 225–226.

Rahmen von Tierversuchen beobachtete er bei phlegmatischen Ratten nach Unterbindung der Samenleiter eine Vergrößerung des hormonproduzierenden Gewebes an den Hoden und eine Verhaltensänderung in Richtung jugendliche Aktivität. Daraus folgerte Steinach, dass eine solche Operation auch zu einer Verjüngung bei Menschen beitragen könnte. Inspiriert von dieser operativen Möglichkeit lies Sigmund Freud 1923 eine Vasektomie von dem Urologen Viktor Blum (1877–1953) durchführen, der Literaturnobelpreisträger 1923 Wiliam Butler Yeats (1865–1939) ließ sich 1934 von dem australisch-britischen Mediziner Norman Haire (1892–1952) mittels der Steinach-Operation „verjüngern". Während Yeats begeistert vom Erfolg schwärmte, konnte Freud keine Veränderungen feststellen.[24] Ab 1923 arbeitete Steinach auch eng mit der Berliner Pharmafirma Schering zusammen, in den 1930er-Jahren war er an der chemischen Strukturanalyse der Sexualhormone beteiligt, wodurch er wesentliche Grundlagen für die Entwicklung der Anti-Baby-Pille lieferte.[25]

Eugen Steinach wurde insgesamt elf Mal für den Nobelpreis für Physiologie oder Medizin nominiert. Diese Nominierungen wurden nicht nur wegen ihrer intensiven Unterstützung durch renommierte Wissenschaftler aus verschiedenen Disziplinen, sondern auch wegen der kontroversen Diskussionen seiner Forschungen und Leistungen in der internationalen Scientific Community ganz unterschiedlich beurteilt. Die erste Nominierung erfolgte im Jahre 1920 durch den deutschen Anatomen und Embryologen Wilhelm Roux (1850–1924), mit der Begründung, dass Steinach durch Transplantation weiblicher und männlicher Gonaden Mechanismen des sexuellen Verhaltens bei Tieren und Menschen aufgedeckt habe und diese Erkenntnis einen unnatürlichen homosexuellen Trieb stoppen könnte. Da die Einreichung zu spät erfolgte, wurde sie nicht berücksichtigt. Im darauffolgenden Jahr hielt der holländische Chirurg und Urologe Johannes Henricus Zaaijer (1876–1932) Steinach aufgrund jener Transplantationen, die sich mit Gonadenphysiologie und sexuellen Verhalten befassen, und für seine Forschungen, dass eine „Pubertätstransplantation" Homosexualität heilen könnte, für nobelpreiswürdig. Auch wenn die Verjüngungs-Versuche noch nicht bewiesen waren, bildeten sie für Zaaijer einen weiteren Argumentationsschwerpunkt. Der Physiologe Jöns Johansson (1862–1938) bewertete in seinem Gutachten zwar die Transplantationstechniken positiv, die Verjüngungs-Theorien und die Heilung der Homosexualität waren ihm jedoch zu wenig ausgegoren.

---

24 Vgl. Daniela Angetter/Nils Hansson, Neun Mal nominiert – neun Mal gescheitert. Der Hormonforscher Eugen Steinach verpasste den Nobelpreis für Physiologie oder Medizin trotz mehrmaliger Nominierungen, Verhinderte Nobelpreisträge, Teil 1, URL: https://www.billroth haus.at/index.php?option=com_content&task=view&id=693&Itemid=1&func_com=1 (abgerufen am 3.3.2021). Dieser Beitrag enthält eine Auswahl an gängiger Literatur zu Steinach.
25 Siehe dazu auch den Beitrag von Susanne Krejsa MacManus und Christian Fiala in diesem Band.

Das zweite Gutachten des Chirurgen Jules Åkerman (1861–1951) fiel gänzlich negativ aus. Im Jahre 1930 hatte Steinach gleich drei Fürsprecher, die Pharmakologen Hans Horst Meyer (1853–1939) und Ernst Peter Pick (1872–1960) sowie den Ophthalmologen Salomon Klein (1845–1937). Während sich Klein und Pick für Steinachs Arbeiten zur Physiologie der Fortpflanzungsdrüsen, insbesondere ihrer endokrinen Funktion und ihrer Beziehung zum gesamten Organismus einsetzten, betonte Meyer die Arbeiten zur Wirkung der Fortpflanzungsdrüsen auf Körper und Seele. Zwar hielt der damalige Sekretär des Nobelkomitees, der Pharmakologe Göran Liljestrand (1886–1968), Steinach für auszeichnungswürdig, aber letztlich erhielt der Österreicher Karl Landsteiner (1868–1943) für die Entdeckung der Blutgruppen den Vorzug. 1934 wurde Steinach vom Physiologen Arnold Durig (1872–1961) und 1938 durch mehrere dänische Wissenschaftler nominiert. Der dänische Antrag betonte, dass Steinachs sexualbiologische Arbeiten die Basis für die Entwicklung der Sexualmedizin gelegt hätten, seine Forschungen in der Fachwelt anerkannt wären und seine Kritiker kontinuierlich leiser wurden. Die Bewertung Steinachs nahm erneut Göran Liljestrand vor, der zwar zugab, dass Steinachs Hypothesen – mit Ausnahme der Verjüngungstheorie – weitgehend verifiziert sind, aber es fehlten neue Forschungserkenntnisse. Also ging der Mediziner auch diesmal wieder leer aus. Die Frage, warum Steinach trotz oftmaliger Nominierung und teils sehr positiver Gutachten dennoch nie den Nobelpreis für Physiologie oder Medizin erhalten hatte, wird sich wohl nie ganz beantworten lassen. Ein Grund mag in der ambivalenten Einschätzung durch die Fachwelt liegen, die ihn teils als medizinisches Genie und teils als Quacksalber einstufte. Das Seine trug sicherlich auch der Boulevardjournalismus bei, der Steinach zwar international bekanntmachte, ihn aber für den Verstoß gegen die Naturgesetze und gegen medizinische state of die art-Methoden verurteilte. Und Steinach scheiterte möglicherweise an einem österreichischen Fachkollegen, wenngleich Karl Landsteiner schon lange zuvor aufgrund der schlechten Arbeitsbedingungen aus seinem Heimatland vertrieben worden war und Karriere in den USA machte.[26]

Clemens von Pirquet

Clemens Freiherr von Pirquet wurde am 12. Mai 1874 im damaligen niederösterreichischen Hirschstetten (heute Wien 22) geboren. Er studierte Medizin an den Universitäten Wien, Königsberg und Graz, wo er 1900 zum Doktor der

---

26 Vgl. Nils Hansson/Matthis Krischel/Per Södersten/Friedrich H. Moll/Heiner Fangerau, „He Gave Us the Cornerstone of Sexual Medicine": A Nobel Plan but No Nobel Prize for Eugen Steinach, in: *Urologia Internationalis* 104 (2020), 501–509.

gesamten Heilkunde promoviert wurde. Ein Jahr später erhielt er eine Stelle als Sekundararzt, 1902 eine Assistentenstelle am St. Anna Kinderspital in Wien. Nach Stationen an der Johns Hopkins University in Baltimore und in Breslau übernahm er 1911 als Vorstand die Universitätskinderklinik in Wien. In diesem Jahr gründete er auch eine heilpädagogische Abteilung an der Universität Wien, wo Kinder mit Schädigungen des Gehirns oder Verhaltensauffälligkeiten behandelt wurden. Pirquets Name ist eng mit bahnbrechenden international anerkannten Leistungen auf den Gebieten der Serumdiagnostik, der Tuberkulose-, Diphterie- und Masernforschung, der Prägung des Begriffs Allergie, aber auch mit Forschungen zur Säuglingsernährung verbunden.[27] Pirquet wurde für seine Forschungen insgesamt fünf Mal für den Nobelpreis vorgeschlagen, und zwar 1914 von Hans von Haberer (1875–1958), 1920 von Otto Heubner (1812–1893), 1928 von G. Scheltema (1864–1951) und 1929 – im Jahr von Pirquets Selbstmord – von Ernst Mayerhofer (1877–1957) sowie vom Schweizer William Silberschmidt (1869–1947). Die stärkste Argumentation für Pirquet bot wohl Heubner:

> „Ich habe die wissenschaftliche Entwicklung dieses Gelehrten von Anfang seiner produktiven Tätigkeit an verfolgt und wüsste in der Gesamtheit der physiologisch orientierten Aerzte deutscher Zunge keinen zu nennen, der ihn an Leistung und Erfolgen bis in das verflossene Jahr hinein an die Seite zu stellen wäre."[28]

Warum Pirquet das Nobelkomitee nicht überzeugen konnte, hatte sicherlich mehrere Gründe. Erstens gab es generell nur wenige Nobelmedaillen in Verbindung mit der Pädiatrie und zweitens waren Pirquets Forschungen nicht überall anerkannt. Insbesondere sein Säuglingsernährungsprogramm stieß auf Widerstände, konnte es nämlich bei empfindlichen Kindern zu Ernährungsstörungen führen. Auch seine Theorien zu den Allergien oder die Tuberkulinreaktion stießen teils auf Ablehnung. Darüber hinaus gelang ihm nicht die einzige große bahnbrechende Leistung, die den Nobelpreis gerechtfertigt hätte, und eine Wiener Schule der Kinderheilkunde konnte er ebenfalls nicht begründen. Pirquet selbst trat auch als Nominator auf, schlug aber keinen einzigen Mediziner oder Naturwissenschaftler vor, sondern stellte nur Anträge für den Friedens-

---

27 Vgl. Max Neuburger, Zur Geschichte der Wiener Kinderheilkunde in: *Wiener Medizinische Wochenschrift* 85 (1935), 197–203. – Erna Lesky, Clemens von Pirquet, in: *Intermedica* 1 (1963), 22–25. – Richard Wagner, *Clemens von Pirquet. His life and work*, Baltimore: Hopkins Press 1968. – Gabrielle Dorffner/Gerald Weippl, *Clemens Freiherr von Pirquet. Ein begnadeter Arzt und genialer Geist*, Wien: Vier-Viertel-Verlag 2004. – Benedikt Huber, 100 Jahre Allergie: Clemens von Pirquet – sein Allergiebegriff und das ihm zugrunde liegende Krankheitsverständnis, in: *Wiener klinische Wochenschrift* 118 (2006), 573–579.

28 Otto Heubner, Nominierungsschreiben für Clemens von Pirquet, Archiv der Schwedischen Akademie, Stockholm.

nobelpreis, darunter mehrmals für Bertha Freifrau von Suttner, die 1905 erfolgreich war.[29]

Zusammenfassend lässt sich für die Mediziner-Kandidaten feststellen, dass Czerny, Pirquet, und Lorenz wohl am Nobelpreis scheiterten, weil die meisten Jurymitglieder Grundlagenforscher waren und bis heute sind, und daher die operative Medizin nicht den Stellenwert genoss, den sie vielleicht verdient hätte. Steinach und Freud waren in ihren Ansichten und Forschungen möglicherweise zu revolutionär und zu wenig fassbar, um eine fundierte wissenschaftliche Begründung für eine Preisverleihung zu finden. Darüber hinaus fehlte ihnen allen die epochemachende Leistung in einem Jahr, so dass Nobels Wunsch nach der Prämierung der wichtigsten Entdeckung im vorangegangen Jahr bei keinem einzigen der Kandidaten zum Tragen kam. Retrospektiv betrachtet war besonders die Nominierung für Leopold Freund überzeugend. Seine Heilmethode war originell und er musste sein Verfahren von Grund auf errichten, da weder ein einschlägiger Vorversuch noch irgendeine einschlägige Erfahrung vorlagen.

Grenzgänger: Zwei Mediziner als Kandidaten für den Literaturnobelpreis

Als einer der wichtigsten Vertreter der kultur- und sozialhistorischen Ausrichtung der Medizingeschichte, die vielfach in der internationalen Historiografie, vor allem in der USA, rezipiert worden ist, gilt Max Neuburger (1868–1955). Er selbst verfasste Arbeiten zur sogenannten Wiener Medizinischen Schule, zu Entwicklungen der Medizin in Österreich, zur arabischen Medizin, aber auch zahlreiche Biografien. Zu seinen bedeutendsten Werken zählen das von Theodor Puschmann begründete und gemeinsam mit Julius Pagel herausgegebene *Handbuch der Medizingeschichte, Die Wiener medizinische Schule im Vormärz* (1921) und *Das alte medizinische Wien* (1921). Von seiner *Geschichte der Medizin* erschienen bedauerlicherweise nur zwei Bände (1906–1911), die jedoch ins Englische übersetzt wurden (*History of medicine* 1909–1925). Weiters war er als Mitherausgeber an mehreren medizinhistorischen Schriftenreihen beteiligt, darunter *Werke der Wiener medizinischen Klassiker*. Max Neuburger, der Begründer des Instituts für Geschichte der Medizin in Wien, kam am 8. Dezember 1868 in Wien zur Welt. Er studierte Medizin in seiner Heimatstadt und wurde 1893 zum Doktor der gesamten Heilkunde promoviert. Im Jahre 1917 sollte er dann auch das philosophische Doktorat erwerben. Darüber hinaus hatte sich Neuburger bereits in seiner Jugend fundierte Kenntnisse der griechischen und

---

29 Vgl. Baron Clemens von Pirquet, Nomination Archiv, URL: https://www.nobelprize.org/nomi nation/archive/show_people.php?id=9839 (abgerufen 10.3.2021).

lateinischen Sprache sowie der deutschen Literaturgeschichte angeeignet. Seine berufliche Karriere begann er im Jahre 1894 als Sekundararzt im Rudolfspital und wechselte ein Jahr später an die Allgemeine Poliklinik, wo er etliche Jahre als Assistent an der neurologischen Abteilung arbeitete und später eine eigene Praxis in Wien eröffnete. Sein großes Interesse galt allerdings der Geschichte der Medizin. Im Jahre 1905 verfasste er gemeinsam mit Robert Ritter von Töply (1856–1947) einen *Motivenbericht zum Antrag auf Errichtung eines Instituts für medizinische Geschichtsforschung*. Die Initiative war erfolgreich und im Juli 1906 genehmigte das Ministerium für Kultus und Unterricht die Errichtung eines solchen Instituts. Neuburger begann Fotografien, Gemälde und Aquarelle, die den Grundstein für das heutige Bildarchiv des Josephinums legten, sowie Instrumentarien und andere Ausstellungsobjekte für die neue Institution zu sammeln. Darüber hinaus sorgte er für die Einrichtung einer Bibliothek und erhielt beispielsweise von der Gesellschaft der Ärzte eine Reihe von Doubletten. Die offizielle Gründung des Instituts für Geschichte der Medizin erfolgte 1914. Es war zunächst provisorisch in kleinen Räumlichkeiten der I. medizinischen Klinik untergebracht, 1920 konnten die Räumlichkeiten im Gebäude der ehemaligen Medizinisch-Chirurgischen Josephs-Akademie bezogen werden, wo das Institut noch heute beheimatet ist. Dadurch gelang es Neuburger, seine gesammelten Bestände mit jenen der ehemaligen Josephs-Akademie zu vereinen und die (inter)nationale Reputation dieser Einrichtung zu fördern. Auch wenn viele Kollegen die Beschäftigung mit der Geschichte ihres Fachs belächelten und kaum mehr als vier, fünf Studenten, manchmal sogar nur einer die Vorlesungen besuchte, ließ sich Neuburger nicht entmutigen. 1934 erlitt seine Karriere allerdings einen Einbruch und er wurde aus Einsparungsgründen zwangspensioniert. Dennoch wirkte er als Honorarprofessor ohne Lehrkanzel bis zu seiner aus rassischen Gründen veranlassten offiziellen Entlassung im April 1938 weiter. Im August 1939 emigrierte er völlig mittellos nach London, wo er am Wellcome Historical Medical Museum eine Anstellung als Medizinhistoriker erhielt. 1948 zog er nach Buffalo, um in der Nähe der Familie seines Sohnes zu sein, 1952 kehrte er nach Wien zurück.[30]

Sein Werk *History of medicine* galt als Grundlage für die Nominierung zum Literaturnobelpreis im Jahre 1924 durch den norwegischen Mediziner, Orien-

---

30 Vgl. Emanuel Berghoff (Hg.), *Festschrift zum 80. Geburtstag Max Neuburgers*, Wien: Wilhelm Maudrich 1948. – Gabriela Schmidt, The medical historiographer Max Neuburger and the Vienna medical faculty, in: *Wiener klinische Wochenschrift* 105 (1993), 737–739. – Michael Hubenstorf, Eine „Wiener Schule" der Medizingeschichte? – Max Neuburger und die vergessene deutschsprachige Medizingeschichte, in: *Medizingeschichte und Gesellschaftskritik Festschrift für Gerhard Baader*, Husum: Matthiesen Verlag 1997, 246–289.

talisten und Medizinhistoriker Adolf Fonahn (1873–1940).[31] Dies warf die Frage auf, ob Publikationen zur Medizingeschichte gerechtfertigter Weise für den Literaturnobelpreis eingereicht werden dürfen. Fonahn begründete seine Nominierung, dass der Preis bereits zuvor an wissenschaftliche Autoren, etwa 1902 an Theodor Mommsen (1817–1903) „als den größten lebenden Meister der historischen Darstellung" vergeben wurde, und Neuburger daher als „Begründer der Medizingeschichte als eigene Disziplin" ein potenzieller Kandidat wäre. Die Beurteilung der Nominierung erfolgte durch das Mitglied der Schwedischen Akademie Per Hallström (1866–1960). Dieser räumte zwar ein, dass Neuburger mehrere Studien mit einigem Interesse für die Geisteswissenschaften, darunter über Schillers Beziehung zur Medizin, veröffentlicht und zahlreiche Auszeichnungen von ausländischen wissenschaftlichen Gesellschaften erhalten hatte, aber sein bedeutendstes Werk, *Geschichte der Medizin*, entsprach nicht den Vorstellungen. Es war nach Hallströms Meinung zwar für den Spezialisten interessant zu lesen, für den Laien aber zu langweilig. In seinem Urteil kam er zu dem Schluss, Neuburger als Nobelpreisträger nicht weiter zu berücksichtigen. Der Literaturnobelpreis 1924 wurde daher an den polnischen Autor Władysław Reymont (1867–1925) „für sein großes Nationalepos ‚Die Bauern'" vergeben.[32] Auch der von Neuburger für seine Arbeiten zu Paracelsus und der Medizin des Mittelalters im Jahre 1919 nominierte Medizinhistoriker Karl Sudhoff (1853–1938) ging trotz mehrmaliger Nominierungen leer aus.[33]

Kaum jemand aus der Fachwelt würde daran denken, dass Sigmund Freud neben seiner oftmaligen Nominierungen für den Medizinnobelpreis auch für jenen für Literatur vorgeschlagen wurde, und zwar im Jahre 1936 auf Initiative seiner Bekannten, der Übersetzerin Prinzessin Marie Bonaparte (1882–1962), von dem französischen Autor Romain Rolland. In seiner Begründung führte Rolland aus, dass Freuds Denken und Schreiben die Literaturgattung Roman und das Theater generell in Frankreich, Italien und Deutschland beeinflusst hätten.[34] Im Gegensatz zu Neuburgers Werk, dass sich die Kritik gefallen lassen musste, zu langweilig zu sein, waren Freuds Texte verständlich und flüssig, wie Geschichten zu lesen. Rolland stand mit seiner Meinung nicht allein da. Albert Einstein (1879–1955), der zwar nie eine Nobelpreisnominierung für Freud un-

---

31 Vgl. Nobelpreisnominierung für Max Neuburger, 19.1.1924, Archiv der Schwedischen Akademie, Stockholm.

32 Vgl. Daniela Angetter-Pfeiffer/Nils Hansson, Warum Medizinhistoriker Max Neuburger den Literaturnobelpreis verpasste, in: Der Standard 9.12.2019, URL: https://www.derstandard.at/story/2000111805415/warum-der-medizinhistoriker-max-neuburger-den-literaturnobelpreis-verpasste (abgerufen am 10.3.2021).

33 Vgl. Nils Hansson, Karl Sudhoff und der Nobelpreis, in: *Medizinhistorisches Journal 50* (2015), 393–400.

34 Vgl. Stolt, Why did Freud Never Receive the Nobel Prize, 222.

terstützte, beispielsweise schrieb an den Psychoanalytiker 1939, nachdem er dessen Werk *Der Mann Moses und die monotheistischen Religionen* gelesen hatte, „Ich bewundere alles von Ihnen Geschriebene, vom literarischen Standpunkt aus."[35] Auch Julius Wagner-Jauregg betonte, dass Freud besser den Literatur- als den Medizinnobelpreis verdient hätte, und zwar „ganz allgemein für Cultur und Dichtung und das ganze Geistesleben der Gegenwart".[36]

Anhand Neuburgers Fall, aber auch an jenem von Sigmund Freud zeigt sich, dass das Nobelpreiskomitee keine klaren Definitionen hat, welche Literatur als nobelpreiswürdig gilt, eine Problematik, die bis heute immer wieder diskutiert wird. Nach Neuburger wurden weitere „Schriftstellerärzte" wie Gottfried Benn (1886–1956), Hans Carossa (1878–1956) oder Karl Jaspers (1883–1969) vorgeschlagen, aber auch sie scheiterten „an einer idealen Richtung", wie diese auch immer zu deuten ist.[37]

daniela.angetter@oeaw.ac.at
nils.hansson@uni-duesseldorf.de

---

35 Einer, der gleich zwei Nobelpreise nicht erhielt: Sigmund Freund, Die Presse 5.10.2017, URL: https://www.diepresse.com/5296937/einer-der-gleich-zwei-nobelpreise-nicht-erhielt-sigmund-freud (abgerufen am 10.3.2021).

36 Julius Wagner-Jauregg, Zitat zum Thema Psychologie, Psyche, URL: https://www.aphorismen.de/zitat/98705 (abgerufen am 10.3.2021).

37 Nils Hansson/Peter M. Nilsson/Heiner Fangerau/Jonatan Wistrand, The enactment of physician-authors in Nobel Prize nominations, in: *PLOS ONE* 15 (2020), URL: https://journals.plos.org/plosone/article?id=10.1371/journal.pone.0242498 e0242498 (abgerufen am 5.4.2021).

Richard Kühl

Noble Nominierungen? Ferdinand Sauerbruch und das Projekt Nobelpreis nach dem Ersten Weltkrieg

Abstract

Der Chirurg Ferdinand Sauerbruch (1875–1951), Entwickler des innovativen „Druckdifferenzverfahrens" in der Thoraxchirurgie und des sogenannten „Sauerbruch-Arms" in der Prothetik, wurde häufiger als jeder andere deutsche Fachvertreter für den Nobelpreis nominiert. Dahinter verbarg sich, wie der Beitrag anhand neuer Quellen zeigt, ein koordiniertes Vorgehen führender deutscher Universitätsmediziner nach 1918. Die Absprachen hinter den Kulissen nahmen kampagnenmäßige Züge an, überwölbten die Zeit der Weimarer Republik und des Nationalsozialismus und bezogen Sauerbruch aktiv in die strategischen Überlegungen mit ein. Für die involvierten Akteure war dabei entscheidend, dass ein *deutscher* Mediziner den Preis erhalte. Movens der Kampagne waren die mentalitätshistorisch relevanten Folgen des Ersten Weltkriegs in Deutschland, die in der Medizingeschichte insgesamt noch zu wenig Beachtung gefunden haben. Sie stellen sich jedoch zugleich als ein wichtiger Schlüssel zu einem generellen Verständnis des Aufstiegs Sauerbruchs zu einer ikonischen Figur in Deutschland heraus: Entgegen einem landläufigen Urteil fußte der sogenannte „Sauerbruch-Mythos" nicht auf der zeitgenössischen Wirkungsgeschichte seines medizinischen Werks, sondern auf den politisch-ideologischen Entwicklungen der frühen Nachkriegszeit.

The surgeon Ferdinand Sauerbruch, developer of an innovative method in thoracic surgery („Druckdifferenzverfahren") and inventor of a prosthetic arm named after him, was nominated for the Nobel Prize more often than any other German physician. As the paper shows on the basis of previously unknown sources, the nominations were based on a coordinated effort by leading German university physicians after 1918. The arrangements amounted to a campaign and spanned the period of the Weimar Republic and National Socialism. Sauerbruch was actively involved in the strategic talks behind the scenes. For the initiated circle, the only thing that mattered was that a *German* physician should receive the prize. The movens of the campaign were the ideological consequences of the First World War in Germany, which have been too little researched in medical historiography from a mentality-historical perspective. However, these consequences of the World War also turn out to be an important key to a general understanding of Sauerbruch's rise to become an iconic physician in Germany. Contrary to a widespread narrative, the so-called "Sauerbruch myth" did not stem from the contemporary reception of the impact of his medical life's work, but took place against the background of the political-ideological developments of the early postwar period in Germany.

Keywords
Chirurgie, Erster Weltkrieg, Internationale Wissenschaftsbeziehungen, Mentalitätsgeschichte, Kontinuitäten Weimarer Republik und Nationalsozialismus
Surgery, World War I, international scientific relations, history of mentality, continuities of
the Weimar Republic and National Socialism

Kein deutscher Chirurg wurde im letzten Jahrhundert häufiger für den Nobelpreis vorgeschlagen als Ferdinand Sauerbruch. Die immens hohe Zahl von 65
Nominierungen ist seit der Auswertung der Archivbestände der Nobelstiftung im
schwedischen Solna durch die Medizinhistoriker Nils Hansson und Udo Schagen
im Jahr 2015 verbürgt.[1] Seitdem weiß man auch, weshalb Sauerbruch zeitlebens
leer ausging: Kurz gesagt hatte es am Eindruck unzureichender Originalität ge-
legen. Dies offenbarte der Blick in die schwedischen Gutachten. Das Urteil bezog
sich auch auf Beiträge Sauerbruchs zur Prothetik und zur Thoraxchirurgie,
mithin diejenigen Felder, auf denen der in Zürich, München und Berlin tätig
gewesene Chirurg hierzulande bis heute als bahnbrechender Erfinder gilt.[2]

Ein auffallendes Ergebnis der erwähnten Studie von 2015 war, dass von einer
Ausnahme abgesehen sämtliche Sauerbruch-Nominierungen von WissenschaftlerInnen aus dem deutschsprachigen Raum herrührten; davon kamen über
90 Prozent aus Deutschland selbst. Es fanden sich in den Unterlagen der Nobelstiftung zudem Hinweise auf eine „Kampagne", da mitunter Angehörige
derselben Fakultäten geschlossen ihr Votum Richtung Stockholm abgegeben
hatten – ein Vorgang, der für sich genommen allerdings noch nicht außerge-
wöhnlich zu nennen wäre, denn das ist wiederholt in der Geschichte des Nobelpreises vorgekommen.[3]

Der vorliegende Beitrag erhellt auf der Grundlage neuer Quellen zum Fall
Sauerbruch die Dimension des koordinierten Vorgehens hinter den Kulissen der
deutschen Universitätsmedizin. Dabei zeigt sich, dass sich der Kampagnencha-
rakter doch sehr speziell ausnahm: „Von Haus zu Haus"-Korrespondenzen
führender deutscher Chirurgen der Zeit der Weimarer Republik belegen ein-
drücklich, wie sehr diese Geschichte in den Horizont einer Mentalitätsgeschichte
des Ersten Weltkriegs und seiner Folgen in der deutschen Medizin gehört. Denn
hinter den ab 1919 immer wieder augenfällig gehäuften Nominierungen Sauerbruchs verbarg sich ein strategisches Vorgehen, mit dem vorrangig das Ziel
verfolgt wurde, dass ein *deutscher* Fachvertreter den Preis erhielt. Die Vehemenz,

---

1 Vgl. Nils Hansson/Udo Schagen, „In Stockholm hatte man offenbar irgendwelche Gegenbewegung" – Ferdinand Sauerbruch (1875–1951) und der Nobelpreis, in: *NTM Zeitschrift für
   Geschichte der Wissenschaften, Technik und Medizin* 22 (2014), 133–161.
2 Vgl. ebd., 146.
3 Vgl. ebd., 147–148.

mit der dieses Projekt verfolgt wurde, entsprang der Verbitterung über den Kriegsausgang und die Nachkriegsordnung von Versailles, welche von deutscher Seite in einen engen Zusammenhang mit den als demütigend erlebten Zurückweisungen und Zerwürfnissen in den internationalen Wissenschaftsbeziehungen gebracht wurde. Eingeschlagen wurde der Weg einer konzertierten nominierenden Kräftebündelung nicht ohne eine Einbeziehung von Sauerbuch selbst: Er war informiert und sparte keineswegs mit Ratschlägen.

Dies wird im Folgenden in zwei Analyseschritten nachvollzogen. Im ersten Teil sollen zunächst die quellenmäßigen Belege auf Nominierungsabsprachen in der „Von Haus zu Haus"-Korrespondenz in der deutschen Chirurgie der Nachkriegszeit vorgestellt und eingeordnet werden. Hier interessieren vor allem die Motivlagen, eine Preisvergabe an Sauerbruch voranzutreiben, handelte es sich bei seinen Korrespondenzpartnern teilweise doch zugleich um potenzielle Konkurrenten. Das führt im zweiten Teil in eine nähere Beleuchtung der politisch-ideologischen Konstellationen der ersten Nachkriegsjahre und damit in die Zeit von Sauerbruchs Ordinariat in München. Diese Phase seiner Biografie ist zugleich, so die These des Beitrags, als historische Inkubationszeit dessen zu betrachten, was später mit dem Begriff des „Sauerbruch-Mythos'" belegt wurde, und sie stellt sich ebenso für ein mentalitätshistorisches Verständnis seiner Nominierungen für den Nobelpreis als zentral heraus.

1.   Zwei unbekannte „Von Haus zu Haus"-Korrespondenzen

Die Tatsche der Überlieferung einer Grußkarte August Biers (1861–1949) an Ferdinand Sauerbruch aus dem Oktober 1919 ist erklärungsbedürftig[4]. Denn was der Berliner Chirurg dem damals an der Universitätsklinik München tätigen Kollegen darauf mitteilte, war augenscheinlich nicht für die Nachwelt bestimmt; und auch aus der Perspektive des Empfängers ist einigermaßen erstaunlich, warum das vertrauliche Schreiben nicht sofort nach der Lektüre vernichtet wurde. Bier war seit 1907 Chef der Chirurgischen Universitätsklinik in der Berliner Ziegelstraße und in dieser Stellung Nachfolger einiger der legendärsten Persönlichkeiten der deutschen Medizin des 19. Jahrhunderts. Von den Chirurgen, die ab den 1890er-Jahren in die Lehrstühle der „goldenen Generation" deutscher Chirurgenschulen – verbunden mit Namen wie Ernst von Bergmann (1836–1907), Johannes von Mikulicz (1850–1905) oder Friedrich von Trendelenburg (1844–1924) – einrückten, galt er lange Zeit als der Talentierteste. In Berlin direkter Nachfolger Bergmanns, hatte er vor allem an der klinischen

---

4   Für Anregungen, Kritik und Hilfestellungen danke ich Nils Hansson, Lisa Heiberger und Alex Hirschmüller.

Durchsetzung neuer Anästhesieverfahren Anteil gehabt. Er war damit zu einem Aspiranten für den Nobelpreis avanciert.[5] Jetzt schrieb Bier an den 44-jährigen Mikulicz-Schüler Sauerbruch Folgendes:

> „Sehr geehrter Herr College!
> Fassen Sie diese Mitteilung nicht als unfair und anschmeißerig auf, für die ich sie auch halten würde, wenn ich mir anders zu helfen wüßte. Eigentlich soll man solche Dinge, denen, um die es geht, nicht mitteilen. Ich beabsichtige Sie für den Nobelpreis vorzu-schlagen, habe aber nicht die Zeit, mich in Ihre Arbeiten zu vertiefen, um ein aus-führliches Gutachten – und ein solches muß doch vorliegen – zu machen. Bitte nehmen Sie mir die Arbeit ab. Geben Sie mir die Daten mit Litteraturangaben Ihrer Arbeiten 1) über Lungenchirurgie 2) über Amputationen 3) über Parabiose. [sic] 4) wenn Sie glauben, sonst noch etwas Bahnbrechendes geleistet zu haben, auch über dies. Er-wähnen Sie auch Ihre Vorläufer, bes. auf dem Gebiete der Amputationen. Den Preis sollen neuerdings nur noch solche bekommen, die noch in bahnbrechender Arbeit stehen. Teilen Sie mir also auch mit, wie Sie Ihre Forschungen zur Zeit noch weiter betreiben und zu treiben vorhaben.
> Mit bestem Dank im voraus und mit besten Grüßen
> Ihr sehr ergebener A. Bier"[6]

An diesem Schreiben ist so ziemlich alles bemerkenswert: Der unmissverständ-liche Hinweis auf den Pragmatismus, mit dem einem „noch in bahnbrechender Arbeit" stehenden Jüngeren das Feld in Sachen Nobelpreis überlassen wird; die gleichzeitige Ahnungslosigkeit, was weite Teile des wissenschaftlichen Werks des stattdessen für die Auszeichnung favorisierten Kollegen betrifft; die Direktheit, mit der dieser Kollege dazu aufgefordert wird, das Gutachten für die eigene Nominierung doch bitte gleich selbst zu schreiben; schließlich das Bewusstsein, mit all dem „[e]igentlich" gegen die Grundidee des weltweit renommiertesten Literatur- und Wissenschaftspreises zu verstoßen.

Allerdings schrieb der Tübinger Chirurg Georg Perthes (1869–1927) 1921 an Sauerbruch in ganz ähnlicher Weise und versicherte diesem, „zu tun, was in meinen Kräften steht",[7] damit der Nobelpreis nach München gehe. Wie im Fall von Bier geschah dies auf eigene Initiative, und kaum weniger als bei diesem war dieser Schritt gleichzeitig als Rückversicherung zu verstehen, dem Ziel nicht länger als Konkurrent im Weg zu stehen. Jahrgang 1869, stand Perthes gleichsam zwischen den Generationen, wurde als Trendelenburg-Schüler indes wie Sau-erbruch den Jüngeren zugerechnet. Sauerbruch und ihn verband zudem, dass sie

---

5 Vgl. Nils Hansson, „Ein Umschwung des medizinischen Denkens" oder „eine übereifrige literarische Tätigkeit"? August Bier, die Homöopathie und der Nobelpreis 1906–1936, in: *Jahrbuch für Medizin, Gesellschaft, Geschichte* 33 (2015), 217–246. – Ders./Udo Schagen, The Limit of a strong Lobby: Why did August Bier and Ferdinand Sauerbruch never receive the Nobel Prize?, in: *International Journal of Surgery* 12 (2014), 998–1002.
6 Bier an Sauerbruch am 5.10.1919. SBB NL 262 K 70.
7 Perthes an Sauerbruch am 11.11.1921. SBB NL 262 K 76.

seit mehr als einem Jahrzehnt als die beiden innovativsten Köpfe des chirurgischen Nachwuchses in Deutschland galten – und dies mit einigem Abstand: Während Sauerbruch 1904/05 mit der Methode des Druckdifferenzverfahrens in der Brustkorbchirurgie hervorgetreten war, hatte Perthes etwa zur selben Zeit auf dem Feld der Strahlentherapie in der Krebsbekämpfung mit bedeutenden experimentellen Arbeiten von sich reden gemacht. Wie sehr sie beide als Talente wahrgenommen wurden, die sich einander auf Augenhöhe begegnen würden, hatte sich 1910 gezeigt, als an der Universität Tübingen der chirurgische Lehrstuhl neu besetzt wurde und Perthes den sechs Jahre jüngeren Sauerbruch zwar auf den zweiten Listenplatz verwies, für die Fakultät dabei aber allein dessen altersbedingt etwas größere Erfahrung als Kliniker ausschlaggebend gewesen war.[8]

Gut zehn Jahre später präsentieren ihn seine Nachkriegsbriefe als eine Schlüsselfigur in der Nobelpreiskampagne für Sauerbruch. Zwar geht aus der Korrespondenz hervor, dass dieser auch ohne ihn eine beinahe vollständige Übersicht über bereits erfolgte oder geplante Voten deutscher Universitäten besaß und Sauerbruch sich mit strategischen Hinweisen, was zu tun sei, damit der nächste Nobelpreisträger für Medizin Sauerbruch heiße, nicht zurückhielt. Aber Perthes war es, der außerordentlich viel Zeit und Geschick darauf verwandte, damit vonseiten der deutschen Universitätsmedizin „die Vorschläge von mehreren Stellen aus in der gleichen Richtung erfolgen" konnten.[9] Was ihn und andere deutsche Medizingrößen antrieb, derart offensichtlich die Grundidee des Nobelpreises zu unterlaufen, wird in seiner Korrespondenz unumwunden angesprochen: Es ging, wie es auch in Sauerbruchs Briefwechseln mit anderen Lehrstühlen in verschiedenen Varianten immer wieder hieß, um die „deutsche Sache". Und: „Da es sich bei der Sache weniger um Ihre Person als darum handelt, dasz [sic] ein Deutscher der Preisträger wird,", so Perthes gegenüber Sauerbruch zu Weihnachten 1921, „glaube ich die Angelegenheit ganz einfach mit Ihnen selbst besprechen zu können."[10]

Dieses Empfinden teilte auch der so Umworbene ausweislich seiner aktiven Involvierung selbst. Dies erklärt wohl auch überhaupt erst den Umstand der Überlieferung der oben zitierten Briefe: Man war sich der Regelverletzung bewusst, aber man fühlte sich damit vollständig im Recht.

---

8 Vgl. Fakultätsgutachten in: UAT 126/505.
9 Perthes an Sauerbruch am 11.11.1921. SBB NL 262 K 76.
10 Perthes an Sauerbruch am 27.12.1921. SBB NL K 76.

2.   Warum Sauerbruch?

Gewiss: Nicht nur im deutschen Wissenschaftsbetrieb gehörte im 19. sowie in der ersten Hälfte des 20. Jahrhunderts die eigene nationale Zugehörigkeit fast immer mehr oder weniger zur zweiten Haut. In dieser Bewusstseinslage gewann man weltweit renommierte Preise und Auszeichnungen stets auch für das eigene Land. Und richtig ist zudem: Die Motivation zur Nominierung für den Nobelpreis blieb von diesem Selbstverständnis nicht unberührt. Darüber hinaus nahm in den 1920er-Jahren in einzelnen Bereichen die Tendenz, ForscherInnen der eigenen Nationalität vorzuschlagen, nachweislich zu,[11] und im Umfeld des Zweiten Weltkriegs sollte es zu einer augenfälligen Umverteilung des Großteils der Nominierungen zugunsten der US-Wissenschaften kommen, deren Kampagnenförmigkeit noch tiefergehender Studien bedarf.[12]

Im Spiegel des aktuellen Forschungsstands aber fällt die Dimension der Nominierungsabsprachen im Fall von Sauerbruch in mehrfacher Hinsicht aus dem Rahmen der Nobelpreis-Geschichte heraus. Das gilt für ihren belegbar weitgreifend koordinierten Charakter, die Dauer der Kampagne und ihre hochgradig symbolisch aufgeladene Intentionalität. Was das betrifft, gehört die Sauerbruch-Kampagne in einen größeren ideologischen Zusammenhang, für den die Mentalitäts- und die politische Kulturgeschichte der Zwischenkriegszeit eine unverzichtbare Hintergrundfolie liefert. Gemeint ist eine für die deutsche Medizingeschichte zwischen Weimarer Republik und Nationalsozialismus kaum zu überschätzende Schattierung der Kriegseinwirkungen – nämlich die Spur, die der gegen die westliche „Zivilisation" und die parlamentarische Demokratrie gerichtete „Krieg der Geister" von 1914 und dessen Fortsetzung als „Krieg in den Köpfen" nach 1918 in einer Disziplin wie der Chirurgie hinterlassen hat.[13] Emblematischer Ausweis dieses insgesamt gesteigerten Wissenschaftsnationalismus in Deutschland war der Begriff der „Weltgeltung", der später irrtümlich mit dem Wissenschaftsverständnis des Kaiserreichs in Verbindung gebracht werden

---

11 Vgl. Gabriele Metzler, Deutschland in den internationalen Wissenschaftsbeziehungen, 1900–1930, in: Michael Grüttner u.a. (Hg.), *Gebrochene Wissenschaftskulturen. Universität und Politik im 20. Jahrhundert*, Göttingen: Vandenhoeck & Ruprecht 2010, 55–82, 61–63. – Grundlegend: Elisabeth Crawford, *Nationalism and Internationalism in Science, 1880–1939: Four Studies of the Nobel Population,* Cambridge: Cambridge University Press 1992.

12 Vgl. Riccardo Gallotti/Manlio De Domenico, Effects of homophily and academic reputation on the nomination and selection of Nobel laureates, in: *Scientific Reports* 9, 17304 (2019). https://doi.org/10.1038/s41598-019-53657-6 (abgerufen am 2.6.2021).

13 Vgl. Livia Prüll, Die Fortsetzung des Krieges nach dem Krieg oder: die Medizin im Ersten Weltkrieg und ihre Folgen für die Zwischenkriegszeit in Deutschland 1918 bis 1939, in: Dies./ Philipp Rauh (Hg.), *Krieg und medikale Kultur. Patientenschicksale und ärztliches Handeln in der Zeit der Weltkriege 1914–1945*, Göttingen: Wallstein 2014, 126–152. – Insgesamt dazu: Gerd Krumeich, *Die verdrängte Niederlage. Das Trauma des Ersten Weltkriegs und die Weimarer Republik*, Freiburg u.a.: Herder 2018.

sollte, bezeichnenderweise aber erst für die zwanziger Jahre nachweisbar ist.[14] In den „klassischen" Fächern der deutschen Universitätsmedizin, die schon vor dem Krieg eine hohe Affinität zu rechtskonservativen Positionen aufgewiesen hatten,[15] zeitigte dieser „Krieg nach dem Krieg" die maßlosesten Rückwirkungen, auch und gerade im Hinblick auf die Wahrnehmung des parlamentarischen Systems der Weimarer Republik und des Verhältnisses von Wissenschaft und Politik in den ehemals kriegsgegnerischen Ländern im Westen.[16]

Dieser Hinterlassenschaft der Kriegsjahre hat die Medizingeschichte lange Zeit zu wenig Gewicht beigemessen.[17] Wie eine in dieser Hinsicht zurecht viel gelobte Fallstudie unlängst unterstrichen hat, ist dieses Feld gerade in mentalitätshistorischer Hinsicht nach wie vor nicht gut bestellt.[18] Darauf verweisen auch Fehlstellen in der Sauerbruch-Biografik.[19] So wird weithin übersehen, dass sein Aufstieg zu einer ikonischen ärztlichen Figur seine Ankerpunkte in den politisch-ideologischen Grundkonstellationen der frühen Nachkriegszeit hatte. Diese kausale Verbindung lässt sich im vorliegenden Rahmen natürlich nur andeuten. Zwei in diesem Kontext zentrale Perzeptionsmerkmale aber, die sich auch in der „Von Haus zu Haus"-Korrespondenz spiegeln, sollen zumindest näher benannt werden.

---

14 Vgl. Sylvia Paletschek, Was heißt „Weltgeltung deutscher Wissenschaft?" Modernisierungs-leistungen und -defizite der Universitäten im Kaiserreich, in: Grüttner u. a. (Hg.), *Gebrochene Wissenschaftskulturen*, 29–54.

15 Vgl. Anne Rasmussen, Mobilising minds, in: Jay Winter (Hg.), *The Cambridge History of the First World War. Bd. 3: Civil Society*, Cambridge: Cambridge University Press 2014, 390–417.

16 Instruktiv dazu Prüll, Fortsetzung.

17 Siehe die Kritik bei Cay-Rüdiger (jetzt: Livia) Prüll, Die Bedeutung des Ersten Weltkriegs für die Medizin im Nationalsozialismus, in: Gerd Krumeich (Hg.), *Nationalsozialismus und Erster Weltkrieg*, Essen: Klartext 2010, 363–378.

18 Vgl. Katharina Trittel, *Hermann Rein und die Flugmedizin. Erkenntnisstreben und Entgrenzung*, Paderborn u. a.: Schöningh 2018.

19 Im Gegensatz zu einer in zentralen Punkten unzuverlässigen populärwissenschaftlichen Biographie von 2019 bildet den Forschungsstand verlässlich ab: Judith Hahn/Thomas Schnalke (Hg.), *Auf Messers Schneide. Der Chirurg Ferdinand Sauerbruch zwischen Medizin und Mythos*, Berlin: Eigenverlag 2019. Zum fachwissenschaftlichen Urteil über die erwähnte Populärdarstellung siehe Udo Schagen, Rezension von Christian Hardinghaus: Ferdinand Sauerbruch und die Charité. Operationen gegen Hitler, München 2019, in: *H-Soz-Kult*, 20.3. 2019, URL: https://www.hsozkult.de/publicationreview/id/red-28323 (abgerufen am 30.5. 2021). – Katharina Trittel, Halbgott in Weiß? Erinnerungskultur damals und heute, in: *Demokratie-Dialog* 5 (2019), 68–77.

2.1   Im nachrevolutionären München

Zunächst ist die nachrevolutionäre Berichterstattung der deutschen und der
internationalen Presse über Sauerbruchs Rolle in der Zeit der Münchener Räterepublik als ein wegbereitender Faktor anzuführen. Bereits während der Ereignisse hatte die Nachricht von Sauerbruchs erfolgreicher Behandlung des
schwerverletzten Rechtsradikalen Anton Graf von Arco (1897–1945), der sich die
Verwundung bei seinem Mord an dem sozialistischen Ministerpräsidenten Kurt
Eisner (1867–1919) am 21. Februar 1919 zugezogen hatte, die Aufmerksamkeit
nationalkonservativer Kreise auf sich gezogen. Nach der Niederschlagung der
Revolution durch Freikorps- und Regierungstruppen Ende März, Anfang April
1919 waren es Sauerbruchs – historisch belegte – Versuche, Angehörige der Roten
Armee von einer Verschleppung Arcos aus der Klinik abzuhalten, die Teil des
historischen Gedächtnisses wurden. Dies galt jedoch ebenso für Weggelassenes
und Erfundenes wie die historisch falsifizierbare Verschleppung von Sauerbruch
selbst – ganz zu schweigen von seiner vermeintlichen, wie es später hieß, Zitie-
rung vor ein Revolutionstribunal, dessen Todesurteil er infolge einer abenteu-
erlichen nächtlichen Flucht aus dem Gefängnis entkommen sei.[20] Das war eine
Erfindung, die freilich nur auf exemplarische Weise zeigt, wie im Kampf um die
Nachkriegsordnung auch geschichtspolitisch mit harten Bandagen gekämpft
wurde. Sauerbruch und seine Klinik waren an Klitterungen dieser Art keineswegs
unbeteiligt. Verheerend war vor allem, dass Sauerbruch durch Schweigen an der
wirkmächtigen Legende mitstrickte, welche die entgrenzte Gewalt der Freikorps
in München damit entschuldigte, diese hätten bei ihrem Einmarsch die Leichen
des „Geiselmords" im Luitpoldgymnasium entdeckt und seien erst dadurch in
jene rasende Wut versetzt worden, die zu den Massakern geführt hätte.[21] Spätestens bei seinen diesbezüglichen Aussagen im Prozess gegen Ernst Toller
(1893–1939) im Juli 1919 hätte Sauerbruch dies richtigstellen können.

Wie untrennbar aber das auf die Räterepublik folgende Heraufziehen der
rechtsreaktionären „Ordnungszelle" Bayern mit der Entstehung des „Sauerbruch-Mythos'" verwoben war, belegen nicht nur Presseberichte, sondern auch
zahlreiche Zuschriften, die Sauerbruch teilweise noch Jahre später erreichten.[22]
Wahrnehmungsgeschichtlich ist dabei zweierlei hervorzuheben: Zum einen war

---

20 Im Gedächtnis blieb diese nichtzutreffende Geschichte noch lange, u. a. durch eine drama-
   tische Darstellung in dem Kinofilm „Sauerbruch – Das war sein Leben" (1954).
21 Die Klinik schwieg sich nach Niederschlagung der Räterepublik darüber aus, der Aufforde-
   rung der Räteregierung, die Leichen des „Geiselmords" noch vor dem Einmarsch der „weißen" Truppen mithilfe der Sanitätskolonne in die Pathologie zu verbringen, in den letzten
   Stunden der Räteherrschaft doch noch Folge geleistet zu haben. Vgl. Heinrich Hillmayr, *Roter
   und Weißer Terror in Bayern nach 1918*, München: Nusser 1974, 113.
22 Vgl. Bestelmeyer an Sauerbruch am 2. 7. 1935. SBB NL 262 K 94.

Sauerbruch mit dem Ende der Revolution praktisch über Nacht zum Parade-beispiel ärztlicher „Zivilcourage" avanciert – das war ein Kernelement des spä-teren „Sauerbruch-Mythos". Und er bekam zum anderen im nationalkonserva-tiven Spektrum umso mehr einen festen Platz in der nationalen Erinnerung, als dieses politische Lager mit Blick auf die gerade zurückliegende Münchener Nachkriegsperiode nur wenige Figuren vorfand, die in ihrem Sinne heroisierbar schienen. Auf diesen Umstand spielte der Dresdener Schriftsteller Ferdinand Avenarius (1856–1923), Gründer der Zeitschrift „Der Kunstwart", schon kurz nach den Ereignissen an, als er Sauerbruch mitteilte, es dränge ihn, ihm im Angesicht der vielen „nationalen" Nachkriegskatastrophen vor allem „das zu sagen: wie viele unter den Nicht-Fachleuten jetzt Ihr Wirken mit Glücksgefühl beobachten."[23] Und nichts Anderes schrieb ihm kurz darauf auch Perthes. Er habe, schrieb er im Juni 1919 an den ja erst wenige Monate zuvor von Zürich nach München gewechselten Chirurgen, in den vergangenen Wochen viel an ihn denken müssen:

> „Ueber das[,] was man von Ihnen in der Zeitung las oder sonst hörte, hatte mich ganz besonders gefreut. Sie haben ja auch damit gezeigt, dass in Ihrer Stellung der rechte Mann seinen Platz gefunden hat und ich gratuliere herzlich, dass Ihr Auftreten Spar-takus gegenüber Ihnen Ehre und nichts Schlimmes gebracht hat."[24]

2.2   In den internationalen Wissenschaftsbeziehungen

Eine Zivilcourage, die „mit allem und jedem fertig" werde – diese von 1919 an so eng mit Sauerbruchs Bild in der Öffentlichkeit verbundene Eigenschaft wurde noch nach 1933 vielfach prominent aufgegriffen.[25] Was die nationalsozialistische Presse damit verknüpfte, war nicht zuletzt Sauerbruchs Eintreten für die inter-nationale Anerkennung des Regimes mit dem Brief „An die Aerzteschaft der Welt" Ende 1933 gewesen. Hier hatte Sauerbruch von der NS-„Machtergreifung" als „unserer Revolution" gesprochen, die zur „Grundlage einer Wiedergeburt unseres unwürdig behandelten und zurückgesetzten Volkes" geworden sei und zum Ausgangspunkt einer vollen internationalen Gleichberechtigung Deutsch-lands werden müsse.[26] Auch dies hatte eine Vorgeschichte.

---

23 Avenarius an Sauerbruch am 24.5.1919. SBB NL 262 K 71.
24 Perthes an Sauerbruch am 25.6.1919. SBB NL 262 K 71.
25 Vgl. Theodor Brunner, Geheimrat Prof. Dr. Ferdinand Sauerbruch. Zum 60. Geburtstag des berühmten Münchener Chirurgen, in: *Völkischer Beobachter*, 3.7.1940. – Professor Sauer-bruch 65 Jahre alt, in: *Münchener Neueste Nachrichten*, 2.7.1940. Diese und weitere Aus-schnitte nach der Sammlung: StaM ZA 436/1 u. 2.
26 Ferdinand Sauerbruch, Offener Brief, in: *Klinische Wochenschrift* 12 (1933), 1551.

Kein deutscher Chirurg agierte in den frühen 1920er-Jahren vor und hinter den Kulissen im Kampf gegen „Versailles" und den vorübergehenden Ausschluss der deutschen Medizin von internationalen Kongressen so exzentrisch wie der mit der Revolution von 1918/19 deutschlandweit bekannt gewordene Ordinarius in München. An mehreren chirurgischen Kliniken in Deutschland etwa wurde ein um 1921 von ihm entworfenes „Revers" für ausländische ÄrztInnen eingeführt, das diese vor der Mitarbeit oder auch nur einem Besuch in der jeweiligen Einrichtung zu unterschreiben hatten und bei dem es sich um eine Loyalitätserklärung zum Deutschen Reich handelte.[27] Wie Sauerbruchs Korrespondenz mit anderen Lehrstuhlvertretern für Chirurgie in Deutschland und auch in Österreich zeigt, war er zu diesem Zeitpunkt längst zu einem Hauptansprechpartner grundsätzlicher und strategischer Fragen im Umgang mit englischen, französischen und US-amerikanischen WissenschaftlerInnen geworden. Dabei fehlte es mitnichten an entsprechenden Anfragen zur Mitarbeit aus Ländern der ehemaligen Alliierten.[28] Aber erst 1926, auf freundliches Drängen des österreichischen Chirurgen Anton von Eiselsberg (1860–1939),[29] gab Sauerbruch die Blockade auf und lud eine ärztliche Delegation aus den USA in die bayerische Hauptstadt zu einem öffentlichen Festbankett ein, nicht ohne diese Gelegenheit zu einer umso medienwirksameren Generalabrechnung ungenutzt verstreichen zu lassen.[30] Dabei den deutschen Kriegsnationalismus anzuführen, der ja nicht unwesentlichen Anteil an den Zerwürfnissen in den internationalen Wissenschaftsbeziehungen hatte, lag ihm fern. Das galt mit Blick auf den desaströsen „Aufruf der 93", aber ebenso für Sauerbruchs eigene Entgleisungen. Die Entlassung frankophiler Assistenzärzte seiner Züricher Klinik in der neutral gebliebenen Schweiz im Jahr 1915 wären als ein Beispiel zu nennen[31]– eine Praxis, die im Übrigen noch in der Friedenszeit in München eine Fortführung fand: Als französische und belgische Truppen 1923 das Ruhrgebiet besetzten, entließ Sauerbruch einen bei ihm hospitierenden italienischen Arzt wie selbstverständlich als Angehörigen einer ehemals gegen Deutschland Krieg führenden Nation.[32]

Man wird die ideologisch grundierten Nachkriegskämpfe in den internationalen Wissenschaftsbeziehungen von dem Bemühen der deutschen Chirurgie, Sauerbruch für die Verleihung des Nobelpreises in Stellung zu bringen, nicht abtrennen können. Dies umso weniger, als dessen engstes Umfeld und oft genug

---

27 Vgl. Perthes an Sauerbruch am 16.1.1922. SBB NL 262 K 76.
28 Vgl. Lane an Sauerbruch am 26.3.1925. SBB NL 262 K 91.
29 Vgl. Eiselsberg an Sauerbruch am 20.11.1925. SBB NL 262 K 70.
30 Vgl. Geheimrat Sauerbruch über die Gleichberechtigung deutscher Wissenschaft, in: *Münchener Neueste Nachrichten*, 7.6.1926.
31 Vgl. StaZ S 186.5.2, S 187.18.
32 Vgl. Donati an Sauerbruch am 17.1.1923. SBB NL 262 K 84.

auch er selbst in dieses Vorhaben involviert war. Tatsächlich lässt sich für alle statistisch ausschlagenden Häufungen seiner Nominierungen – neunmal im Jahr 1919, zehnmal 1922 und elfmal 1937 – eine entsprechend rege Kommunikation mit ihm oder seinem unmittelbaren Umfeld nachweisen:

Dabei war der Vorgang, der im Herbst 1919 den Prozess reger Absprachen noch einmal forcieren sollte, in einer weiteren Hinsicht bemerkenswert: Späteren Mutmaßungen über eine angeblich antideutsche Stimmung, die einer Verleihung im Weg gestanden hätte, entziehen bisher nicht bekannte Details über das Agieren des schwedischen Chirurgen Frans Westermark (1853–1941), damals Mitglied im Nobelkomitee, den Boden. So hatte Westermark am Abend des 19. September 1919 dem in diesem Jahr in die Nominierung eingespannten Kieler Mediziner Wilhelm Anschütz (1870–1954) per Telegramm einen ungewöhnlichen Vorschlag unterbreitet. Die enge Beziehung zwischen seinem Korrespondenzpartner und Sauerbruch – beide waren Mikulicz-Schüler – muss ihm dabei bekannt gewesen sein. Und es darf angenommen werden, dass sein Vorschlag keineswegs als entmutigend für perspektivisch weitere Nominierungen Sauerbruchs wahrgenommen wurde. Bis zum 22. September, also in sprichwörtlich letzter Sekunde, sollte nach Westermarks Vorschlag ein Patient mit „Sauerbruch-Arm" nach Stockholm verbracht werden, damit sich das Nobelpreiskomitee unmittelbar ad oculos einen Eindruck von der in der Fachpresse vielbesprochenen Prothese machen konnte.[33] Eine solche Vorführung in Stockholm wäre in der Geschichte des Nobelpreises, soweit bekannt, präzedenzlos gewesen. Sie hätte bereits für sich genommen, auch weil sie sich schwerlich hätte geheim halten lassen, eine medial spektakuläre Wirkung entfalten können. Dies war den in Deutschland über den Vorschlag informierten Akteuren auch sofort klar gewesen. Entsprechend emsig bemühten sie sich mit Verweis auf „die nationale Bedeutung" und unter Einschaltung des Auswärtigen Amts um den Transport eines mit seiner Prothese zufriedenen Sauerbruch-Patienten. Das gelang angesichts der Kürze der Zeit jedoch nicht. „Reisen zwecklos Verschiebung der Sitzung unmöglich",[34] telegrafierte Westermark am 24. September nach Kiel, nachdem er noch bereit gewesen war, die Frist um zwei Tage zu verlängern, der Bitte um einen abermaligen Aufschub aber nicht mehr hatte entsprechen können.

Wie tief der Frust darüber saß, zeigen die Rechtfertigungen, die die Beteiligten anschließend gegenüber Sauerbruch vorbrachten und dabei minutiös die zurückliegenden Tage schilderten. Und das Thema Nobelpreis blieb ein die 1920er-Jahre und die NS-Zeit überwölbendes Thema. Der letzte größere Absprachversuch von 1937 mit elf Nominierungen aus den Reihen deutscher Universitäten

---

33 Vgl. Rekonstruktion anhand der Schreiben von Anschütz (26.9.1919) und Hoffmann (25.9. 1919) an Sauerbruch. NL 262 K 70.

34 Zitiert nach dem Schreiben Hoffmanns.

hatte seinen Ausgangspunkt offensichtlich in Sauerbruchs eigener Klinik gehabt, wie Unterlagen nahelegen, die in Rücksprache mit Anschütz und dem Sauerbruch-Schüler Emil Karl Frey (1888–1977) von Sauerbruchs Habilitanden Konrad Middeldorf (1896–1938) im Herbst 1937 zusammengestellt wurden.[35] Die Vorbereitungen für diesen letzten Versuch lagen damit also zeitlich *vor* der Bekanntgabe von Hitlers Entscheidung, nach der Verleihung des Friedensnobelpreises an Carl von Ossietzky (1889–1938) Deutschen eine Annahme nicht mehr zu erlauben.[36] Dass die Nominierungen Sauerbruchs in den Monaten *nach* dieser Entscheidung erfolgten, dürfte aber nicht als Affront gegen Hitler intendiert gewesen sein, beteiligten sich an der Nominierung von 1937 doch auch so ausgewiesene Nationalsozialisten wie der Breslauer Pathologe und Rassenhygieniker Martin Staemmler (1890–1974).[37] Der Triumph einer Verleihung des Nobelpreises an Sauerbruch, so das offenkundige Kalkül, wäre im Gegenteil durch den Umstand einer Nichtannahme nur umso spektakulärer ausgefallen. Den von Hitler gestifteten „Nationalpreis für Kunst und Wissenschaft" sollte er zu seiner Überraschung noch im selben Jahr erhalten. „[E]s war der Ersatz für den Nobelpreis", wie Sauerbruch darüber später ohne erkennbaren Groll meinte.[38]

Fazit und Ausblick

Es war nicht allein die Anerkennung von wissenschaftlicher Exzellenz, die Fachgrößen der deutschen Medizin dazu veranlasste, Sauerbruch so häufig für den Nobelpreis vorzuschlagen wie keine/n andere/n Chirurgen/in vor ihm. Weshalb die Wahl in einer derart exzeptionellen Menge auf ihn gefallen war, hing insgesamt eher vermittelt mit wissenschaftlichen Gründen zusammen. Eine bedeutsame Hintergrundfolie bildeten die Zerwürfnisse in den internationalen Wissenschaftsbeziehungen durch den Weltkrieg und der dadurch hervorgerufene Wille zu symbolischen Handlungen mit nationalgeschichtlicher Aufladung.

In dieser Situation ließen überdies chirurgische Konkurrenten aus zwei Generationen, die ebenso Chancen auf die Auszeichnung gehabt hätten, aus strategischen Gründen Sauerbruch den Vortritt. Hinzu kam das symbolische Kapital, das Sauerbruch seit der medialen Berichterstattung über seine Rolle zur Zeit der Münchener Räterepublik 1918/19 anzusammeln begonnen hatte, was vielen Akteuren die Entscheidung erleichterte. Er war damit gleichsam über Nacht zu einer Identifikationsfigur des in der deutschen Universitätsmedizin dominie-

---

35 Vgl. Entwurf Middeldorf, 20.10.1936, NL 262 K 111 M 110.
36 Vgl. Beitrag von Padrini, Wiling und Drobietz in diesem Band.
37 Vgl. Hansson/Schagen, Stockholm, 147.
38 Protokoll des Entnazifizierungsverfahrens, 26.4.1949, Bl. 4. LAB B Rep 031-01-02 Nr. 5/1.

renden „nationalen" Lagers avanciert und wuchs anschließend rasch in die Rolle einer politischen Orientierungsinstanz hinein, auf die die chirurgische Zunft auch im benachbarten Österreich schaute. Absprachen über die Art und Weise, wie der „Krieg in den Köpfen" gegen Forschende aus Ländern der ehemaligen Alliierten fortzusetzen sei, liefen in der Folge ganz wesentlich über ihn. Sauerbruchs Nominierungen sind nicht losgelöst von diesen Entwicklungen zu betrachten, sondern gehören zu einem wesentlichen Teil in das Kapitel der (Selbst-) Isolierung der deutschen Wissenschaften im und nach dem Ersten Weltkrieg. Für ein historisches Verständnis der Genese dessen, was heute als „Sauerbruch-Mythos" bezeichnet wird, bieten sie einen Schlüssel – und zwar sehr viel mehr als der Blick auf das, was diesen „Mythos" nach bisherigen Lesarten vermeintlich entscheidend ausmacht, nämlich sein medizinisches Werk.

richard.kuehl@hhu.de

Susanne Krejsa MacManus / Christian Fiala

Greatest benefit of mankind? „Frauenthemen" im Nobelpreisfokus

Abstract

Bei der Analyse der Nobelpreise für Physiologie oder Medizin nach Themenfeldern fällt auf, dass Forschungsarbeiten zu solchen Fragestellungen kaum gewürdigt wurden/werden, die speziell Frauen betreffen. Obwohl die Möglichkeiten der Geburtenkontrolle für Frauen einen nachweisbar größeren positiven Effekt bieten als alle anderen Frauenrechte, galt dem Nobelpreiskomitee keine der von der Fachwelt mit vielen Preisen ausgezeichnete Arbeit als „größter Nutzen für die Menschheit". Dies trotz der Tatsache, dass einige der Forscher mehrfach und von verschiedenen Kollegen für den Nobelpreis nominiert wurden.

Analysing by areas the Nobel Prizes for Physiology or Medicine, it can be seen that topics concerning female aspects have not been recognised. Although birth control brings more positive effects to women than any other women's right, none of the research on birth control has been accepted by the Nobel Prize Committee as having „the greatest benefit to humankind". This is even more surprising as quite a number of research results had received numerous scientific awards of considerable significance and several of their researchers had been repeatedly nominated for a Nobel Prize and by different colleagues.

Keywords

Frauenthemen, Geburtenkontrolle, Schwangerschaftsverhütung, Pille, Schwangerschaftsabbruch
Female topics, Birth control, Contraception, Pill, Abortion

Die Zuerkennung des Nobelpreises 2020 für Chemie an zwei Frauen, nämlich an die Französin Emmanuelle Charpentier und die US-Amerikanerin Jennifer Doudna, für die Entwicklung der Genschere, erhöht die weibliche Statistik nur geringfügig. Denn damit verbessert sich der Prozentsatz weiblicher zu männlichen Preisträgern auf 3,8 % zu 96,2 %. Noch schlechter ist die Frauenquote beim Nobelpreis für Physik, und zwar 1,9 % zu 98,1 %, nur wenig besser beim Nobelpreis für Physiologie oder Medizin, nämlich 5,5 % zu 94,5 %.

Betrachten wir die Nobelpreise aber einmal nicht nach dem Geschlecht der PreisträgerIn, sondern nach dem Thema: Charpentiers und Doudnas Entwick-

lung der Genschere Crispr, mit der präzise Veränderungen im Erbgut von
Lebewesen und Pflanzen möglich sind, funktioniert höchstwahrscheinlich gen-
derneutral. Dasselbe gilt wohl auch für die Entdeckung des „physikalischen
Mechanismus der Erregungen in der Schnecke des Ohres", der dem ungarischen
Biophysiker und Physiologen Georg von Békésy (1899–1972) im Jahr 1961 zum
Nobelpreis verholfen hat. Auch für die Erforschung der Malaria durch den Briten
Ronald Ross (1857–1932, Nobelpreis 1902) oder für die Arbeiten des Belgiers
Albert Claude (1899–1983), der für seine „Entdeckungen zur strukturellen und
funktionellen Organisation der Zelle" im Jahr 1974 ausgezeichnet wurde, lässt
sich das vermuten.

Wenn man den US-Amerikaner Vincent du Vigneaud (1901–1978) mitzählen
möchte, der den Chemie-Nobelpreis für seine Arbeiten über biochemisch bedeutsame Schwefelverbindungen, insbesondere für die erste Synthese eines Po-
lypeptidhormons (Oxytocin, wird vor allem in der Geburtshilfe eingesetzt) erhielt, dann kam 1955 erstmalig ein geschlechtsrelevantes Thema auf die Bes-
tenliste. Im engeren Sinn dauerte es bis 1966, bis der Kanadier Charles Brenton
Huggins (1901–1997) für seine „Entdeckungen zur Hormonbehandlung von
Prostatakrebs" ausgezeichnet wurde. Er hatte nachgewiesen, dass der Krank-
heitsverlauf durch Hormone beeinflusst werden kann. Wenn die Produktion von
männlichem Sexualhormon durch Kastration verhindert oder wenn weibliches
Sexualhormon hinzugefügt wird, kann dem Krebs entgegengewirkt werden.
Seine Hormonbehandlung bei Prostatakrebs gewann schnell an Bedeutung.[1]

Für richtige ‚Frauenthemen' dauerte es hingegen noch bis 2008. In diesem Jahr
erhielt der Deutsche Harald zur Hausen (geb. 1936) den Nobelpreis für Physiologie oder Medizin für seine Entdeckung der Auslösung von Gebärmutterhals-
krebs durch humane Papillomviren.[2] Und schließlich kam 2010 ein Thema,
das beide Geschlechter betrifft: Robert Edwards (1925–2013) bekam den Nobelpreis für die Entwicklung der In-vitro-Fertilisation, also der künstlichen Befruchtung.[3]

Das ist angesichts der großen Zahl von 551 Nobelpreisverleihungen seit der
Stiftung im Jahr 1901 eine höchst magere Ausbeute für geschlechtsrelevante
Themen. Insgesamt 876 ForscherInnen wurden ausgezeichnet, davon 222 für
Physiologie oder Medizin, aber eben nur insgesamt drei für geschlechtsrelevante
Themen. Nicht eruieren lässt sich, ob nur so wenige ForscherInnen für ent-
sprechende Forschungen vorgeschlagen wurden oder ob sich das Nobelpreis-

---

1 Vgl. Charles B. Huggins, URL: https://www.nobelprize.org/prizes/medicine/1966/huggins/facts/
   (abgerufen am 25.11.2020).
2 Vgl. The Nobel Prize in Physiology or Medicine 2008. NobelPrize.org. Nobel Media AB 2021.
   Wed. 10 Mar 2021, URL: https://www.nobelprize.org/prizes/medicine/2008/summary/ (abgerufen am 23.12.2020).
3 Vgl. Nicholas Wade, *The New York Times*, 4.10.2010.

Gremium dagegen entschieden hatte. In den Jahren von 1901 bis 1966 gab es insgesamt 18.346 Vorschläge, davon 5.110 zwischen 1901 und 1953 für Medizin. Aktuellere Zahlen und mehr Details gibt die Nobel-Datenbank leider nicht preis. Jedenfalls scheinen Frauenthemen nicht als „größter Nutzen für die Menschheit" zu gelten.

Hätte sich der ‚Retter der Mütter' den Nobelpreis verdient?

Natürlich kann man endlos darüber philosophieren, wessen Entdeckung den größten Nutzen für die Menschheit erbracht hat. Auf einige Namen wird man sich jedoch einigen können. Einer davon ist gewiss Ignaz Philipp Semmelweis (1818–1865), der Entdecker des Kindbettfiebers.

Semmelweis (Ungarisch: Semmelweis Ignác Fülöp) wurde in eine ungarische Kaufmannsfamilie geboren. Die Eltern legten großen Wert auf eine gute Schulbildung ihrer Kinder, wodurch diese sozial aufsteigen konnten. Nach Abschluss des Gymnasiums und Studien an den Universitäten Pest und Wien (Philosophie und Jus) wechselte Semmelweis 1838 zur Medizin und schloss 1844 mit dem Magister der Geburtshilfe sowie mit der Promotion zum Dr. med. ab. 1845 folgte die Promotion zum Doktor der Chirurgie. Anschließend begann er am Wiener Allgemeinen Krankenhaus zu arbeiten, zuerst in der Brustambulanz von Joseph Ritter von Škoda (1805–1881) und dann in der Ausschlagabteilung unter der Leitung von Ferdinand Ritter von Hebra (1816–1880). Dort erlernte er Škodas Methode der Diagnose durch Ausschließen („diagnosis per exclusionem") und die wissenschaftliche Arbeit mit statistischen Instrumenten. Unter der Leitung von Carl Freiherr von Rokitansky (1804–1878) obduzierte er Leichen von am Vortag verstorbenen Patientinnen.

In Wien gab es zu dieser Zeit an der Gebärklinik zwei getrennte Stationen. Eine wurde von Ärzten geführt und diente deren Ausbildung, die andere von Hebammen. An der Ärzteabteilung wurde die Ausbildung durch Obduktionen an Leichen ergänzt.

> „Ganz im Sinne des damaligen medizinischen Wiener Zeitgeistes sollten auch Geburtshelfer durch die systematische Untersuchung der Leichen zu einer besseren Erkenntnis der Prozesse und Komplikationen bei der Geburt kommen."[4]

Nach Einführung dieses Ausbildungsinhalts starben plötzlich an der Ärzteabteilung pro Jahr 600 bis 800 Frauen an Kindbettfieber, der Prozentsatz an To-

---

4   Anna Durnova, *In den Händen der Ärzte. Ignaz Semmelweis. Pionier der Hygiene.* St. Pölten–Salzburg–Wien: Residenz Verlag 2015, 26.

desfällen von Wöchnerinnen stieg von ursprünglich 0,84 % auf rund 11,4 % an. In der Hebammen-Abteilung lag die Quote an Todesfällen dagegen bei nur 2,79 %.

Semmelweis begann die Abläufe der beiden Klinikabteilungen detailliert miteinander zu vergleichen und führte schließlich das häufigere Auftreten von Kindbettfieber auf mangelnde Hygiene bei Ärzten und Studenten zurück. Seine Studie von 1847/48 gilt heute als erster belegter Fall von evidenzbasierter Medizin (auf empirische Belege gestützte Heilkunde) in Österreich und als Musterbeispiel für eine methodisch korrekte Überprüfung wissenschaftlicher Hypothesen.[5] Doch nur wenige Ärzte unterstützten seine Bemühungen, Hygienevorschriften einzuführen, da Hygiene als Zeitverschwendung und unvereinbar mit den damals geltenden Theorien über Krankheitsursachen angesehen wurde.

Bakterien waren zu dieser Zeit noch nicht entdeckt; so konnte das Leichengift nicht genauer beschrieben werden als anhand des Geruchs, der auch nach mehrmaligem Waschen der Hände mit Seife nicht verschwand. Bei der Suche nach besseren Möglichkeiten stieß Semmelweis auf Chlor, das damals zum Bleichen von Bettwäsche verwendet wurde. Im Mai 1847 stellte er in seiner Abteilung Waschschüsseln mit einer Chlorkalklösung auf, in der jeder Arzt vor einer Untersuchung von Frauen im Kreissaal seine Hände gründlich waschen und bürsten musste. Im Juni lag die Sterblichkeitsrate bei nur mehr 2,38 % und sank weiter. Im März 1849 wurde Semmelweis' Assistentenvertrag nicht verlängert. Er ging nach Pest/Ungarn, wo er 1855 zum Professor für Geburtshilfe an der später nach ihm benannten Universitätsklinik ernannt wurde. Am 13. August 1865 starb er unter nicht geklärten Umständen in einer Wiener Psychiatrie.[6]

Dass Semmelweis keinen Nobelpreis erhalten hat, ist für uns leicht erklärbar: Er ist zu früh gestorben; der Preis wird nicht posthum verliehen. Aber es stellt sich die Frage „Hätte er?". Unsere Antwort lautet: „Vermutlich nicht".

Gelten Frauenthemen als größter Nutzen für die Menschheit?

Frauenthemen scheinen nicht als „größter Nutzen für die Menschheit" zu gelten. Das mussten beispielsweise der österreichische Gynäkologe Hermann Knaus (1892–1970) und sein Kollege im fernen Japan, Ogino Kyūsaku (1882–1975), feststellen. Ihnen beiden verdanken wir die Abklärung der fruchtbaren und unfruchtbaren Tage im Zyklus der Frau und damit eine unzählbar hohe Anzahl von Menschenleben, sprich Frauenleben. Denn bis dahin war Verhütung ein reines Glücksspiel gewesen, entsprechend oft kam es zu unerwünschten

---

5 Vgl. Louis-Ferdinand Céline, *Leben und Werk des Philipp Ignaz Semmelweis*, Wien: Age d'Homme 1980.
6 Vgl. Durnova, *In den Händen der Ärzte*.

Schwangerschaften, von denen viele zu ‚backstreet abortions' mit entsprechenden gesundheitlichen Dramen führten. Zwar ist Knaus-Oginos ‚Tagezählen' keine absolut sichere Verhütungsmethode, stellte aber im Vergleich zu den damals verfügbaren Möglichkeiten einen Quantensprung dar.[7]

Darüber hinaus war die Methode auch bei der Behandlung ungewollt kinderloser Ehen erfolgreich, bildete die wissenschaftliche Basis für Vaterschaftsbestimmungen und lieferte wichtige physiologische Grundlagen für die spätere Entwicklung der Pille.[8]

Knaus selbst verglich sich gerne mit Semmelweis:

> „So wie es für Semmelweiß selbstverständlich war, auch die schärfsten geistigen Waffen zu gebrauchen, um in kürzester Zeit die sachlich unhaltbar gewordenen Widerstände, die sich der Verbreitung seiner segensreichen Lehre zur Bekämpfung des Wochenbettfiebers entgegengestellt hatten, [zu überwinden], so sehe ich mich veranlaßt, meiner Lehre ehestmöglich zu allgemeiner Anerkennung zu verhelfen, um das weitestgehend unnatürlich geführte Geschlechtsleben der Menschen wieder in natürliche Bahnen zu lenken, die Zeugung der Nachkommenschaft dem Zufall zu entrücken und damit die verantwortungsbewußten Menschen von jenen Sorgen zu befreien, durch die bisher sehr viel körperliches und seelisches Glück im menschlichen Dasein zerstört wurde."[9]

Zwei ‚Detektive': Hermann Knaus und Ogino Kyūsaku

Hermann Hubert Knaus kam aus einer begüterten Kärntner Kaufmannsfamilie. Nach seiner Schulausbildung studierte er ab 1912 Medizin an den Universitäten Graz, Wien und Innsbruck und setzte seine Ausbildung nach seinem Militärdienst im Ersten Weltkrieg in Graz fort, wo er 1920 promoviert wurde. Nach seiner weiteren Ausbildung in pathologischer Anatomie und Chirurgie wirkte er ab 1923 als Assistent an der Universitäts-Frauenklinik in Graz, sammelte aber auch Erfahrungen in London, Cambridge, Berlin und Paris. Zwischenzeitlich hatte er sich an der Universität Graz 1927 für Geburtshilfe und Frauenheilkunde habilitiert. 1930 wurde er zum außerordentlichen Universitätsprofessor ernannt. Vier Jahre später übersiedelte er mit seiner Familie nach Prag, wo er – ab 1935 als ordentlicher Universitätsprofessor – bis 1945 Chef der Geburtshilflichen sowie der Gynäkologischen Klinik war. Von 1939 bis 1941 fungierte er auch als Dekan der medizinischen Fakultät.

---

7 Vgl. Kyusaku Ogino und die Berechnung der (un)fruchtbaren Tage im Zyklus der Frau, Museum für Verhütung und Schwangerschaftsabbruch (MUVS), Wien, URL: https://www.muvs.o rg/de/themen/verhuetung/kyusaku-ogino-und-die-berechnung-der-un-fruchtbaren-age-im-zyklus-der-frau (abgerufen am 23.12.2020).

8 Vgl. Susanne Krejsa MacManus/Christian Fiala: *Der Detektiv der fruchtbaren Tage – Die Geschichte des Gynäkologen Hermann Knaus*, Wien: Verlagshaus der Ärzte 2016.

9 Mittelkärntner Ztg. 19/1962, S. 4.

Für seine Forschungen wurde Knaus unter anderem zum Mitglied ad eundem der Royal Society of Gynecologists and Obstetricians in London sowie der Deutschen und der Österreichischen Gesellschaft für Gynäkologie und Geburtshilfe ernannt. 1957 wurde ihm der Orden Mérite Libanais Première Classe überreicht, 1962 erhielt er die Ehrenmedaille der Stadt Wien in Gold sowie den Wappenring seiner Geburtsstadt St. Veit an der Glan, 1964 wurde ihm das Ehrendoktorat der katholischen Universität Louvain (Belgien) verliehen.[10]

1936 wurde Knaus für den Nobelpreis vorgeschlagen, fiel allerdings bereits bei der Vorprüfung durch, denn der Sekretär des Nobelkomitees, der Pharmakologe Göran Liljestrand (1886–1968), und der Gynäkologe Erik Ahlström (1877–1949) lehnten eine Kandidatur von Knaus ab:

> „Aus dieser Präsentation soll hervorgehen, dass ich in den erwähnten Arbeiten von Knaus und Ogino über die periodische Fruchtbarkeit und Unfruchtbarkeit der Frau keine so bedeutende Entdeckung finde, die ein detailliertes Gutachten des Nobelkomitees über diese Forscher begründet. Ganz im Gegenteil: erfahrungsgemäß spricht viel dagegen, dass die Auffassung von Knaus allgemeingültig ist. Sollten jedoch zahlreiche neue Ergebnisse präsentiert werden, die seine Meinung unterstützen, d. h. dass dies allgemeingültig oder zumindest für die absolute Majorität der Fälle gültig sei, so bin ich der Meinung, dass dies einen Nobelpreis rechtfertigen würde, da die Frage von großer sozialer und medizinischer Bedeutung ist. Dann müsste man auch in Erwägung ziehen, ob nicht Ogino als Vorgänger den Preis mit Knaus teilen müsste."[11]

An dieser Ablehnung ändert auch ein nachträgliches Unterstützungsschreiben des Schweizer Arztes Hans Jakob Gerster (1886–1954) nichts, mit dem er

> „die Aufmerksamkeit des verehrlichen Nobelkomitees auf den Mann lenken [will], der die seit Jahrzehnten wichtigste biologische Entdeckung auf dem Gebiet der Befruchtung und Fortpflanzung gemacht und sie wissenschaftlich begründet hat […]."[12]

Die lakonische Antwort darauf lautete: „Ich habe die Ehre Ihnen mitzuteilen, dass das medizinische Nobelkomitee Ihre geehrte Sendung erhalten hat."[13]

Der japanische Gynäkologe Ogino wurde auf einem Bauernhof geboren und von einem Gelehrten für klassische chinesische Literatur adoptiert. Nach seinem Medizinstudium an der kaiserlichen Universität Tokyo arbeitete er parallel als Arzt und Forscher an der Universitätsklinik, bis er an die Abteilung für Gynä-

---

10 Vgl. Krejsa MacManus/Fiala: *Der Detektiv der fruchtbaren Tage.*

11 Jahrbuch des Nobelkomitees 1936. Stellungnahme, ob Hermann Knaus für den Nobelpreis nominiert werden soll (Eric Ahlström). Stockholm am 2. April 1936, MUVS, Wien, ID: c1315. Aus dem Schwedischen von Nils Hansson übersetzt.

12 Brief Hans Jakob Gerster an das Nobelpreiskomitee, MUVS, Nachlass Hans Jakob Gerster, ID: c1430. Siehe auch: URL: https://muvs.org/en/bib/document/details/c1430 (abgerufen am 23. 12. 2020).

13 Medizinisches Nobelpreiskomitee an Hans Jakob Gerster, ebd. Siehe auch: URL: https://muvs.org/en/bib/document/details/c1431 (abgerufen am 23. 12. 2020).

kologie und Geburtshilfe im Takeyama-Krankenhaus in Niigata berufen wurde. Er beschäftigte sich bereits seit 1919 mit der weiblichen Fruchtbarkeit und kannte die aktuelle (deutsche) Wissenschaftsdiskussion aus Übersetzungen durch den Missionspfarrer Hubert Reinirkens SVD (1893–1976) sowie durch eigene Deutschkenntnisse, denn Deutsch war in Japan die medizinische Fachsprache. Anlässlich routinemäßiger gynäkologischer Operationen wählte er in den Folgejahren 65 Frauen aus, die einen besonders regelmäßigen Zyklus aufwiesen. Nach Öffnung der Bauchdecke inspizierte er ihre Eierstöcke und gegebenenfalls den Gelbkörper. Seine Beobachtungen veröffentlichte er im Februar 1923 im *Hokuetsu Ikai Kaiho* (Hokuetsu Medical Journal*)*. Darin kritisierte er die bis dahin gebräuchliche Rechenweise, den Tag des Eisprungs ab dem ersten Tag der Menstruation zu kalkulieren. Stattdessen müsse der Termin des Eisprungs vom zu erwartendem Einsetzen der nächsten Monatsblutung zurückgerechnet werden. Daraus und aus dem Zusammenhang zwischen Eisprung und der Entwicklung des Gelbkörpers konnte er bestimmen, an welchen Tagen eine Befruchtung möglich war und an welchen nicht.[14]

Hermann Knaus hatte seine Beobachtungen über die sicheren und unsicheren Tage im weiblichen Zyklus fünf Jahre später präsentiert als Ogino, nämlich 1929. Oginos Forschungen nahm er erst wahr, als dieser persönlich nach Deutschland kam, denn europäische und amerikanische WissenschaftlerInnen beschränkten ihr Interesse auf die ihnen sprachlich zugängliche medizinische Fachliteratur, zu denen Japanisch zweifellos nicht gehörte. Die Rechenmethoden von Knaus und Ogino sind daher getrennt voneinander und durch unterschiedliche Forschungszugänge entstanden, unterscheiden sich in ihren Ergebnissen aber nur wenig.

Statt Hermann Knaus und Ogino Kyūsaku wurden der deutsch-österreichische Otto Loewi (1873–1961) und der Engländer Henry Dale (1875–1968) mit dem Nobelpreis für Physiologie oder Medizin des Jahres 1936 ausgezeichnet – für ein offenbar weniger anstoßerregendes Thema, nämlich das Dale'sche Prinzip der chemischen Übertragung der Nervenimpulse.

Tatsächlich ist es schwer vorstellbar, dass im Jahr 1936 ein gesellschaftlich so tabuisiertes und medial so unattraktives Thema wie Eisprung und Menstruation preiswürdig gewesen wäre. Erst wenige Jahre zuvor (1931) war sogar die sehr favorisierte Nominierung der Gynäkologen Bernhard Zondek (1891–1966) und Selmar Aschheim (1878–1965) für ihre Arbeit über weibliche Sexualfunktionen und Schwangerschaftsreaktionen knapp vor dem Ziel gescheitert.[15] Zondek war

---

14 Vgl. Kyusaku Ogino, ebd. Siehe auch: URL: https://muvs.org/de/themen/pionierinnen/kyus aku-ogino-1882-1975 (abgerufen am 23.12.2020).

15 Vgl. Nils Hansson/Udo Schagen, in: „In Stockholm hatte man offenbar irgendwelche Gegenbewegung", *NTM Zeitschrift für Geschichte der Wissenschaften, Technik und Medizin* 22 (2014), 133–161.

zwischen 1931 und 1953 insgesamt 26 Mal nominiert worden – darunter zweimal von Otto Loewi, Aschheim war immerhin zehn Mal vorgeschlagen worden.[16]

Geburtenkontrolle hat den größten Nutzen für Frauen

Nicht nur die erwähnte Leistung der Gynäkologen Knaus und Ogino, auch andere Forschungserfolge zum Kapitel Geburtenkontrolle wurden bei der Vergabe des Nobelpreises nicht berücksichtigt, obwohl ihr Nutzen für die Menschheit außer Frage steht. Um diesen zu evaluieren, haben britische WirtschaftswissenschaftlerInnen im Jahr 2004 den Wert der modernen Möglichkeiten der Geburtenkontrolle (Pille, Liberalisierung des Abbruchs) mit dem Nutzen anderer Frauenrechte[17] verglichen. Dabei zeigte sich, dass der größte Nutzen aus einer verbesserten Geburtenkontrolle stammt, denn dadurch können Frauen länger in der Ausbildung bleiben und so ihre Karrierechancen, ihr Einkommen und ihre Lebenszufriedenheit verbessern. Der Nutzen durch eine selbstverantwortliche, wirkungsvolle Geburtenkontrolle entspricht damit der einer deutlichen Gehaltserhöhung oder einer höheren Ausbildung.[18]

Hormonforschung unterschätzt: Steinach, Haberlandt und Djerassi

Dass in Stockholm nicht nur das Thema Geburtenkontrolle bedeutungslos ist, sondern generell Sexualthemen als nicht preiswürdig angesehen werden, wird auch durch die Ablehnung einer Reihe von Hormonforschern gezeigt.

Ein Beispiel dafür ist der österreichische Hormonforscher Eugen Steinach (1861–1944), der zwischen 1921 und 1938 elf Mal erfolglos für den Nobelpreis für Physiologie oder Medizin vorgeschlagen wurde.[19] Er hatte durch seine Forschungen über die Physiologie der Hormondrüsen großen Anteil an der späteren Entwicklung der Antibabypille.[20]

---

16 Zu den Nominierungen Aschheim/Zondek vergleiche den Beitrag von Ragnar Björk in diesem Band.
17 Vgl. Bezahlter Mutterschutz, Scheidungsgesetzgebung, Universitätsausbildung, Arbeitnehmerinnenschutz. Es wurden die Daten von 450.000 Frauen über den Zeitraum von 1967 bis 2000 in zwölf europäischen Ländern verglichen.
18 Vgl. Silvia Pezzini, The effect of Women's Rights on Women's Welfare: Evidence from a Natural experiment, in: *The Economic Journal* 115 (2005), C208–C227.
19 Vgl. Nils Hansson/Matthis Krischel/Per Södersten/Friedrich H. Moll/Heiner Fangerau, „He Gave Us the Cornerstone of Sexual Medicine": A Nobel Plan but No Nobel Prize for Eugen Steinach, in: *Urologia Internationalis* 104 (2020), 501–509.
20 Zur Biografie von Eugen Steinach vergleiche den Beitrag Angetter/Hansson in diesem Band.

Im Rahmen seiner physiologischen Forschungstätigkeit beschäftigte er sich insbesondere mit der Analyse und dem therapeutischen Einsatz von Sexualhormonen. Seine Experimente zur Geschlechtsumwandlung, die er ab 1912 publizierte, erregten Aufsehen weit über die Fachwelt hinaus.

Dazu experimentierte er mit ‚Reaktivierungsmethoden', durch die er die körpereigene Produktion des männlichen Geschlechtshormons Testosteron anregen wollte, um einen Verjüngungseffekt zu erzielen. Nach anfänglichen Versuchen mit Hodenverpflanzungen entschied er sich für die Durchtrennung der Samenleiter; bei diesem ‚Steinachschen Verfahren' handelte es sich also um eine Vasektomie, die Sterilisation des Mannes. In zeitgenössischen Medizinbüchern konnte man lesen:

> „Vor kurzem ging durch alle Zeitungen eine Kunde, die aus dem stillen Laboratorium eines berühmten Mediziners hervordrang, und die ganze Kulturwelt dazu brachte, mit gespannter Erwartung aufzuhorchen. Diese Kunde bestand in nichts Geringerem als der Mitteilung, es sei dem Professor der Biologie an der Wiener Universität, Eugen Steinach, gelungen, greisen Menschen durch eine ungefährliche Operation ihre längst entschwundene Jugendkraft wiederzugeben. Kein Wunder, daß eine solche Nachricht in aller Welt eine tiefgehende Erregung hervorrief. Denn ein sicheres Mittel zur Verjüngung des altersschwach gewordenen Körpers gehört zu den Sehnsuchtsträumen und zu den heißesten Wünschen der Menschheit."[21]

Zu den weiteren Hormonforschern, die ebenfalls keinen Nobelpreis erhielten, zählt der Innsbrucker Physiologe Ludwig Haberlandt (1885–1932)[22], der als Pionier der hormonalen Empfängnisverhütung in klinischen Studien am Tier wichtige Vorarbeiten zur Entwicklung der Antibabypille durchgeführt hatte und den selbst Carl Djerassi (1923–2015) als „Vater der Antibabypille" bezeichnete. Haberlandt studierte Medizin an der Universität Graz, wo er nach seiner Promotion 1909 eine akademische Laufbahn als Physiologe einschlug. Er war als Assistent an den Physiologischen Instituten in Graz, Berlin und in Innsbruck tätig, wo er sich 1913 habilitierte. Als Professor der Physiologie in Innsbruck entdeckte Haberlandt 1919 im Tierversuch, dass eine Schwangerschaft die Heranreifung weiterer Eizellen blockiert. Er kam daher auf die Idee, durch die Gabe von Schwangerschaftshormonen Frauen vorübergehend unfruchtbar zu machen. Im Jahr 1925 wurde er zum Mitglied der Deutschen Akademie der Naturforscher Leopoldina gewählt.[23] 1931 schrieb er:

---

21 Paul Bergmann, *Praktischer Hausschatz der Heilkunde*, Nordhausen: Verlag Heinrich Killinger o. J., 672.

22 Marie Drobietz/Adrian Loerbroks/Nils Hansson, Who is who in cardiovascular research? What a review of Nobel Prize nominations reveals about scientific trends, in: *Clinical Research in Cardiology* 2021 (online first).

23 Vgl. Edda Haberlandt, Ludwig Haberlandt. A pioneer in hormonal contraception, in: *Wiener Klinische Wochenschrift* 121 (2008), 746–749. – Corinna Zangerl, *Wenn Wissenschaft Le-*

„Das Problem der hormonalen Sterilisierung des weiblichen Organismus, das ich seit 1919 als erster experimentell bearbeitet habe, ist von mir bereits 1924 […] dargestellt worden. […] Darin wurde ich umso mehr bestärkt, als in letzter Zeit die Arbeiten betreffs Herstellung eines klinischen Sterilisierungspräparates von seiten einer großen organtherapeutischen Fabrik so weit fortgeschritten sind, dass die Tierversuche damit äußerst befriedigend abgeschlossen erscheinen und die klinische Prüfung in Bälde beginnen kann […]".[24]

Bei der hormonalen Sterilisierung des weiblichen Organismus

„handelt es sich um eine rein biologische Methode, die mit einem physiologischen Hemmungsstoff arbeitet, der vom weiblichen graviden Körper selbst zwecks Verhinderung der weiteren Eireifung gebildet wird; es wird dabei also gleichsam das Vorgehen der Natur selbst bewusst nachgeahmt."[25]

Haberlandt wurde zweimal für den Nobelpreis nominiert. Dennoch wurde er von anderen Kollegen massiv kritisiert. Man warf ihm Verbrechen gegenüber dem ungeborenen Leben vor, seine Idee geriet ins Kreuzfeuer moralischer, ethischer, kirchlicher und politischer Vorstellungen, auch in der öffentlichen Berichterstattung wurde er angefeindet. Das politische Umfeld der 1930er-Jahre verhinderte die Weiterentwicklung und die Fortsetzung seiner beruflichen Karriere. Im Alter von 47 Jahren beging Ludwig Haberlandt Selbstmord (1932).[26]

Das dritte Beispiel ist schließlich der aus Wien gebürtige Carl Djerassi, ‚Mutter der Pille'. Als Sohn eines jüdischen Ärzte-Ehepaars verbrachte er seine ersten Jahre in Sofia in Bulgarien, dann kehrte er mit seiner Mutter nach Wien zurück. 1939 wanderten sie über Bulgarien in die Vereinigten Staaten aus. Djerassi studierte Chemie an der University of Wisconsin und wurde im Jahr 1945 promoviert. 1951 gelang ihm die Synthetisierung des Gestagens Norethisteron. Basierend auf diesem erstmals oral verfügbaren Gestagen entwickelte er mit Gregory Goodwin Pincus (1903–1967) und John Charles Rock (1890–1984) die Antibabypille.[27] Ihm wurden 30 Ehrendoktorate verliehen, der Nobelpreis trotz acht-

bensgrenzen setzt : die Aufzeichnungen des Innsbrucker Physiologen Ludwig Haberlandt (1885–1932) (Erfahren – Erinnern – Bewahren 3), Innsbruck: Wagner 2014.

24 Ludwig Haberlandt, URL: https://muvs.org/de/themen/pionierinnen/ludwig-haberlandt-1885-1932/ (abgerufen am 23.12.2020).

25 Ludwig Haberlandt, *Die hormonale Sterilisierung des weiblichen Organismus*, Jena: Fischer 1931, 14.

26 Vgl. Andreas D. Ebert/Edda Haberlandt/Matthias David, Ludwig Haberlandt (1885–1932) und die Anfänge der endokrinen Verhütung, in: *Geburtshilfe und Frauenheilkunde* 77 (2017) 7, 725–727.

27 Vgl. Carl Djerassi, Professor Emeritus der Stanford University, MUVS. Siehe auch: URL: https://muvs.org/de/sammlung/djerassi (abgerufen am 23.12.2020).

maliger Nominierung jedoch nicht,[28] seinen beiden Kollegen Pincus und Rock übrigens auch nicht.

Geburtenkontrolle durch mechanische Verhütung: Gräfenberg

Auch der deutsche Gynäkologe Ernst Gräfenberg (1881–1957) ging leer aus, unseres Wissens ist er gar nicht erst nominiert worden, obwohl er mit dem Gräfenberg-Ring den Vorläufer aller modernen Intrauterinpessare („Spiralen') entwickelt hatte. Dabei handelt es sich um einen dünnen spiralig geformten Ring aus Stahl, der wie die Spirale zur Verhütung in die Gebärmutter eingeführt wird. Spätere Untersuchungen erklärten die gute Wirkung durch metallische Verunreinigungen des Silbers, vor allem durch bis zu 28 % Kupfer, das die Spermien hemmt. Zuvor hatte Gräfenberg mit der intrauterinen Einlage von Seidenfäden experimentiert. Der 1928 eingeführte ‚Gräfenberg-Ring' war ebenso wie alle anderen Verhütungsmittel während der NS-Zeit verboten.[29]

Ernst Gräfenbergs Eltern betrieben ein Eisenwarengeschäft. 1900 legte er die Reifeprüfung ab und studierte in Göttingen und München Medizin. Seine Promotion erfolgte 1905 in Göttingen. Ab 1910 war er Chefarzt der gynäkologisch-geburtshilflichen Abteilung am Krankenhaus in Berlin-Britz und eröffnet eine eigene Klinik in Schöneberg. 1933 wurde er aus rassischen Gründen seiner Position enthoben, 1939 wurde ihm auch der Doktor-Titel aberkannt (und erst 1954 wieder zugesprochen). Nach seiner Verhaftung im Jahr 1937 war er bis 1940 im Zuchthaus eingesperrt. Durch Verkauf seines Eigentums und durch Unterstützung seitens in- und ausländischer Freunde, die über die US-Botschaft ein hohes Lösegeld für ihn zahlten, insbesondere der Geburtenregelungs-Pionierin (und Nobelpreiskandidatin für den Friedenspreis) Margaret Sanger (1879–1966), konnte er nach seiner Entlassung über Sibirien und Japan nach Kalifornien ausreisen.[30]

Der Gräfenberg-Ring wurde erst in den 1960er-Jahren von Spiralen aus Kunststoff abgelöst.[31] Vielleicht eckte sein Entwickler bei der akademischen Community durch sein sonstiges Forschungsthema an: Er arbeitete nämlich auch über die weiblichen Geschlechtsorgane, im Besonderen in Hinblick auf den

---

28 Vgl. N.N., URL: https://www.nobelprize.org/nomination/archive/show_people.php?id=130 16 (abgerufen am 23.12.2020).

29 Z.B. durch die Verordnung zum Schutz von Ehe, Familie und Mutterschaft, in: *Deutsches Reichsgesetzblatt*, Artikel II § 7 vom 9. März 1943.

30 Vgl. Beverly Whipple, Ernst Gräfenberg: from Berlin to New York, in: *Scandinavian Journal of Sexology* 32 (2000), 43–49.

31 Vgl. Ernst Gräfenberg, MUVS. Siehe auch: URL: https://muvs.org/de/themen/pionierinnen /ernst-graefenberg-1881-1957 (abgerufen am 23.12.2020).

Orgasmus (gab dem ‚G-Punkt' seinen Namen) und die weibliche Ejakulation. Unter anderem hatte Gräfenberg auch den ersten Eisprungtest entwickelt.[32]

Bin ich schwanger? Galli Mainini

Nobelpreiswürdig wäre auch der Argentinier Carlos Galli Mainini (1914–1961) gewesen, dem der erste praxistaugliche Schwangerschaftstest zu verdanken ist. Er studierte an der Universität von Buenos Aires Medizin mit der Spezialisierung auf Endokrinologie. Nach einem Jahr in Italien (Poliklinik Rom) erhielt er ein Stipendium für Harvard (USA). Zurück in Argentinien bekam er eine Forschungsstelle am Institut für Biologie und Experimenteller Medizin, das von dem Nobelpreisträger Bernardo Alberto Houssay (1887–1971) geleitet wurde. Ab 1952 war Galli Mainini Leiter der Abteilung für Innere Medizin am Krankenhaus von Lanús (Buenos Aires). Seine wesentliche Leistung war die Entwicklung eines biologischen Schwangerschafts-Früherkennungstests.[33] Der so genannte Frosch-Test war von den 1940er- bis in die 1960er-Jahre der absolute Standard, denn er war zuverlässig, billig und im Vergleich zu vorherigen Versuchen sehr schnell.[34]

‚Heises Eisen' Abtreibungspille

Ohne Nobelpreis blieb auch der französische Biochemiker Etienne-Emile Baulieu (geb. 1926), der 1969 mit der Entdeckung des Rezeptors für Progesteron in den Zellen die Voraussetzung für die medikamentöse Abtreibung geschaffen hatte. Durch den Wirkstoff RU 486 (Mifeprison, Handelsname: Mifegyne®) wird die Wirkung des Gelbkörperhormons (Progesteron) aufgehoben und die Schwangerschaft abgebrochen, ident wie bei einem Spontanabort aufgrund ungenügender Produktion von Progesteron im Gelbkörper, der sogenannten Gelbkörper-Insuffizienz. Baulieu ist einer der meistgeehrten und – zitierten Wissenschaftler der Welt – Träger des Albert Lasker Award for Basic Medical Research, einer der höchsten Auszeichnungen eines Mediziners nach

---

32 Vgl. Matthias David/Frank C. K. Chen/Jan-Peter Siedentopf, Ernst Gräfenberg: Wer (er)fand den G-Punkt?, in: *Deutsches Ärzteblatt* 102 (2005) 42, A 2853–2856.
33 Vgl. Carlos Galli Mainini (1914–1961), MUVS. Siehe auch: URL: https://muvs.org/de/themen /pionierinnen/carlos-galli-mainini-1914-1961 (abgerufen am 23.12.2020).
34 Vgl. Schwangerschaftstest: Der Froschtest, MUVS. Siehe auch: URL: https://muvs.org/de/the men/schwangerschaftstest/der-froschtest (abgerufen am 23.12.2020).

dem Nobelpreis, Mitglied der Académie Française, ‚Erwählter' des Collège de France und Mitglied des Comité Consultatif National d'Ethique.[35]

Die Moral von der Geschichte: Wer den Nobelpreis anstrebt, sollte seine Finger von Frauenthemen lassen! Nicht ganz, wie die Geschichte des kongolesischen Gynäkologen Denis Mukwege (geb. 1955) beweist. Er gilt als weltweit führender Experte für die Behandlung von Verletzungen von Mädchen und Frauen, die durch Gruppenvergewaltigungen sowie durch gezielte physische Unterleibsschändungen verursacht wurden, und erhielt dafür 2018 den Friedensnobelpreis.[36] Wir finden: Recht so!

susanne.krejsa-macmanus@muvs.org
christian.fiala@aon.at

---

35 Vgl. Étienne-Émile Baulieu, URL: https://biography.yourdictionary.com/etienne-emile-bau lieu (abgerufen am 23. 12. 2020).
36 Vgl. Denis Mukwege, *Meine Stimme für das Leben. Die Autobiografie*, Gießen: Brunnen Verlag 2018. – Denis Mukwege – Facts – 2018. NobelPrize.org. Nobel Media AB 2021. Wed. 10 Mar 2021, URL: https://www.nobelprize.org/prizes/peace/2018/mukwege/facts/ (abgerufen am 23. 12. 2020).

III. Über den Nobelpreis hinaus:
Kommentare und Ausblicke

Thorsten Halling

Das ‚selbstspielende Klavier' und sein weltweites Publikum. Ein Kommentar zu nationalen Nobelpreisgeschichten

Jede Forscherin und jeder Forscher, der einen Nobelpreis erhält, hat ihn auch verdient. Der Nobelpreis kennt keine Verlierer. Der größte Gewinner ist immer der Nobelpreis selbst. Mit dem vorliegenden Sammelband bietet sich eine gute Gelegenheit, diesen drei unverschämt undifferenzierten Behauptungen nachgehen zu können.

Der Nobelpreis, so repetieren es Forschung und Medien gleichermaßen, ist der weltweit am meisten wahrgenommene Wissenschaftspreis. Er ist zugleich zu einem Synonym für Exzellenz geworden. Den Gründen hierfür wird in der wissenschaftshistorischen Forschung im Kontext unterschiedlicher Diskurse nachgegangen, beispielsweise zu wissenschaftlichen Reputationssystemen, der Exzellenzforschung und Elitenbiographik.[1] Als zentrale Aspekte werden immer wieder die lange Tradition der Vergabe (seit 1901), die Internationalität, seine Assoziation mit außergewöhnlichen Entdeckungen und Persönlichkeiten, aber auch das nicht unerhebliche Preisgeld angeführt und im gleichen Atemzug relativiert. Es gibt ältere Preise (Copley Medal), es gibt höher oder gleichwertig dotierte Preise (z.B. Breakthrough-Prize) und viele der Laureaten waren zuvor schon mit anderen Preisen ausgezeichnet worden. In Hinblick auf Spitzenleistungen in der Medizin konnte die Bedeutung des Zusammenspiels von Zuschreibungsprozess und Inszenierung von Exzellenz herausgearbeitet werden: Der Nobelpreis basiert mit den weltweit eingeladenen Nominierungsbriefen auf einem einzigartigen Nominierungsverfahren (Nobel-System), einem mehrstufigen Begutachtungsverfahren sowie einer, monarchischen Traditionen folgenden Verleihungszeremonie, die wissenschaftliche Exzellenz im theatralischen Sinne feiert.[2]

---

1 Vgl. Nils Hansson, Anmerkungen zur wissenschaftshistorischen Nobelpreisforschung, in: *Berichte zur Wissenschaftsgeschichte* 41 (2018), 7–18.
2 Vgl. Nils Hansson/Thorsten Halling/Heiner Fangerau (Hg.), *Attributing Excellence in Medicine: The History of the Nobel Prize*, Leiden–Boston: Brill 2019.

Sehr viel eindeutiger als die Erfolgsfaktoren für den Nobelpreis, sind sein Einfluss auf die internationale Forschungslandschaft: Die Anzahl der Preis-trägerInnen wird für das Ranking von Universitäten herangezogen und bestimmt das Narrativ von (selbsternannten) Wissenschaftsnationen. Der Nobelpreis mu-tet an wie ein ‚selbstspielendes Klavier' (Pianolo) – beide um die Wende zum 20. Jahrhundert etabliert –, das sich den Virtuosen nationalstaatlicher Wissen-schaftspolitik zumindest vordergründig entzieht. Der dennoch sehr deutliche Fokus auf nationalen Nobelgeschichten in der Wissenschaftspolitik, aber vor allem in der (medizinhistorischen) Wissenschaftsgeschichte, soll an dieser Stelle kritisch auf seine Ursachen und Wirkungen hinterfragt werden.

Jede Forscherin und jeder Forscher, der einen Nobelpreis erhält, hat ihn auch verdient

Der beschriebene Aushandlungsprozess weist zumindest bei den Preisen für Chemie, Physik und für Physiologie oder Medizin bis auf wenige Ausnahmen[3] auch retrospektiv betrachtet eine erstaunliche Resilienz gegenüber gravieren-den Fehleinschätzungen der ausgezeichneten Leistungen auf. Einige „Kombi-nationen" von PreisträgerInnen bzw. ihren Themen besonders in der Kategorie Physiologie oder Medizin erschließen sich hingegen nur schwer, wie beispiels-weise die doppelte Vergabe im Jahr 1949, die zwei separierte Denkkollektive miteinander verband. (Vgl. den Beitrag von Leander Diener in diesem Band).

Doch wie wird Exzellenz den ForscherInnen zugeschrieben? Eine sophistische Antwort ist, dass die- oder derjenige, die/der den Preis erhält, preiswürdig ist. Das von Alfred Nobel (1833–1896) festgelegte Auswahlkriterium hat jedoch das Nobelkomitee, die Öffentlichkeit und auch Wissenschafts- und Medizinhistori-kerInnen seit mehr als einem Jahrhundert herausgefordert. Ein Grund dafür ist, dass die Vorstellungen vom „größten Nutzen für die Menschheit" und von „Exzellenz in der Wissenschaft" nicht zwingend in Einklang zu bringen sind. Wenn es zum Beispiel in der Medizin keine eindeutige Beziehung zwischen Entdeckung, Anerkennung und Umsetzung in der Gesundheitsversorgung gibt, kann es sein, dass einige MedizinerInnen für viele Menschen – vielleicht sogar für die ganze Menschheit – Gutes getan haben, dennoch nicht für den Preis in Frage kamen. Daher waren die verschiedenen Nobeljurys bestrebt, die beiden zusätz-lichen grundlegenden Kriterien zu berücksichtigen, die in Nobels Testament erwähnt wurden. Diese sind eine „bahnbrechende" Entdeckung, die im „vor-

---

3 Vgl. Carl Magus Stolt, ‚Moniz, lobotomy, and the 1949 Nobel Prize', in: Elisabeth T. Crawford (Hg.), *Historical Studies in the Nobel Archives: The Prizes in Science and Medicine*, Tokyo: Universal Academy Press 2002, 79–94.

angegangenen Jahr" gemacht wurde. Exzellenz im Sinne des Nobelpreises spiegelt also einen vielschichtigen Charakter wider, der sich aus Merkmalen zusammensetzt, die in den semantischen Feldern von Innovation und Reputation verhandelt werden.

In der Forschung wurde für die so ermittelten NobelpreisträgerInnen der Begriff einer wissenschaftlichen „Ultra-Elite" geprägt, getragen wiederum durch die jeweiligen nationalen Forschungseliten.[4] Zugleich wird konstatiert, die Geschichte des Nobelpreises sei auch eine Geschichte der wechselnden Zentren und Peripherien in den Naturwissenschaften und Medizin. Ein Beitrag im *Journal of the American Medical Association* aus dem Jahr 2015 warf die Frage auf, warum mehr amerikanische WissenschaftlerInnen als ForscherInnen anderer Herkunft den Nobelpreis (bisher) erhalten haben.[5] Eine aktuelle Studie beantwortet diese Frage mit der strukturellen Konkurrenzsituation amerikanischer Universitäten um die besten Studierenden und die höchsten Studiengebühren.[6]

Jacob Habinek betont in seinem Beitrag (in diesem Band), dass NobelpreisträgerInnen gleichzeitig auch an der Spitze ihrer jeweiligen nationalen wissenschaftlichen Gemeinschaften stehen. Trotz der universalistischen Ziele der wissenschaftlichen Forschung und der internationalen Bewegung von Ideen, WissenschaftlerInnen und Technologien findet ein Großteil des wissenschaftlichen Lebens innerhalb nationaler wissenschaftlicher Kontexte statt und ist durch deren Besonderheiten geprägt. Innerhalb der internationalen Nobelpopulation ist daher von vielen nationalen Sub-Eliten auszugehen. Am Beispiel der stark variierenden Anzahl „österreichischer" NobelpreisträgerInnen demonstriert Daniela Angetter in ihrem Beitrag (in diesem Band), dass sich eine eindeutige nationale Zuordnung aufgrund von territorialen Neuordnungen, Vertreibung und Arbeitsmigration schwierig gestalten kann. Differenzen ergeben sich nicht selten aus einer ungefragten, manchmal sogar ungewollten institutionellen oder nationalen Vereinnahmung der Preisträger.

---

4 Vgl. Elisabeth Crawford, *Nationalism and Internationalism in Science, 1880–1939: Four Studies of the Nobel Population*, Cambridge: Cambridge University Press 1992. – Josepha Laroche, *Les Prix Nobel. Sociologie d'une élite transnationale*, Montréal: Liber 2012.

5 Vgl. C. David Naylor/John I. Bell, ‚On the Recognition of Global Excellence in Medical Research', in: *Journal of the American Medical Association (JAMA)* 314 (2015), 1125–1126.

6 Vgl. *W. Bentley MacLeod/Miguel Urquiola, Why Does the United States Have the Best Research Universities?* Incentives, Resources, and Virtuous Circles, *in: Journal of Economic Perspectives* 35 (2021), 185–206.

Der Nobelpreis kennt keine Verlierer

Nach der Bekanntgabe der Nobelpreise im Dezember versuchen Wissenschafts-
journalistInnen hochspezialisierte Grundlagenforschung verständlich an ihre
Leser zu vermitteln, im Zweifel auch gerne in Kombination mit einer amüsanten
biografischen Anekdote der PreisträgerIn. Doch auch Kritik an der Entscheidung
des jeweiligen Komitees gehört zum medialen Grundrauschen. Als anachronis-
tisch wird in Zeiten großer WissenschaftlerInnenteams immer wieder die Be-
schränkung auf maximal drei PreisträgerInnen beurteilt. Das Thema der Gendergerechtigkeit führte in den letzten Jahren zu besonders kontroversen Diskussionen.[7]

An Elite-Universitäten wie Harvard gehört es zum guten Ton, an den Tagen der
Nobelpreisverkündung die Telefonleitung von KollegInnen nicht unnötig zu
blockieren. Bleibt der Anruf aus Stockholm aus, ist allerdings weder wissenschaftliches Renommee noch die gut dotierte akademische Position verloren.
Angesichts des Durchschnittsalters der Laureaten, die in den meisten Fällen erst
viele Jahre, manchmal sogar Jahrzehnte nach ihrer bahnbrechenden Entdeckung
ausgezeichnet werden, ist der Nobelpreis als akademisches Karrieresprungbrett
im engeren Sinne von eher geringer Bedeutung. Das Gefühl des Verlierens stellt
sich darüber hinaus vor allem dann ein, wenn sich eine unmittelbare Chance des
Gewinnens eröffnet. Gemäß den Vertraulichkeitsgrundsätzen der Nobelkomitees dürften die Kandidaten über die Ehre einer Nominierung durch Fachkollegen oder gar in die engere Auswahl dieses Gremiums gekommen sein, Kenntnis
erhalten. In vielen Fällen ist es nach Ablauf der 50-jährigen Schutzfrist zumindest
retrospektiv überraschend, für wen in der Nominierungsdatenbank der Nobelstiftung eine Nominierung zu finden ist. Inzwischen gehört deren Erwähnung
zum Standardrepertoire populärer biografischer Skizzen (u. a. in der Online
Enzyklopädie wikipedia). Im Unklaren bleiben zumeist die verborgenen Unterstützernetzwerke, die nicht selten über eine einzelne Nominatorin/einen
einzelnen Nominator hinausgehen und ebenso selten ohne das Wissen oder das
aktive Mitwirken der Nominierten funktionieren. Diese Mechanismen untersuchen Daniela Angetter und Nils Hansson (in diesem Band) am Beispiel von noch
heute bekannten, als Nobelpreiskandidaten letztendlich aber erfolglosen,
österreichischen Kandidaten (u. a. Eugen Steinach und Sigmund Freud).

Ragnar Björk analysiert die komplexen Aushandlungsprozesse innerhalb des
Nobelkomitees unter dem Titel *Criteria, Practice, and Close calls: Nobel Committee deliberations 1901–1940* (in diesem Band). An verschiedenen Beispielen

---

7 Vgl. Nils Hansson/Thorsten Halling, Reformen für den Nobelpreis: Der Nobelpreis hat ein
  Frauenproblem. Der Spiegel 9. 10. 2019, URL: https://www.spiegel.de/wissenschaft/mensch/de
  r-nobelpreis-hat-ein-frauenproblem-a-1290715.html (abgerufen am 21. 4. 2021).

wird deutlich, wie eng Entscheidungen ausfallen können. Neutral ausgedrückt, fehlte oft nur das „Momentum", so dass die „Ultra-Elite", weniger aufgrund fehlender Exzellenz, denn vielmehr wegen der Regularien so eng umgrenzt bleibt. Nicht jede oder jeder, die bzw. der den Preis verdient hätte, kann ihn auch erhalten.

Jacob Habinek demonstriert in seinem Beitrag zu den *German, Austrian and Swiss scientists as Nobel nominees and nominators* (in diesem Band) eindrucksvoll den Erkenntnisgewinn einer Gesamtschau der Nobelpopulation und stellt einen Vergleich nationaler Nobelgeschichten und der verschiedenen Preiskategorien an. Die Nominierungen verdeutlichen die komplexe Beziehung zwischen nationalen und internationalen wissenschaftlichen Eliten. Während der statistisch belegte Bedeutungsverlust deutscher Hochschulschulstandorte, spätestens nach Ende des Zweiten Weltkriegs, zu erwarten war, überraschen Habineks Befunde etwa zur Neigung von NobelpreisträgerInnen aus der deutschsprachigen Peripherie, eher prominente ausländische WissenschaftlerInnen als Landsleute zu nominieren sowie zu den starken Unterschieden zwischen den Disziplinen, die sich u. a. in einem auffälligen Konsens der KandidatInnenauswahl in der Physik zeigen.

Aktuell evoziert eine Nichtberücksichtigung bei der Vergabe der Nobelpreise insbesondere bei den europäischen, aber zunehmend auch bei asiatischen Nationen[8], die ein Selbstverständnis als führende Wirtschafts- und damit auch zwingend als Wissenschaftsnationen pflegen, Forderungen den „Pfad zur Forschungsexzellenz" einzuschlagen, wie ihn in diesem Band Wolfgang Schütz für Österreich skizziert hat. Friedrich Moll und Shahrokh Shariat verweisen sowohl auf die Exzellenzinitiative des deutschen Bundesministeriums als auch auf die „eXiN-Exzellenzinitiative für Österreich" der Österreichischen Universitätenkonferenz (in diesem Band).

Nationale Wissenschaftskulturen profitieren somit auch von Nobelpreis- „Verlierern".

Der größte Gewinner ist immer der Nobelpreis selbst

Folgt man einer schwedisch-amerikanischen Studie im *Journal of Brand Management*, so ist der Nobelpreis „a networked brand" mit einem überaus überzeugendem Markenkern („For the benefit of Mankind"). Die beteiligten Akademien fungieren als primäre und die Nobelstiftung mit ihren „spinn-offs" (Nobel Museum, Nobel Peace Center, Nobel Media) als sekundäre Handlungs-

---

8 Vgl. u. a. Cong Cao, The Universal Values of Science and China's Nobel Prize Pursuit, in: *Minerva* 52 (2014), 141–160.

träger. Eine gezielte Kommunikationsstrategie trifft schließlich auf ein Netzwerk aus Laureaten, „scientific communities", Medien, Sponsoren und der allgemeinen Öffentlichkeit als so genannte „stakeholder".[9] Wie diese Marke „funktioniert" ist alljährlich zu beobachten. Medien in aller Welt thematisieren alles rund um die Preisvergabe, von der Preiszeremonie bis hin zu individuellen Stellungnahmen der Laureaten, oder wie ein *Nature*-Autor es formulierte: „having a Nobel laureate's name on a petition almost guarantees it extra attention: in a newspaper story's first paragraph, if not its headline."[10]

Viele andere Preise werden mit dem Nobelpreis in Beziehung gesetzt, um deren Bedeutung hervorzuheben, sowohl innerhalb der Wissenschaften z. B. „Nobelpreis der Mathematik" (Fields-Medaille) als auch darüber hinaus, z. B. „Alternativer Nobelpreis" (Right Livelihood Award), der „jüdische Nobelpreis" (The Genesis Prize) oder der „Nobelpreis der Musik" (Polar Music Prize). Auch die selbstironische Prämierung von „improbable research" mit dem „Ig Nobel Prize" ist eine Huldigung an das Original.[11]

Sogar die höchsten nationalen Wissenschaftspreise werden regelmäßig medial, zum Teil aber auch von Wissenschaftspolitikern „nobelitiert". So gilt der Leibniz-Preis der Deutschen Forschungsgemeinschaft auch als *„deutsches Pendant zum Nobelpreis".*[12] Sogar WissenschaftsministerInnen gratulierten schon zum „deutschem Nobelpreis".[13] Der Wittgenstein-Preis, 1996 ins Leben gerufen und mit einem Preisgeld bis zu 1,5 Millionen Euro der höchstdotierte Wissenschaftspreis Österreichs, wird vor allem in den Medien, aber auch hier von

---

9 Vgl. Mats Urde/Stephen A. Greyser, The Corporate Brand Identity and Reputation Matrix– The case of the Nobel Prize, in: *Journal of Brand Management* 23 (2016) 1, 89–117.

10 Eric Sorensen, Scientific activism: Signing on, in: *Nature* 447 (2007), 374–375, 374.

11 Vgl. About the Ig Nobel Prizes, URL: https://www.improbable.com/ig/ (abgerufen am 21.4. 2021).

12 Jedes Jahr würdigt die Deutsche Forschungsgemeinschaft einzelne Spitzenforscher und ihre Projekte mit dem Leibniz-Preis, der als „deutscher Nobelpreis" gilt. Vgl. URL: https://www.b r.de/wissen/deutsche-forschungsgemeinschaft-dfg-forschung-spitzenforschung-100.html (abgerufen am 19.4.2021).

13 Wissenschaftsminister Bernd Sibler gratuliert zu „deutschem Nobelpreis": „International hoch angesehene Vertreterinnen und Vertreter der deutschen Forscherexzellenz gestalten vom Freistaat aus Fortschritt und Innovationen grundlegend mit", Url: https://www.stmwk .bayern.de/pressemitteilung/12109/drei-leibniz-preise-fuer-bayern-ki-forscherin-der-univer sitaet-augsburg-immunologe-des-klinikums-rechts-der-isar-der-tum-und-astrophysiker-de s-max-planck-instituts-garching-von-dfg-ausgezeichnet.html (abgerufen am 19.4.2021). – „Die Ehrung ist Ausweis herausragender wissenschaftlicher Leistungen. Nicht umsonst werden die Leibniz-Preise auch als deutsche Nobelpreise bezeichnet. Die Auszeichnung durch die DFG ist daher Grund zu Stolz für die Universitäten Bochum, Köln und Münster sowie für das Forschungs- und Innovationsland Nordrhein-Westfalen.", URL: https://www. land.nrw/de/pressemitteilung/deutscher-nobelpreis-fuer-wissenschaftler-aus-bochum-mue nster-und-koeln (abgerufen am 19.4.2021).

LandespolitikerInnen als „Austro-Nobelpreis" bezeichnet.[14] Der wichtigste Schweizer Wissenschaftspreis Marcel Benoist übernimmt diese Zuschreibung sogar selbst: „Exzellenz seit 1920 – seit 100 Jahren verleiht die Marcel Benoist Stiftung den gleichnamigen Schweizer Wissenschaftspreis, auch bekannt als der „Schweizer Nobelpreis"."[15] Das geschilderte Markenprinzip Nobelpreis funktioniert offenbar so gut, dass die Metapher vom ‚selbstspielenden Klavier‘ kaum noch vermessen klingt.

Die Fixierung allein auf den Nobelpreis als Gradmesser wissenschaftlicher Exzellenz ist aufgrund ungleicher Ressourcenverteilung im internationalen Wettbewerb und des minimalen Anteils an wissenschaftlichen Preiskulturen, wissenschaftspolitisch und wissenschaftshistorisch vielleicht gerade wegen dieser „marktbeherrschenden" Position nur bedingt geeignet, um die Bedeutung von Wissenschaftspreisen für Exzellenzstrukturen nationaler Wissenschaftslandschaften zu analysieren. In den Blick genommen werden müssen die nationalen, fachlich sehr unterschiedlich ausdifferenzierten Preiskulturen. Ihre Vergabe reicht von kompetitiven bis zu sehr intransparenten Verfahren. In einer verstärkten Hinwendung zur Vergabepraxis liegen auch Chancen, beispielsweise Gendergerechtigkeit viel unmittelbarer beeinflussen zu können. So korrelierte in amerikanischen Studien in einzelnen medizinischen Fachgesellschaften der Anteil weiblicher Preisträger mit dem der weiblichen Mitglieder, doch wurden ihnen tendenziell weniger prestigeträchtige und geringer dotierte Preise verliehen.[16] Zugleich gelten die Medizinischen Fachgesellschaften als wichtige Ressourcen für ÄrztInnen, um ihre Karriere voranzutreiben.[17] Moll und Shariat haben in diesem Band am Beispiel der Urologie die Bedeutung von Preisen, ebenso wie weitere begleitende Exzellenzfaktoren (eine professionalisierte aka-

---

14 Vgl. https://www.wienerzeitung.at/nachrichten/wissen/forschung/2064532-Austro-Nobelpr eis-fuer-Wellenforschung.html (abgerufen am 19.4.2021). – https://www.derstandard.de/st ory/2000105022749/wittgenstein-preise-an-historiker-und-mikrobiologen-vergeben (abge-rufen am 19.4.2021). – Der Grazer Biochemiker Rudolf Zechner erhielt als erster steirischer Forscher den Wittgensteinpreis 2007. Der mit 1,5 Mio. Euro dotierte höchste Wissen-schaftspreis des Landes gilt als „Austro-Nobelpreis". Vgl. URL: https://www.politik.steierma rk.at/cms/beitrag/10853163/2494255/ (abgerufen am 19.4.2021). – Wittgenstein-Preis für Ulrike Diebold, URL: https://www.tuwien.at/tu-wien/aktuelles/news/news/wittgenstein-prei s-fuer-ulrike-diebold (abgerufen am 19.4.2021).

15 Vgl. Schweizer Wissenschaftspreis Marcel Benoist, URL: https://marcel-benoist.ch/?doing _wp_cron=1619572001.9905650615692138671875 (abgerufen am 19.4.2021).

16 Vgl. U.a. K. M. Gerull/A. Holten/L. Rhea/C. Cipriano, Is the Distribution of Awards Gender-balanced in Orthopaedic Surgery Societies?, in: *Clinical Orthopaedics and Related Research* 479 (2021), 33–43.

17 Vgl. Julie K. Silver/Saurabha Bhatnagar/Cheri A. Blauwet/Ross D. Zafonte/Nicole L. Mazwi/ Chloe S. Slocum/Jeffrey C. Schneider/Adam S. Tenforde, Female Physicians Are Underre-presented in Recognition Awards from the American Academy of Physical Medicine and Rehabilitation, in: *PM&R* 9 (2017), 976–984.

demische Ausbildung/die Einführung von Habilitation/die Etablierung von
Lehrstühlen und Fachzeitschriften/die Herausgabe fachspezifischer Lehr- und
Handbücher) unter Berücksichtigung der gesellschaftspolitischen Rahmenbe-
dingungen über die Systemwechsel des 20. Jahrhunderts hinweg, herausgearbeitet.

Mediale Nobelpreisgeschichten im internationalen Vergleich

Nationale Nobelpreisgeschichten, wie sie dieser Band für Deutschland, Österreich und die Schweiz vereint, sind immer auch mediale Inszenierungen wissenschaftlicher Exzellenz. Getragen werden sie von einem Interessen- und Wir-
kungsgeflecht aus wissenschaftspolitischer Standortpolitik und öffentlicher
Faszination an wissenschaftlicher Forschung. Hieraus formieren sich mediale
Nobelpreisgeschichten, die bisher nur selten im Fokus der Forschung standen.[18]

Die einzelnen WissenschaftlerInnen, die im Falle einer Nobelpreisverleihung
nicht nur zu öffentlich sichtbaren Symbolen wissenschaftlicher Exzellenz, sondern auch zu Botschaftern ihres Faches werden, befördern im Idealfall auch den
Dialog zwischen Wissenschaften und einer breiten Öffentlichkeit mit dem Ziel,
wissenschaftliche Inhalte fachfremden Personen und Institutionen zugänglich
und verständlich zu machen (Public Understanding of Science). So verlieh die
Fakultät für Chemie der Universität Bielefeld 2001 dem britischen Nobelpreisträger Sir Harold W. Kroto (1939–2016) für seine Verdienste um das „Public
Understanding of Science" die Ehrendoktorwürde. Kroto wirkte im Rahmen
des von ihm mitgegründeten Vega Science Trust an mehr als 100 Filmen mit, in
denen Wissenschaft allgemein verständlich präsentiert wurde.[19] Nicht nur Forscher versuchen mit solchen Initiativen das von Wolfgang Schütz (in diesem
Band, Tabelle 1) festgestellte Desinteresse der (österreichischen) Bevölkerung an
Forschung und Wissenschaft zu überwinden, vor allem um die Bereitschaft einer
finanziellen Priorisierung von Forschungsbudgets zu fördern.

Einen personenzentrierten Ansatz wählte die Ausstellung *Faszination Wissenschaft. Herlinde Koelbl*, die 2020 in den Räumen der Berlin-Brandenburgi-

---

18 Vgl. Sven Widmalm (ed.), Special Issue: The Nobel Prizes and the Public Image of Science, in:
    Public understanding of science 27 (2018). – Massimiano Bucchi, *Come vincere un Nobel.
    L'immagine pubblica della scienza e il suo premio più Famoso*, Torino: Einaudi 2017. – Gustav
    Källstrand, *The Front of the Medal: The Nobel Prize in the Press 1897–1911*, Linköping:
    Linköping University 2012.
19 Vgl. Gerhard Trott, Nobelpreisträger Sir Harold W. Kroto wird Ehrendoktor der Universität
    Bielefeld, URL: https://idw-online.de/en/news35021 (abgerufen am 19.4.2021).

schen Akademie der Wissenschaften gezeigt wurde.[20] Sie beinhaltet fotografische Porträts von 60 ForscherInnen, darunter auch viele NobelpreisträgerInnen.[21] Sie waren gebeten worden „das Besondere ihrer Forschungsarbeit, ihre Philosophie oder die Formel, für die sie ausgezeichnet wurden, auf die Hand zu schreiben. Was die Porträtierten augenscheinlich mit großem Spaß taten."[22]

Eine systematische Analyse von öffentlichen Wahrnehmungsstrukturen von Wissenschaftspreisen beinhaltet viele noch weitgehend offene Forschungsfragen: Wie wird Spitzenforschung in den unterschiedlichen medialen Formaten dargestellt? Wie bestimmen Rituale wie die jährliche Bekanntgabe der Nobelpreise im Oktober und deren glanzvolle Verleihung im Dezember die Konjunkturen medialer Berichterstattung? Welcher Stellenwert wird Wissenschaft und WissenschaftspreisträgerInnen in öffentlichen Diskursen eingeräumt? Wie nutzen wiederum prämierte ForscherInnen ihre damit verbundene mediale Präsenz? Wie wirkt sich die Verbreitung partizipativer Medien auf den Rezeptionsprozess aus? Lässt sich eine genderspezifische Berichterstattung identifizieren? Welche diplomatische Kraft oder wissenschaftsverbindende hatten Wissenschaftspreise beispielsweise in der Zeit des Kalten Kriegs?

In diesem Sinne könnten nationale Nobelpreisgeschichten – im Idealfall weiter gefasst als eine Geschichte nationaler Preiskulturen –, insbesondere im internationalen Vergleich, dazu beitragen, die Erkenntnisse zu Wissenschaftskommunikation, europäischen oder auch globalen Wissenskulturen und ihren Transformationsprozessen bereichern.

thorsten.halling@hhu.de

---

20 Vgl. AUSSTELLUNG – „Faszination Wissenschaft. Herlinde Koelbl", URL: https://www.bbaw.de/ausstellung-faszination-wissenschaft (abgerufen am 19. 4. 2021).

21 Vgl. Herlinde Koelbl, *Faszination Wissenschaft*, München: Knesebeck 2020.

22 Interview mit Herlinde Koelbl in Deutschlandfunkkultur, URL: https://www.deutschlandfunkkultur.de/herlinde-koelbl-ueber-faszination-wissenschaft-leidenschaft.1270.de.html?dram:article_id=487990 (abgerufen am 19. 4. 2021).

Michaela Strinzel / Matthias Egger / Michael Hill

Swiss Science Prize Marcel Benoist

Introduction

Research prizes are an established part of the scientific reward system and instrumental in shaping and advancing careers.[1] They provide visibility and recognition of scientific achievements in the public and political spheres. Often perceived as role models, laureates and their research embody scientific excellence.[2]

Therefore, it is the prize-awarding organisations' responsibility to ensure that laureates are selected in a fair and transparent process. Unfortunately, however, historical, anecdotal and scientific sources show that this was not and often is not the case today for many research prizes. The Nobel Prize is a case in point. In the Nobel Prize winners' statistics, women and certain ethnic groups are under-represented[3], to some extent reflecting structural inequalities in academia[4]. In addition, controversies in the history of the Nobel Prizes have raised "allegations of inadequate research or objectivity on the part of the Nobel committee

---

1 See: Bruno S. Frey, Awards as Compensation, in: *European Management Review* 4 (2007) 1, 6–14. – Thomas Franssen/Wout Scholten/Laurens K. Hessels/Sarah de Rijcke, The Drawbacks of Project Funding for Epistemic Innovation: Comparing Institutional Affordances and Constraints of Different Types of Research Funding, in: *Minerva* 56 (2018) 1, 11–33.

2 See: Peter A. Lawrence, Rank, Reinvention and the Nobel Prize, in: *Current Biology* 22 (2012) 7, 214–216.

3 See: Winston Morgan, No Black Scientist Has Ever Won a Nobel – That's Bad for Science, and Bad for Society, The Conversation (2018), URL: http://theconversation.com/no-black-scienti st-has-ever-won-a-nobel-thats-bad-for-science-and-bad-for-society-104456 (accessed 22.4. 2021). – Marc Zimmer, Nobel Prizes Have a Diversity Problem Even Worse than the Scientific Fields They Honor, The Conversation (2020), URL: https://theconversation.com/nobel-prize s-have-a-diversity-problem-even-worse-than-the-scientific-fields-they-honor-145799 (accessed 22.4.2021).

4 See: Elizabeth Gibney, What the Nobels Are and Aren't Doing to Encourage Diversity, in: *Nature* 562 (2018), 7725.

in making its decisions"[5]. Studies of the Nobel Prize archives concluded that "winning a [Nobel] Prize has not depended upon timeless, fixed standards of excellence". Rather, decisions were based on the "changing priorities and agendas of committee members, as well as their comprehension of scientific accomplishment"[6].

Only a few studies investigated how underlying mechanisms of nomination and evaluation affect the selection of research prizes.[7] They show that nomination procedures, which are typically based on a system of recommendation and personal contacts, often create a bias in the pool of nominees favouring well-connected, male candidates.[8] Similar effects of political, gender and nationalist homophily are reflected in prize-awarding committees' composition.[9]

Despite best efforts by prize-awarding organisations to improve the situation and make processes more transparent and inclusive, changes have been criticised for being slow and not going far enough.[10] This does not apply to the 100-year-old Swiss Science Prize Marcel Benoist. The Benoist Foundation decided to reform its procedures entirely in 2018. The process for awarding the Marcel Benoist Prize was redesigned to increase the systematics of the nomination and the scientific selection procedure and with this the transparency and inclusiveness and to reduce bias.

The Swiss Science Prize Marcel Benoist

The Swiss Science Prize Marcel Benoist is the oldest science prize in Switzerland. It has been awarded annually by the Marcel Benoist Foundation since 1920. The founder and namesake of the prize is the French lawyer Benoist (1864–1918). Coming from a wealthy background and known as a philanthropist, Benoist bequeathed a large part of his fortune to the Swiss Confederation. According to his will, his fortune was to be used to reward a "Swiss scholar or a scholar resident

---

5 Arturo Casadevall/Ferric C. Fang, Is the Nobel Prize Good for Science? in: *The FASEB Journal* 27 (2013) 12, 4682–4690.

6 Robert Marc Friedman, *The Politics of Excellence: Behind the Nobel Prize in Science*, New York: Times Books 2001, ix.

7 See the article of Daniela Angetter/NilsHansson, *Brillante Verlierer? Nobelpreiskandidaten aus Österreich* in diesem Band.

8 See: Marika Hedin, A Prize for Grumpy Old Men? Reflections on the Lack of Female Nobel Laureates: Reflections on the Lack of Female Nobel Laureates, in: *Gender & History* 26 (2014) 1, 52–63. – Riccardo Gallotti/Manlio De Domenico, Effects of Homophily and Academic Reputation in the Nomination and Selection of Nobel Laureates, in: *Scientific Reports* 9 (2019) 1, 17304.

9 See: Ibid.

10 See: Gibney, *What the Nobels Are and Aren't Doing to Encourage Diversity.* – Göran Hansson, Boosting Inclusivity in the Nobels, in: *Nature* 574 (2019), 295.

in Switzerland who in that year has made the most useful discovery or study in the sciences that is of particular relevance to human life"[11]. In its core ideas, Benoist's will is similar to and may have been inspired by Alfred Nobel's testament underlying the Nobel Prize.[12]

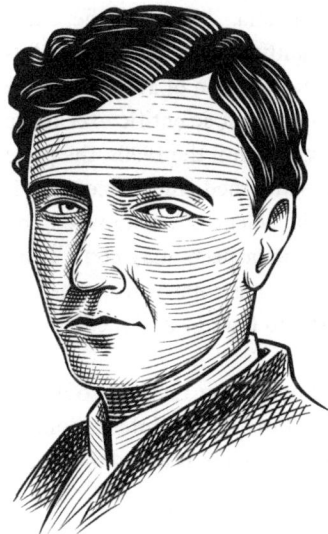

Fig. 1: Marcel Benoist (1864–1918), © Res Zinniker.

With the acceptance of Benoist's legacy, the Marcel Benoist Foundation was established by the Swiss Confederation in 1920. In doing so, the Foundation committed itself to respect the founder's will to award the science prize annually to a worthy scientist.[13] Since its inception, the Foundation Council has been chaired by the Federal Councillor (Swiss minister) responsible for research and education. The other members are representatives of all Swiss universities and the two Federal Institutes of Technology, a senior federal official and the French ambassador to Switzerland or his representative. In recent years, the prize has been organised as a public-private partnership where private donors finance the prize of the Marcel Benoist Foundation, which in turn is responsible for selecting the awardee, communication and the prize-giving ceremony. In the latter activities the Foundation is supported by the confederation.

---

11 The Legacy – Marcel Benoist Foundation, URL: https://marcel-benoist.ch/en/der-stifter-en /578-2/ (accessed 22.4.2021).
12 See: Marcel Benoist Foundation, '100 Years of the Marcel Benoist Swiss Science Prize', 2020.
13 See: Foundation – Marcel Benoist Foundation, URL: https://marcel-benoist.ch/en/die-stif tung-en/ (accessed 22.4.2021).

Prize criteria and reputation

The requirements for awarding the Marcel Benoist Prize described in the founder's will, i.e. scientific excellence and relevance to human life, have shaped the nomination and evaluation of the prize to this day. Based on these conditions, the Foundation defined the selection criteria. Although the exact wording changed over the years, the criteria originality, innovation and usefulness for human life in all its aspects have guided the selection of awardees since the beginning.[14] However, the prevailing understanding of scientific excellence and relevance to human life have changed over time.[15] Until the 1990s, the prize was awarded predominantly in the natural sciences and medicine. Since 1997, it has also been awarded in the humanities and social sciences[16], acknowledging that excellent research useful for human life in all its aspects may come from these disciplines. Since 2018, the award's subject area has rotated from the humanities and social sciences to natural sciences and to biology and medicine to cover all areas equally.

The Marcel Benoist Prize is highly prestigious and often referred to as the 'Swiss Nobel Prize'. The prize has honoured 115 nationally and internationally renowned scientists. To date, eleven of its laureates were later awarded the Nobel Prize.[17]

The nomination and selection process over time

Until recently, nominations for the Marcel Benoist Prize have been solicited in an open call and by contacting Swiss universities.[18] In addition, the members of the Foundation Council could propose candidates themselves. After an eligibility assessment of the candidates by a sub-committee of the Foundation Council, external expertise was obtained. In the early years, the Foundation Council members often acted as experts themselves, and external reviews primarily came from experts based in Switzerland. Using the external expertise, the committee drew up a commented shortlist of candidates. The entire Foundation Council then decided on a laureate for the prize, following discussions in a joint meeting.

---

14 See: Marcel Benoist Foundation, URL: https://marcel-benoist.ch/ (accessed 22.4.2021).
15 See: Martin Stuber/Sabine Kraut, *Der Marcel Benoist-Preis 1920–1995. Die Geschichte des Eidgenössischen Wissenschaftspreises,* Bern: Benteli 1995.
16 See: Martin Stuber, Marcel-Benoist-Preis, Historisches Lexikon der Schweiz, URL: https://hls-dhs-dss.ch/articles/043634/2010–08–18/ (accessed 22.4.2021).
17 See: Award winners – Marcel Benoist Foundation, URL: https://marcel-benoist.ch/en/die-aktuelle-preistraegerin/ (accessed 22.4.2021).
18 See: Stuber/Kraut *Der Marcel Benoist-Preis 1920–1995.*

The processes evolved over the years. For instance, the call for nominations was made more open, and more emphasis was placed on international expertise in the assessment of candidates. Nonetheless, calls for a more systematic nomination and selection process came from different sides.[19]

The nomination and selection process today

In response to those calls, the Foundation council of the Marcel Benoist Prize decided in 2017 to restructure itself and its processes. The Swiss National Science Foundation (SNSF) was mandated as an independent organisation to evaluate and select candidates. The SNSF took this as an opportunity to address the problems in the selection process of research prizes. In close consultation with the Foundation, the nomination and selection processes were redeveloped entirely. The principles informing this innovation process were transparency and fairness and the objective to support a well-informed decision-making process solely based on the prize criteria scientific excellence and usefulness to human life.

Nomination process

The nomination process determines the pool of candidates.[20] It is open to the entire Swiss research community independent of their perceived academic standing to allow for the widest and most diverse selection of candidates possible.

Nomination forms

Proposals are no longer submitted as unstructured letters of recommendation but entered online via a structured nomination mask containing several standardised questions. The web-based mask ensures that a similar amount and type of information is available for each candidate, thus facilitating fair comparisons.[21] The nomination form is divided into two equally important components: Scientific achievements and Impact beyond academia, which allows independent evaluation of the dimensions defined by Marcel Benoist in 1914 in his will. The

19 See: Ibid.
20 See: Gallotti/De Domenico, *Effects of Homophily and Academic Reputation*.
21 See: Anne E. Lincoln/Stephanie Pincus/Janet Bandows Koster/Phoebe S. Leboy, The Matilda Effect in Science: Awards and Prizes in the US, 1990s and 2000s, in: *Social Studies of Science* 42 (2012) 2, 307–320.

section on scientific achievements asks about the candidate's achievements, taking into account the recommendations of the San Francisco Declaration On Research Assessment (DORA)[22]:

> "[…] achievements are understood only as the actual work and output of the nominee. These may include important scientific publications, inventions, efforts, documented breakthroughs etc. […] Here, strictly only describe what the nominee themselves have actually done or produced." (Marcel Benoist Prize, Nomination Form, 2021)

These two key components are complemented by a section on Prominence, which collects information on merits conferred by awards, prizes, prestigious associations (e. g. affiliation with well-known universities, collaboration with renowned scientists, or publications in prominent journals, etc.). The separation of the information on prominence from the two other domains emphasises the difference between the nominees' contributions to science and their impact beyond academia as opposed to their awarded distinctions. It allows the evaluators to assess candidates' actual achievements and research independently of their perceived prestige. Discussions are ongoing on whether the section on prominence should be removed in the future.

Lastly, all claims made in the nomination texts must be substantiated by citing publications or other outputs of nominees. The number of references is limited to ten. The evaluators can thus concentrate on the content of these outputs as recommended by DORA, instead of relying on journal names, the number of publications, or other quantitative indicators. Notably, the selection committee is asked only to consider the nomination form's information to ensure that all candidates are assessed on the same basis.

Evaluation & selection panel

Once all nominations are received, the SNSF appoints an independent, international selection panel, which evaluates the nominations and makes a binding selection based on the award criteria. In addition to representatives of the Foundation Council of the Marcel Benoist Foundation and national and international scientific experts, the panel includes two non-academic public representatives. All members of the panel have the same rights and duties, including the two non-academic representatives. These two are also entrusted with the specific task of assessing the significance of the nominee's work for human life or

---

22 San Francisco Declaration on Research Assessment, URL: https://sfdora.org/read/ (accessed 22.4.2021).

society and thereby ensure that a citizen perspective is added to the understanding of usefulness to human life.

The panel members are selected based on their scientific expertise and their diversity across several dimensions, including age and gender, distribution, etc. Research has shown that demographically diverse groups are generally more open to new ideas as they can offer different perspectives on a given issue.[23]

Evaluation procedure

The evaluation of candidates consists of two steps: (1) a first evaluation of anonymised nominations by all panel members individually is followed by (2) a meeting of the panel, in which non-anonymised nominations are comparatively discussed.

The main innovation of the pre-evaluation is the anonymisation of nominations. Anonymising aspects that are irrelevant to the selection but can introduce bias, such as gender or prestige bias[24], allows the panel to concentrate on the candidates' research and achievements. Once the selection panel members have returned their assessment of these anonymised nominations, they receive the original, non-anonymised versions of nominations. This step is necessary since maintaining the anonymity of candidates during the entire evaluation process is not feasible and may affect evaluations if some nominees are familiar to the panel, but others are not. It is left to each panel member on how to use the additional information included in the non-anonymised versions. If, however, some of the added information such as gender, specific distinctions or affiliations are considered relevant enough to change the previous assessment of the anonymised nomination, the panel has to make this change explicit. This procedure makes the transition between anonymised and non-anonymised nominations transparent.

All assessments throughout the entire evaluation procedure are based on rankings rather than review reports or ratings. The advantage of using rankings instead of ratings is that they are internally normalised and thus immune to the differing standards of individual evaluators: candidates assessed by a strict

23 See: Lincoln/Pincus/Koster/Leboy, *The Matilda Effect in Science.*
24 See: George Bazoukis, 'Prestige Bias – an Old, Untreated Enemy of the Peer-Review Process', in: *Hippokratia* 24 (2020) 2, 94. – Holly O. Witteman/Michael Hendricks/Sharon Straus/Cara Tannenbaum, Are Gender Gaps Due to Evaluations of the Applicant or the Science? A Natural Experiment at a National Funding Agency, in: *The Lancet* 393 (2019) 10171, 531–540.

evaluator will not be disadvantaged compared to those assessed by a more generous evaluator.[25]

Based on the ranking, which resulted from the panel member's overall assessment in the pre-evaluation, it is decided which candidates are further considered and discussed in the evaluation meeting. As a rule, these are a maximum of the eight best-ranked candidates. All other candidates are excluded from further consideration. The remaining candidates are discussed and assessed in comparison to each other. Research suggests that comparative discussions help evaluators focus on candidates' quality and their research rather than on other characteristics, reducing bias.[26] For each candidate, the two criteria, scientific excellence and usefulness to human life are taken into account, contrasted and weighed up by the panel, as citations from the evaluation meetings illustrate:

> "The candidate pioneered some aspects [...] which were a major contribution to the field. But how does this impact life and society?" (Evaluation meeting, 2020)

> "It seems [that the candidate] is more on the improvement side and on theoretical underpinning. It is difficult to narrow down the actual impact and implications of these findings." (Evaluation meeting, 2019)

After a last ranking, the final and definite decision about the prize winner is taken, based on the panel's majority vote. During the meeting, all votes are collected electronically and anonymised to reduce undesirable group dynamics during voting. A procedural chair supervises the evaluation meeting to ensure overall fairness and appropriate evaluation of all candidates by the rules of evaluation set out for the Marcel Benoist Prize.

Lastly, an important part of the evaluation meeting is the presentation of statistical analyses of the ranking data in the beginning of the evaluation meeting. The analyses investigate if potential age or field related biases affected the rankings of the pre-evaluation. While the analyses can only show tendencies due to the limited sample size, they can make the panel aware of possible (implicit) biases[27] and can thus be better considered in the meeting discussions.

---

25 See: John R. Douceur, Paper Rating vs. Paper Ranking, in: *ACM SIGOPS Operating Systems Review* 43 (2009) 2, 117–121.

26 See: Gibney, *What the Nobels Are and Aren't Doing to Encourage Diversity.*

27 See: Lincoln/Pincus/Koster/Leboy, *The Matilda Effect in Science.*

Conclusion

The selection of a prize winner from a pool of many prize-worthy yet hetero-geneous researchers is no easy task and remains to a certain extent subjective and inevitably (implicitly) biased. However, the case of the Marcel Benoist Prize shows that dealing with such challenges openly and ensuring a selection that is as fair and transparent as possible is an important step towards bringing science prizes into the modern age. The new nomination and selection process has only been in place for three years now and has since then been subject to constant minor improvements. Although there has been one woman among the Marcel Benoist Prize winners in those three years – the same number as during the preceding 97 years – it is not yet possible to generalise whether and how the new procedure will influence the Marcel Benoist Prize winners' diversity.

While an important step has been taken in the case of the Swiss Science Prize, there is still much room for further improvement about science prizes in general. In particular, the common situation that a prize can only be awarded to in-dividuals has been criticised for being outdated in a scientific world characterised by increasing and increasingly large (inter)national collaborations.[28] The scarcity of research prizes for individual researchers increases their appeal and sets strong incentives.[29] At the same time, however, the restriction to individuals may also exclude certain types of research based on 'big science' and large teams with many contributors.[30] The same applies to interdisciplinary research, which is at risk of falling through the cracks, despite its ever-increasing importance for providing solutions to complex problems.[31]

michaela.strinzel@snf.ch
matthias.egger@snf.ch
michael.hill@snf.ch

---

28 See: Harriet Zuckerman, The Proliferation of Prizes: Nobel Complements and Nobel Sur-rogates in the Reward System of Science, in: *Theoretical Medicine* 13 (1992) 2, 217–231. – Casadevall/Fang, *Is the Nobel Prize Good for Science?*
29 See: Bruno S. Frey, Should We Stop Giving Science Prizes to Individuals? in: *Horizons – The Swiss Research Magazine* (blog), 2021, URL: https://www.horizons-mag.ch/2021/03/04/sho uld-we-stop-giving-science-prizes-to-individuals/ (accessed 22.4.2021). – See also the article of Nils Hansson/Daniela Angetter, *Wozu sind wissenschaftliche Preise da?* in diesem Band.
30 See: Zuckerman, *The Proliferation of Prizes.*
31 See: Casadevall/Fang, *Is the Nobel Prize Good for Science?*

Wolfgang Schütz

Politische Basis für Forschungsexzellenz in der Medizin

Die Blütezeit der Wiener Medizin, der „Zweiten Wiener Medizinischen Schule", wurde 1938 mit dem Anschluss an Nazi-Deutschland jäh beendet, ihr Niedergang setzte aber schon früher ein. Ihren Höhepunkt hatte sie um die Wende vom 19. zum 20. Jahrhundert, ungeachtet dass drei der damaligen vier österreichischen Nobelpreisträger für Physiologie oder Medizin diesen erst in den 1920er- bzw. 1930er-Jahren erhielten (Robert Bárány 1914, Julius Wagner-Jauregg 1927, Karl Landsteiner 1930, Otto Loewi 1936). Auch eine Reihe für den Nobelpreis mehrmals nominierter Ärzte (u. a. Sigmund Freud, Hans Horst Meyer, Adolf Lorenz, Clemens von Pirquet) fielen in diese Zeit.[1] Die internationale Strahlkraft Wiens war auch daraus zu ersehen, dass die 1904 gegründete American Medical Association of Vienna (AMA) tausenden Medizinstudierenden und Jungärzten aus den USA den Besuch postgradueller Kurse in Wien ermöglichte[2] – also das Umgekehrte von heute.

In den Jahrzehnten nach dem Zweiten Weltkrieg waren es in erster Linie in der Nazizeit Vertriebene, die sich – allerdings in ihrer neuen Heimat – durch medizinisch-wissenschaftliche Höchstleistungen auszeichneten, wie Max F. Perutz (1914–2002, Nobelpreis 1962), Eric Kandel (geb. 1929, Nobelpreis 2000) und – als Vertreter eines klinischen Fachs (Kardiologie) – Eugene Braunwald (geb. 1929).[3] Von den im Lande tätigen Wissenschaftlern blieb der Pharmakologe Oleh Hornykiewicz (1926–2020) bis heute eine Ausnahme; für die Entdeckung des Dopaminmangels im Gehirn als auslösende Ursache des Morbus Parkinson wurde er mehrmals für den Nobelpreis vorgeschlagen; dass er ihn im Jahr 2000

---

1 Vgl. Daniela Angetter, *Die österreichischen Medizinnobelpreisträger*, (= Österreichisches Biographisches Lexikon – Schriftenreihe 8), Wien: Berger 2003. – Siehe auch den Beitrag Angetter/Hansson in diesem Band.
2 Vgl. Ralph A. Reynolds, 25 years AMA, in: *Ars Medici* (1928) 12, 533.
3 Vgl. Thomas H. Lee, *Eugene Braunwald and the Rise in Modern Medicine*, Boston: Harvard University Press 2013.

nicht erhielt, löste eine Protestaktion von mehr als 230 WissenschaftlerInnen aus.[4]

Generell war aber die Entwicklung der medizinischen Forschung in Österreich in den 1950er- bis 1980er-Jahren schwer beeinträchtigt. Es erschien nur wenig Originalliteratur zu Hypothesen-getriebener Forschung, die einem Vergleich mit dem damaligen internationalen Standard standhielten. In der klinischen Forschung, dem Herzstück der medizinischen Forschung, lagen im Jahr 1985 für Österreich die Zitierungen pro Publikation (relative citation impact) noch 40 % unter dem internationalen Durchschnitt.[5] Im Wesentlichen sind zweierlei Gründe dafür maßgebend:

Einerseits wurden die besten Köpfe mit dem „Anschluss" Österreichs an das Deutsche Reich vertrieben; es gab nach 1945 weder von der Politik noch von den Universitäten nennenswerte Aktivitäten zu deren Rückholung; vom Nationalsozialismus minder- bis schwerbelastete Professoren wurden in führende wissenschaftliche Positionen (wieder)eingesetzt, mitunter wurden ihnen weitere Karriereschritte ermöglicht; auch die Nachkriegsgeneration war teilweise noch von ihren Vätern indoktriniert (so gab es im Gedenkjahr 1988 – 50 Jahre nach dem „Anschluss" – an keiner Universität sichtbare Zeichen dieses Gedenkens). Andererseits zeigten die Regierenden wenig Interesse an einer raschen Behebung der mangelnden Forschungsinfrastruktur des Landes und es gab kaum Forschungsförderung, es handelte sich hier „in keiner Weise um eine Priorität der Politik"[6], und es wurde in Österreich wenig High-Tech-Industrie aufgebaut. Daraus resultierte ein Rückstand von Staat und Unternehmen in den Ausgaben für Forschung und Entwicklung, der lange anhielt, wie es im ersten Strategiepapier des im Jahr 2000 gegründeten Rats für Forschung und Technologieentwicklung in Österreich aufgezeigt wurde.[7]

Trotz zwischenzeitlich spürbarer Verbesserungen – so stieg die Forschungsquote ab 1970 (dem Zeitpunkt, ab dem die Erhebung auf die Klassifikation und Methodik des Frascati-Manuals ausgerichtet war) bis heute von 0,9 %[8] auf 3.18 %

---

4 Vgl. Ali H. Rajput, An open letter to the Committee on The Nobel Prize in Medicine, in: *Parkinsonism & Related Disorders* 7 (2001) 2, 149–155.

5 Vgl. Christopher King, Austrian Science: Ascendant in Impact, *Science Watch® Newsletter*, Thomson Reuters 2009, URL: http://archive.sciencewatch.com/ana/fea/pdf/09sepoctFea.pdf (abgerufen am 15.1.2021).

6 Rupert Pichler/Michael Stampfer/Reinhold Hofer, *Forschung, Geld und Politik. Die staatliche Forschungsförderung in Österreich 1945–2005*, Innsbruck–Wien–Bozen: Studienverlag 2007, 363.

7 Vgl. Austrian Research Council, Nationaler Forschungs- und Innovationsplan, 3. Dezember 2002, URL: https://www.rat-fte.at/files/rat-fte-pdf/NFIP_20021203.pdf (abgerufen am 15.1.2021).

8 Vgl. Pichler/Stampfer/Hofer, *Forschung, Geld und Politik,* 2007, 44.

des Bruttoinlandprodukts an – sind die Folgen dieser Entwicklung an zwei wesentlichen Beispielen spürbar und auch messbar.

1.   Mangelndes Interesse der Bevölkerung an Wissenschaft und Forschung

Gemäß dem Eurobarometer für Forschung aus dem Jahr 2014 ist das Interesse der österreichischen Bevölkerung für Wissenschaft und Forschung unter den niedrigsten aller (damals) 28 EU-Staaten.[9] Fragt man die ÖsterreicherInnen, ob sie jemals in Wissenschaft oder Technologie gelehrt wurden, antworteten bloß 35 % mit „ja", während der EU-Durchschnitt für Bejahungen bei 56 % liegt! Fragt man im Detail nach der Bedeutung von Wissenschaft und technologischer Innovation für unser Leben in den nächsten 15 Jahren, fällt das Ergebnis im Sinne einer prozentuellen Zustimmung noch schlechter aus (Tabelle 1).

Tabelle 1. Gezeigt ist der Prozentsatz jener Österreicher (AT), der Forschung und technologischer Innovation für die folgenden Bereiche eine Bedeutung zumisst.[10]

	AT %	Rang aus 28	EU-Schnitt %
Klimawandel	47	23	54
Schutz der Umwelt	47	27	57
Sicherheit der Bürger	37	27	45
Schaffung von Arbeitsplätzen	35	28	45
Versorgung mit Energie	54	25	58
Gesundheit und medizinische Versorgung	63	19	65
Schutz persönlicher Daten	26	27	37
Abbau von Ungleichheit	17	28	30
Anpassung an eine alternde Bevölkerung	29	28	44
Verfügbarkeit und Qualität der Lebensmittel	38	27	48
Transport und dessen Infrastruktur	46	27	59
Vermittlung von Bildung und von Fertigkeiten	45	27	60
Qualität des Wohnens	35	27	50

In allen 13 Bereichen, Forschung und Technologieentwicklung betreffend, liegt Österreich nicht nur deutlich unter dem EU-Schnitt, sondern rangiert drei Mal sogar an letzter und sieben Mal an vorletzter Stelle. Nur im Bereich Gesundheit

---

9 Vgl. Public Perception of Science, Research and Innovation, *Special Eurobarometer 419*, European Commission, 2014, 6–9.

10 Vgl. ebd., 23–96.

und Medizin ist die Platzierung besser, wenngleich immer noch unterdurchschnittlich. Die vorne liegenden Plätze belegen u. a. die skandinavischen Länder, die Niederlande und Irland. Wenn aber Wissenschaft, Forschung und Technologieentwicklung die die Wählerschaft repräsentierende Bevölkerung nicht oder nur wenig interessiert, wird die Politik dorthin auch kein Geld fließen lassen. Denn mit einer ausreichenden Dotation von Forschung und Entwicklung gewinnt man dann keine Wahlen.

2.   Keine vorderen Plätze in den Universitäten-Rankings

Österreich liegt in den jährlich erscheinenden Universitäten-Rankings konstant auf hinteren Rängen. So umstritten Rankings noch immer gelten, es wird von ihnen zunehmend Gebrauch gemacht. Universitäten werben weltweit und in steigendem Maße mit ihren Ranking-Positionen, wenn sie sie als herzeigbar erachten, sie werben mit einer hohen Internationalität ihrer „Faculty" und ihrer Studierenden, mit einem niedrigen Studierenden-zu-Lehrer-Verhältnis; StudienwerberInnen und hoffnungsvolle NachwuchswissenschaftlerInnen suchen sich gezielt, um zu studieren oder wissenschaftlich zu arbeiten, gut im Ranking platzierte Universitäten aus.

Betrachtet man die wesentlichen Kriterien für das Ranking 2021 des renommierten Times Higher Education (THE)[11] anhand einer amerikanischen Spitzenuniversität, der Stanford University (sie hat auch eine Medical School), und anhand der beiden österreichischen Universitäten mit dem höchsten Budget, Universität Wien und Medizinische Universität Wien (wobei die Werte für die Medizinischen Universitäten Graz und Innsbruck sehr ähnlich sind), erkennt man die Ursachen für deren schlechte Positionierung (Tabelle 2):

Tabelle 2. Reihung und Reihungswerte für drei Universitäten gemäß THE-Ranking.[12] Der maximal erreichbare Wert ist mit 100 charakterisiert.

	Lehre	For- schung	Zitie- rungen	Reihung
Stanford University	91,3	99,6	98,0	2
University of Vienna	46,1	56,4	59,1	164
Medical University of Vienna	33,4	25,4	92,2	201–250

---

11 Vgl. THE World University Rankings, URL: https://www.timeshighereducation.com/ (abgerufen am 15.1.2021).
12 Vgl. ebd.

Alle drei Kriterien – Lehre, Forschung und Zitierungen – fließen im THE-Ranking mit einem Anteil von je 30 % in die Wertung ein (die verbleibenden 10 % werden bestimmt durch die internationale Ausrichtung und Aufträge aus der Industrie). Für die Reihung in Lehre und Forschung spielen dabei sowohl die internationale Reputation als auch die Finanzierung der Universität eine wesentliche Rolle. Dort, wo die Universitäten selbst für das Abschneiden verantwortlich sind, bei den Zitierungen ihrer Publikationen, schneiden die inländischen Universitäten, insbesondere die Medizinischen Universitäten, am besten ab. Wenn man bedenkt, dass die Stanford University über ein Budget verfügt, wie alle 22 öffentlichen Universitäten in Österreich zusammen verfügen, und es sich seit Jahrzehnten um eine Universität mit hohem Bekanntheitsgrad und damit auch hoher Reputation handelt, wird einem die Reihung im Spitzenbereich für Lehre und Forschung verständlich. Die Reputation einer amerikanischen Universität wird noch dadurch gehoben, als dortige ArbeitgeberInnen sehr darauf achten, an welcher Universität ihre akademischen BerufsanwärterInnen ihren Abschluss erworben haben.

In der Lehre wiederum ist die niedrige Reihungsposition der österreichischen Universitäten durch die exorbitant hohen Studierendenzahlen bestimmt. So hat Stanford – inklusive Medizin – nur halb soviel Studierende wie die Universität Wien (als österreichische größte Universität), und auch nur einen Bruchteil an Studierenden in den medizinischen Studiengängen, nämlich 17 % im Vergleich zur Medizinischen Universität Wien (Tabelle 3).

Tabelle 3: Anzahl eingeschriebener "Full Time Equivalent (FTE)"-Studierender im Studienjahr 2020/21.

	Studierende insgesamt	Studierende Medizin
Stanford University [13]	16.233	1.262
Universität Wien [14]	32.650	
Medizinische Universität Wien [15]		7.466

---

13 Vgl. Stanford Registrar's Office – Student Affairs 2020, URL: https://registrar.stanford.edu/ (abgerufen am 15. 1. 2021).
14 Vgl. THE World University Rankings.
15 Vgl. ebd.

Erforderliche politische Zielsetzungen für einen Pfad zur medizinischen Forschungsexzellenz

Das Erreichen von nationaler Exzellenz in der Forschung und damit der Chance, dass auch heimische WissenschaftlerInnen wieder in größerer Zahl für den Nobelpreis für Physiologie oder Medizin vorgeschlagen werden und auch Chance auf dessen Verleihung erlangen, müsste sich daher, erstens, an der Zielsetzung orientieren, das Interesse der Bevölkerung – und damit der potentiellen WählerInnen – für Wissenschaft und Forschung zu wecken. Nur dann wird es gelingen, beides budgetär zu priorisieren. Es ist in den letzten 20 Jahren immerhin gelungen, die aktuelle Quote für Forschung und Entwicklung (F&E) bis auf 3,18 % des BIP und damit auf den Wert der hier führenden europäischen Nationen zu heben und – in der Technologieentwicklung – hinter den „Innovation Leaders" (SE, FI, DK, NL, LU) zu den unmittelbar dahinter liegenden „Strong Innovators" vorzustoßen.[16] Dominierende F&E-Finanzgeber in Österreich sind aber die Unternehmen mit einem Anteil 54,7 %, jener der öffentlichen Hand liegt bei 28,4 %[17], worauf die vergleichsweise niedrige Dotierung der Grundlagenforschung und damit jene der Universitäten, der Österreichischen Akademie der Wissenschaften, des Fonds zur Förderung der wissenschaftlichen Forschung (FWF) etc. zurückzuführen ist. Eine deutlich höhere Dotierung der österreichischen Forschungseinrichtungen als zweite Zielsetzung würde den Forschungs-Output und damit das Renommee der Universitäten erhöhen, insbesondere da die Qualität des für die Forschung verantwortlichen Personals auf den Universitäten als hoch einzustufen ist (s. „Zitierungen" in Tabelle 2, vor allem in der Medizin).

Eine weitere Verbesserung in den Rankings, den Bereich „Lehre" betreffend, ist drittens mit dem Prinzip „weniger ist mehr" anzustreben. Die exorbitant hohen Studierendenzahlen an österreichischen Universitäten, vor allem in der Medizin, drücken nicht nur auf die Qualität der Lehre selbst, sondern durch ein unausgewogenes Verhältnis von Lehre zu Forschung auch die der Forschung. Die politischen Intentionen hier sind allerdings genau umgekehrt: aufgrund eines sich immer deutlicher abzeichnenden Ärztemangels ergibt sich ein steigender Druck, die Medizinstudienplätze zu erhöhen, auch wenn die Ursachen des Mangels anderweitiger Natur sind wie die Abwanderung von MedizinabsolventInnen ins Ausland, wenig Interesse an Kassenverträgen und der Drang nach immer kürzeren Arbeitszeiten. Im laufenden Regierungsprogramm wurde die-

---

16 Vgl. European Innovation Scoreboard 2020, URL: https://ec.europa.eu/commission/presscor ner/detail/en/QANDA_20_1150 (abgerufen am 15.1.2021).

17 Vgl. Forschung in Österreich, bm:bwf, URL: https://www.bmbwf.gv.at/Themen/Forschung /Forschung-in-%C3%96sterreich.html (abgerufen am 15.1.2021).

sem Druck bereits nachgegeben, wenn er auch noch nicht umgesetzt ist: unter dem Titel einer flächendeckenden und wohnortnahen Gesundheitsversorgung findet sich dort u. a. der Passus „Kontinuierliche Ausweitung des bestehenden Angebots an Plätzen für das Medizinstudium und die anschließende Ärzteausbildung".[18]

Vierte und letzte Zielsetzung der Politik muss es schließlich sein, die für die medizinische Forschung so notwendige interdisziplinäre Zusammenarbeit durch Forschungseinrichtungen und Kliniken in unmittelbarer Nähe zueinander zu erleichtern. Ein typisches Beispiel dafür ist die Region Boston/Cambridge, wo neben den in unmittelbarer Nachbarschaft gelegenen Eliteuniversitäten Harvard und Massachusetts Institute of Technology (MIT) zahlreiche Lehrkrankenhäuser und auch private Forschungseinrichtungen sowie Universitäten in regionaler Dichte angesiedelt sind. In einem Gutachten zur Hochschulmedizin hat sich bereits 2014 die deutsche Expertenkommission für Forschung und Innovation für eine derartige regionale Konzentration der medizinischen Forschung ausgesprochen, da Spitzenleistungen in der medizinischen Forschung eine kritische Größe eines universitätsmedizinischen Standorts erfordern und Hochschulklinika daher „als Instrument des Regionalproporzes denkbar ungeeignet" seien.[19] In der österreichischen Politik waren und sind die Forschungsinfrastruktur betreffende Initiativen bisher jedenfalls auf Regionalisierung fokussiert.

Sollten der Pfad zur Forschungsexzellenz aber tatsächlich ergriffen und alle vier Zeile erreicht werden, sollte das für Wissenschaft und Forschung zuständige Ministerium eine Steigerung in den internationalen Rankings als ein wesentliches Ziel in die Leistungsvereinbarungen mit den Universitäten aufnehmen. Dadurch würde nicht nur mehr Kompetition unter den Universitäten entstehen, sie würden gezwungen, ihr Forschungsprofil zu schärfen und ihr Renommee sowie das ihrer AbgängerInnen, seien es Graduierte oder Postdocs, würde steigen. Die im Zusammenhang mit der herrschenden Pandemie nun für jeden ersichtliche Bedeutung der medizinischen Forschung sollte als Gelegenheit zum Umdenken genutzt werden, hier internationale Exzellenz zu erlangen.

wolfgang.schuetz@meduniwien.ac.at

---

18 Aus Verantwortung für Österreich, *Regierungsprogramm* 2020–2024, 188.
19 Vgl. Jahresgutachten zu Forschung, Innovation und technologischer Leistungsfähigkeit Deutschlands 2014, Expertenkommission Forschung und Innovation 80, URL: www.e-fi.de (abgerufen am 15. 1. 2021).

Personenregister